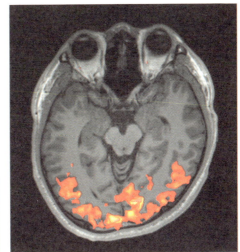
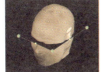

図3.107　視覚野の賦活のfMRI画像例
（331ページ参照）

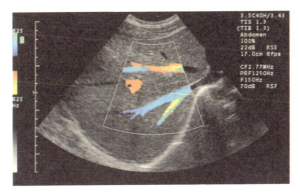

図4.24　カラードプラ画像の例
（356ページ参照）

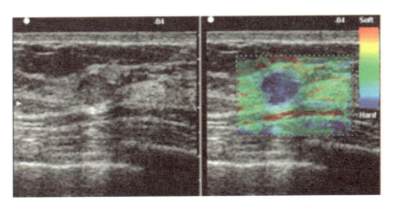

図4.52　strain elastgraphyの例（374ページ参照）
相対的に硬い組織が青い色で表示されている

医学物理学教科書
Medical Physics Textbooks

放射線診断物理学

松本政雄 編著
日本医学物理学会 監修

Diagnostic Medical Physics

国際文献社

医学物理学教科書シリーズの刊行にあたって

　医学物理学を体系的に記述した日本語の教科書は，いままで出版されておりませんでした。したがって，医学物理学を学ぶ際には，英語の教科書や20年以上前に当学会から出版された「医学物理データブック」を使用していました。このような方法は，非常に大きな労力を要し，それにもかかわらず，体系的な知識を得ることは困難でした。一方，X線CT，MRI，PETの高度化やIMRTなど高精度放射線治療の発展に伴い，その基盤を形成する医学物理学への関心が高まっており，この分野に参入する人の数も著しく増加しております。

　当学会は，医学物理学への関心の高まりに応えるため，おおよそ6年前の2011年春に医学物理学の体系的な教科書シリーズの刊行を決定しました。予想していたこととはいえ，いままで出版されていない分野の教科書を出版することは，大変な難事でした。しかし，編者，執筆者のたゆまぬ努力により，2015年春にようやく，「放射線計測学」と「核医学物理学」を刊行いたしました。また，2016年春には「放射線治療物理学」を刊行しました。そして，それに引き続きこのたび「放射線診断物理学」を刊行する運びとなりました。医学物理学教科書シリーズは全部で7巻の構成であり，これら4巻に引き続き，さらに3巻の刊行が予定されております。

　企画にあたり，この教科書シリーズは，大学院レベルの内容とすることをねらいました。すなわち，確立した内容を医学物理学の観点から体系化して記載するだけではなく，その基礎の上に行われている最近の重要な研究の入口までをカバーすることをめざしました。したがって，本シリーズの第一の対象は，医学物理学を学ぶ大学院生であり，その人たちの行う「研究の導入口」となることを期待しています。

　しかし，それだけではなく，日本で初めての体系的な教科書として多くの方のお役にたつことをめざしています。医学物理学およびその関連分野で働く研究者や医療技術者にとっては，いままでに修得された知識や経験を整理し，体系化するガイドとしてご使用いただけるのではないかと考えています。特に，本書「放射線診断物理学」については，医学物理の関係者だけではなく，放射線診断分野で働く診療放射線技師やエンジニアの方にもぜひ，お読みいただき，ご意見，ご批判いただきたいと考えています。

　いままで出版されていない分野の教科書の刊行にご尽力いただいた執筆者，編者，編集顧問の皆様に深く感謝いたします。また，本シリーズの執筆者は延べ100名を超え，当学会としてはかつてない大きさの出版プロジェクトでした。このようなプロジェクトは，未経験の私たちには手に余るものでした。出版事務局として，プロジェクトを進めていただいた(株)国際文献社の若月千尋氏の献身的な努力なしには刊行できなかったのではないかと思います。この場を借りて感謝の意を表します。

　2017年1月

日本医学物理学会
会長　齋藤秀敏
同　医学物理学教科書編集ad hoc委員会
委員長　遠藤真広

まえがき

　医用画像における画像診断の歴史は，1895年のレントゲン（W. C. Röntgen）のX線の発見とレントゲン夫人の手の撮影および1897年のエジソン（T. A. Edison）のタングステン酸カルシウム（CaWO₄）の蛍光体を使ったX線写真用の増感紙の開発に始まり，増感紙-フィルム系を使用したX線写真による画像診断が長年行われてきましたが，近年のX線画像のディジタル化の進展に伴い，1972年のX線CT（computed tomography）装置の開発，1970年代の超音波プローブを高速に走査したリアルタイム超音波断層法の開発，1980年のイメージインテンシファイア（image intensifier）を用いたX線テレビ（I. I. TV）装置でのディジタル透視DF（digital fluorography）からディジタル差分血管造影DSA（digital subtraction angiography）の開発，1981年のIP（imaging plate）を使ったディジタルX線撮影装置のCR（computed radiography）の開発，1984年の核磁気共鳴画像装置MRI（magnetic resonance imaging）の開発を経て，多種多様な画像診断へと進展しました．

　また，これまで一般撮影においてディジタル画像といえば，CRが主流でありましたが，1998年に平面検出器FPD（flat panel detector）が開発されてから，現在ではCRからFPDへと流れが移りつつあります．

　この医学物理教科書シリーズの中の「放射線診断物理学」では，患者の病気の診断のために使用する前述した診断用画像機器の動作原理とその基礎となる物理を解説します．ここでは，放射線診断物理学というタイトルになっていますが，取り扱うのは，X線などの放射線だけでなく，核磁気などの電磁波や超音波も含まれます．

　第1章では，放射線診断物理学の基礎であるX線の原理と特性に始まり，X線画像の形成，画質（コントラスト，解像特性，雑音，DQE，NEQ），画質評価（CD，ROC），QA/QC，X線撮影に使用するCR方式とFPD方式一般撮影装置（X線管装置と付属装置，X線高電圧装置，画像センサ（IP，FPD）表示装置（LCDモニタ））と乳房用X線撮影装置（乳房用X線管，位相コントラストマンモグラフィ，トモシンセシス，CAD）やX線透視で使用するX線透視撮影装置（消化管透視撮影装置，循環器用X線診断装置，X線造影剤）の動作原理と特性などを解説し，また，放射光イメージングの動作原理と特性も解説します．

　第2章では，コンピュータ断層撮影で使用するX線CT装置の原理とその歴史，画像形成法，画像処理，各種CT装置，画質とQA/QC，アーチファクトなどを解説します．

　第3章では，核磁気共鳴画像法を使用するMRI装置の核磁気共鳴原理とその特性，画像形成法，各種撮影法，アーチファクト，QA/QCなどを解説します．

　第4章では，超音波診断で使用する超音波の物理特性に始まり，超音波画像診断装置の動作原理と特性，各種撮影法，超音波造影剤，アーチファクト，QA/QCなどを解説します．

　以上のように，本教科書は，「放射線診断物理学」を理解するために必要な基礎的知識と最新の診断技術を含んだこれまでにない特色のある本になっています．本書が臨床現場で活躍する医学物理士，診療放射線技師や医師のみならず，学生，院生，ならびに放射線診断に関係する人に役立つ座右の書となることを祈願しています．

　2017年1月

編集責任者　松本政雄
（大阪大学大学院）

医学物理学教科書シリーズ（構成と編著者）

日本医学物理学会編集

　　　　編集代表者：遠藤真広（公益財団法人医用原子力技術研究振興財団）

　　　　編集顧問：鬼塚昌彦（純真学園大学）

　　　　　　　　　西臺武弘（京都医療科学大学）

　　　　　　　　　丸橋　晃（京都大学原子炉実験所）

・放射線物理学

　　　　編著者：榮　武二（筑波大学　陽子線医学利用研究センター）

・放射線計測学

　　　　編著者：納冨昭弘（九州大学医学部）

・画像工学・情報処理

　　　　編著者：尾川浩一（法政大学理工学部）

・放射線治療物理学

　　　　編著者：荒木不次男（熊本大学医学部）

・放射線診断物理学

　　　　編著者：松本政雄（大阪大学大学院医学系研究科）

・核医学物理学

　　　　編著者：村山秀雄（茨城県立医療大学　客員教授）

・医療放射線防護学

　　　　編著者：赤羽惠一（国立研究開発法人　量子科学技術研究開発機構　放射線医学総合研究所）

放射線診断物理学　執筆者 (掲載順)

豊福不可依 (第1章第1節、第11節)
　　九州大学　大学院医学研究院保健学部門　医用量子線科学分野
*松本政雄 (第1章第2節)
　　大阪大学　大学院医学系研究科　保健学専攻
杜下淳次 (第1章第3節第1項、第6節第1項)
　　九州大学　大学院医学研究院保健学部門　医用量子線科学分野
小寺吉衛 (第1章第3節第2項)
　　名古屋大学　医学部保健学科
白石順二 (第1章第3節第3項)
　　熊本大学　大学院生命科学研究部　先端生命医療科学部門医用理工学分野
千田浩一 (第1章第3節第4項)
　　東北大学　大学院医学系研究科　保健学専攻　放射線検査学分野
柴田幸一 (第1章第4節、第5節、第6節第3項、第7節第2項)
　　鈴鹿医療科学大学　保健衛生学部放射線技術科学科
大前徳宏 (第1章第6節第2項、第7節第1項)
　　富士フイルム(株)メディカルシステム事業部　事業開発グループ
斉藤啓一 (第1章第6節第4項・第5項)
　　東芝電子管デバイス(株)
橋本憲幸 (第1章第6節第6項)
　　EIZO(株)技術管理部 医療機器課 医療規格グループ
西出裕子 (第1章8節)
　　岐阜医療科学大学　保健科学部放射線技術学科
西木雅行 (第1章第9節第1項・第2項)
　　国際医療福祉大学　保健医療学部　放射線・情報科学科
藪内英剛 (第1章第9節第3項)
　　九州大学　大学院医学研究院　保健学部門　医用量子線科学分野
村松千左子 (第1章第10節)
　　岐阜大学　大学院医学系研究科　知能イメージ情報分野
藤田広志 (第1章第10節)
　　岐阜大学　大学院医学系研究科　知能イメージ情報分野
遠藤真広 (第2章第1節～第5節)
　　公益財団法人　医用原子力技術研究振興財団
市川勝弘 (第2章第6節～第12節)
　　金沢大学　医薬保健研究域　保健学系
山本徹 (第3章)
　　北海道大学　大学院保健科学研究院　医用生体理工学分野
蜂屋弘之 (第4章)
　　東京工業大学　工学院　システム制御系

*編集者

目　　　次

医学物理学教科書
放射線診断物理学

口絵
「医学物理学教科書シリーズ」の刊行にあたって　　iii
まえがき　　iv

第1章　X線撮影・透視

第1節　X線の原理と特性 …………………………………………………………2
　1.1　X線の発生 ………………………………………………………………2
　1.2　X線の発生効率 …………………………………………………………3
　1.3　特性X線スペクトル ……………………………………………………5
　1.4　連続スペクトル …………………………………………………………8
　　1.4.1　原子核からの距離の違い ………………………………………9
　　1.4.2　ターゲット内での電子のエネルギー損失 …………………10
　　1.4.3　ターゲット内での減弱 …………………………………………11
　1.5　X線スペクトルの減弱 ………………………………………………11
　1.6　減弱係数 …………………………………………………………………13
　1.7　指数関数の法則 …………………………………………………………16
　1.8　減弱曲線 …………………………………………………………………17
　1.9　半価層 ……………………………………………………………………18
第2節　X線画像の形成 …………………………………………………………19
　2.1　X線画像形成の原理 …………………………………………………19
　2.2　散乱X線の画質への影響 ……………………………………………23
　2.3　差分撮影（時間差分とエネルギー差分）法の原理 ………………25
　　2.3.1　時間差分法の原理 ………………………………………………25
　　2.3.2　エネルギー差分法の原理 ………………………………………26
第3節　X線画像の画質とQA/QC ……………………………………………27
　3.1　X線画像の画質：コントラストと解像特性 ………………………27
　3.2　雑音（ウィナースペクトル），DQE，NEQ ………………………32
　3.3　C-D（contrast-detail）曲線，ROC（receiver operating characteristics）曲線 ……40
　3.4　QA/QC ………………………………………………………………44
　　3.4.1　X線出力 …………………………………………………………45
　　3.4.2　画質 ………………………………………………………………46
　　3.4.3　透視（IVR含む）装置 …………………………………………47
　　3.4.4　テストツールなど ………………………………………………48
第4節　X線管装置と付属器具 …………………………………………………49

ix

4.1　X線管装置‥‥‥‥‥‥‥‥‥‥‥‥‥‥‥‥‥‥‥‥‥‥‥‥‥‥‥‥49
　4.1.1　X線管装置の構造‥‥‥‥‥‥‥‥‥‥‥‥‥‥‥‥‥‥‥‥‥49
　4.1.2　X線焦点‥‥‥‥‥‥‥‥‥‥‥‥‥‥‥‥‥‥‥‥‥‥‥‥‥50
　4.1.3　焦点サイズ‥‥‥‥‥‥‥‥‥‥‥‥‥‥‥‥‥‥‥‥‥‥‥51
　4.1.4　X線強度分布とヒール効果‥‥‥‥‥‥‥‥‥‥‥‥‥‥‥52
　4.1.5　焦点外X線‥‥‥‥‥‥‥‥‥‥‥‥‥‥‥‥‥‥‥‥‥‥‥52
　4.1.6　許容負荷と熱容量‥‥‥‥‥‥‥‥‥‥‥‥‥‥‥‥‥‥‥53
4.2　X線可動絞り‥‥‥‥‥‥‥‥‥‥‥‥‥‥‥‥‥‥‥‥‥‥‥‥55
　4.2.1　X線可動絞りの構造‥‥‥‥‥‥‥‥‥‥‥‥‥‥‥‥‥‥55
　4.2.2　可動絞りの特殊機能‥‥‥‥‥‥‥‥‥‥‥‥‥‥‥‥‥56
4.3　付加フィルタ‥‥‥‥‥‥‥‥‥‥‥‥‥‥‥‥‥‥‥‥‥‥‥‥57
4.4　散乱X線除去用グリッド‥‥‥‥‥‥‥‥‥‥‥‥‥‥‥‥‥‥57
　4.4.1　グリッドの仕様‥‥‥‥‥‥‥‥‥‥‥‥‥‥‥‥‥‥‥‥58
　4.4.2　グリッドの使い方‥‥‥‥‥‥‥‥‥‥‥‥‥‥‥‥‥‥‥59
　4.4.3　グリッドによるモアレパターン‥‥‥‥‥‥‥‥‥‥‥‥59
4.5　X線自動露出制御装置‥‥‥‥‥‥‥‥‥‥‥‥‥‥‥‥‥‥‥60
　4.5.1　原理‥‥‥‥‥‥‥‥‥‥‥‥‥‥‥‥‥‥‥‥‥‥‥‥‥‥60
　4.5.2　検出器‥‥‥‥‥‥‥‥‥‥‥‥‥‥‥‥‥‥‥‥‥‥‥‥‥61
　4.5.3　制御方式‥‥‥‥‥‥‥‥‥‥‥‥‥‥‥‥‥‥‥‥‥‥‥62
　4.5.4　X線遮断機構‥‥‥‥‥‥‥‥‥‥‥‥‥‥‥‥‥‥‥‥‥64
第5節　X線高電圧装置‥‥‥‥‥‥‥‥‥‥‥‥‥‥‥‥‥‥‥‥‥‥64
5.1　X線高電圧装置‥‥‥‥‥‥‥‥‥‥‥‥‥‥‥‥‥‥‥‥‥‥‥65
　5.1.1　原理‥‥‥‥‥‥‥‥‥‥‥‥‥‥‥‥‥‥‥‥‥‥‥‥‥‥66
　5.1.2　装置の変遷‥‥‥‥‥‥‥‥‥‥‥‥‥‥‥‥‥‥‥‥‥‥‥67
5.2　変圧器式X線高電圧装置‥‥‥‥‥‥‥‥‥‥‥‥‥‥‥‥‥‥68
　5.2.1　単相全波整流式‥‥‥‥‥‥‥‥‥‥‥‥‥‥‥‥‥‥‥‥68
　5.2.2　3相全波整流式‥‥‥‥‥‥‥‥‥‥‥‥‥‥‥‥‥‥‥‥‥68
　5.2.3　定電圧形X線高電圧装置（テトロード管制御方式）‥‥69
　5.2.4　コンデンサ式X線高電圧装置‥‥‥‥‥‥‥‥‥‥‥‥‥71
　5.2.5　インバータ式X線高電圧装置‥‥‥‥‥‥‥‥‥‥‥‥‥73
　5.2.6　X線制御装置‥‥‥‥‥‥‥‥‥‥‥‥‥‥‥‥‥‥‥‥‥‥76
　5.2.7　精度と性能‥‥‥‥‥‥‥‥‥‥‥‥‥‥‥‥‥‥‥‥‥‥‥78
第6節　画像センサと表示装置‥‥‥‥‥‥‥‥‥‥‥‥‥‥‥‥‥‥79
6.1　増感紙-フィルム系‥‥‥‥‥‥‥‥‥‥‥‥‥‥‥‥‥‥‥‥‥79
6.2　イメージングプレート（IP）‥‥‥‥‥‥‥‥‥‥‥‥‥‥‥‥81
　6.2.1　輝尽性蛍光体とは‥‥‥‥‥‥‥‥‥‥‥‥‥‥‥‥‥‥‥81
　6.2.2　発光特性‥‥‥‥‥‥‥‥‥‥‥‥‥‥‥‥‥‥‥‥‥‥‥‥83
　6.2.3　IP系でのノイズ要因‥‥‥‥‥‥‥‥‥‥‥‥‥‥‥‥‥‥85
6.3　X線平面検出器（FPD）‥‥‥‥‥‥‥‥‥‥‥‥‥‥‥‥‥‥85
　6.3.1　概要‥‥‥‥‥‥‥‥‥‥‥‥‥‥‥‥‥‥‥‥‥‥‥‥‥‥85
　6.3.2　X線変換層の構造と特徴‥‥‥‥‥‥‥‥‥‥‥‥‥‥‥86

6.3.3　FPDの動作原理 ……………………………………………………… 87

6.3.4　補正処理 ………………………………………………………………… 88

6.3.5　FPDの進化 …………………………………………………………… 89

6.4　X線イメージインテンシファイア ……………………………………… 90

6.4.1　X線I.I.の動作原理と構造 ………………………………………… 90

6.4.2　X線I.I.の特性指標 …………………………………………………… 91

6.5　CCD ………………………………………………………………………… 95

6.5.1　CCDの動作原理 ……………………………………………………… 95

6.5.2　走査方式 ………………………………………………………………… 96

6.5.3　X線TVカメラ系 …………………………………………………… 97

6.6　LCDモニタ ………………………………………………………………… 98

6.6.1　構造と原理 ……………………………………………………………… 98

6.6.2　特性 ……………………………………………………………………… 99

6.6.3　今後 ……………………………………………………………………… 101

第7節　一般X線撮影装置 …………………………………………………… 101

7.1　CR方式一般撮影装置 …………………………………………………… 101

7.1.1　CRの画像形成の仕組み …………………………………………… 101

7.1.2　CRの歴史と技術課題 ……………………………………………… 102

7.1.3　両面集光方式CR …………………………………………………… 103

7.2　FPD方式一般撮影装置 ………………………………………………… 106

7.2.1　FPDの特長 …………………………………………………………… 106

7.2.2　システム構成 ………………………………………………………… 107

7.2.3　可搬型FPD搭載回診用X線撮影装置 ………………………… 109

7.2.4　臨床応用アプリケーション ………………………………………… 110

第8節　乳房用X線撮影装置 ………………………………………………… 113

8.1　乳房用X線管 ……………………………………………………………… 113

8.1.1　X線管の構造 ………………………………………………………… 114

8.1.2　線質 ……………………………………………………………………… 114

8.2　撮影台 ……………………………………………………………………… 116

8.2.1　Cアーム ……………………………………………………………… 116

8.2.2　圧迫板とグリッド …………………………………………………… 116

8.2.3　受光部 …………………………………………………………………… 117

8.3　位相コントラストマンモグラフィ ……………………………………… 118

8.4　乳腺トモシンセシス ……………………………………………………… 119

8.5　精度管理 …………………………………………………………………… 120

第9節　X線透視撮影装置 …………………………………………………… 121

9.1　消化管透視撮影装置 ……………………………………………………… 122

9.2　循環器用X線診断装置 …………………………………………………… 126

9.3　X線造影剤 ………………………………………………………………… 130

9.3.1　水溶性ヨード造影剤 ………………………………………………… 130

9.3.2　硫酸バリウム製剤 …………………………………………………… 132

第 10 節　CAD･･･132
　10.1　基礎概念･･132
　10.2　CAD の歴史･･133
　10.3　CAD の評価法･･134
　10.4　CADe の一般技術･･･135
　　10.4.1　前処理･･135
　　10.4.2　一次検出･･138
　　10.4.3　特徴量の抽出・解析･･･139
　　10.4.4　偽陽性削除処理･･139
　　10.4.5　CADe システムの出力･･･139
　10.5　まとめ･･140
第 11 節　放射光イメージング･･･140
　11.1　放射光の発生･･140
　11.2　放射光の単色化･･142
　11.3　放射光イメージング･･143

第 2 章　X 線 CT

第 1 節　X 線 CT の原理と歴史･･･152
　1.1　X 線 CT の原理･･･152
　1.2　X 線 CT の歴史･･･152
第 2 節　X 線 CT の画像形成･･･155
　2.1　原画像と投影･･155
　2.2　逐次近似再構成法･･157
　2.3　単純逆投影法･･･158
　2.4　投影定理･･159
　2.5　重畳積分法･･･160
　2.6　ファンビーム再構成･･･163
　2.7　撮影領域・スライス厚・ピクセルサイズ･･････････････････････････････166
　2.8　CT 値とハンスフィールドユニット（HU）･････････････････････････････167
　2.9　CT 画像ノイズの性質･･168
第 3 節　3 次元 X 線 CT の画像形成･･170
　3.1　ヘリカルスキャンからの再構成･････････････････････････････････････170
　3.2　Feldkamp 再構成法･･･173
　3.3　Radon 変換からのアプローチ･･････････････････････････････････････176
　3.4　完全条件と厳密解･･･179
　3.5　長い物体の再構成法とヘリカルコーンビーム CT からの再構成･････････180
第 4 節　最近の逐次近似再構成法･･183
第 5 節　トモシンセシスの画像再構成･･･188
　5.1　シフト加算法･･･189
　5.2　X 線 CT の画像再構成法の応用･････････････････････････････････････190
　5.3　行列による方法･･･191

第6節　X線CTの画像処理 ･･ 193
　6.1　CT画像の表示法 ･･ 193
　　6.1.1　CT画像の仕様 ･･ 193
　　6.1.2　ウィンドウ機能 ･･･････････････････････････････････････ 194
　6.2　CT画像の画像処理 ･･ 195
　　6.2.1　ボリュームデータ ･････････････････････････････････････ 195
　　6.2.2　MPR ･･･ 195
　　6.2.3　最大値投影法 ･･ 197
　　6.2.4　ボリュームレンダリング法 ･･･････････････････････････････ 197
　　6.2.5　仮想内視鏡画像 ･･･････････････････････････････････････ 201
第7節　X線CT装置の構成 ･･ 202
　7.1　高電圧発生装置 ･･･ 202
　7.2　X線管 ･･ 203
　7.3　ガントリ ･･ 203
　7.4　検出器 ･･ 204
　7.5　コリメーションとスライス厚 ････････････････････････････････ 204
　7.6　ボウタイフィルタ ･･ 205
　7.7　寝台 ･･･ 205
　7.8　コンピュータシステム ････････････････････････････････････ 206
第8節　ヘリカルスキャン ･･･ 206
　8.1　スキャン方式 ･･ 206
　8.2　360°補間再構成法 ･･ 207
　8.3　180°補間再構成法 ･･ 208
　8.4　ヘリカルスキャンにおけるピッチファクタ ･･･････････････････ 209
第9節　マルチスライスCT ･･･ 210
　9.1　スキャン方式 ･･･ 210
　9.2　マルチスライスCTの検出器 ･･･････････････････････････････ 211
　9.3　ディテクタコリメーションとスライス厚 ････････････････････ 211
　9.4　ピッチファクタ ･･ 212
　9.5　再構成法 ･･･ 212
　　9.5.1　180°補間再構成法 ･･･････････････････････････････････ 212
　　9.5.2　フィルタ補間再構成 ･･･････････････････････････････････ 213
　　9.5.3　コーン角の補正 ･･･････････････････････････････････････ 215
　9.6　マルチスライスCTの画質 ･････････････････････････････････ 216
　　9.6.1　ピッチファクタの影響 ･････････････････････････････････ 216
　　9.6.2　effective mAs ･･･ 216
　　9.6.3　コンベンショナルスキャンとの比較 ････････････････････ 217
第10節　その他のスキャン方式 ･････････････････････････････････････ 218
　10.1　コーンビームCT ･･ 218
　　10.1.1　スキャンと再構成 ･･･････････････････････････････････ 218
　　10.1.2　歯科用コーンビームCT ･･･････････････････････････････ 219

xiii

10.1.3　血管造影装置 ……………………………………………………………… 220
10.2　デュアルエネルギーCTおよびその他のCT …………………………………… 220
　　10.2.1　デュアルエネルギースキャン ……………………………………………… 220
　　10.2.2　スキャン方式 ………………………………………………………………… 221
　　10.2.3　電子ビームCT ………………………………………………………………… 222
　　10.2.4　マイクロフォーカスCT ……………………………………………………… 222
第11節　X線CTの画質とQA/QC ……………………………………………………… 223
11.1　品質管理ガイドライン …………………………………………………………… 224
　　11.1.1　受入試験 ……………………………………………………………………… 224
　　11.1.2　不変性試験 …………………………………………………………………… 225
　　11.1.3　始業点検と終業点検 ………………………………………………………… 226
11.2　X線CT画像の画質 ……………………………………………………………… 226
　　11.2.1　コントラストスケール ……………………………………………………… 226
　　11.2.2　CT値の定量性 ………………………………………………………………… 227
　　11.2.3　空間分解能 …………………………………………………………………… 227
　　11.2.4　ノイズ特性 …………………………………………………………………… 232
　　11.2.5　低コントラスト分解能 ……………………………………………………… 235
　　11.2.6　線量 …………………………………………………………………………… 236
第12節　アーチファクト ………………………………………………………………… 241
12.1　パーシャルボリューム効果 ……………………………………………………… 241
12.2　ビームハードニング ……………………………………………………………… 242
12.3　散乱線 ……………………………………………………………………………… 242
12.4　被写体に起因するアーチファクト ……………………………………………… 243
　　12.4.1　モーションアーチファクト ………………………………………………… 243
　　12.4.2　金属アーチファクト ………………………………………………………… 243
12.5　装置不良に起因するアーチファクト …………………………………………… 244
12.6　装置の限界や再構成法によるアーチファクト ………………………………… 244
　　12.6.1　低線量によるアーチファクト ……………………………………………… 244
　　12.6.2　ヘリカルアーチファクト …………………………………………………… 245
　　12.6.3　コーンビームアーチファクト ……………………………………………… 245

第3章　磁気共鳴画像法
第1節　核磁気共鳴（NMR）の原理 …………………………………………………… 250
1.1　核スピンとisochromat …………………………………………………………… 250
1.2　回転座標系 ………………………………………………………………………… 252
1.3　励起 ………………………………………………………………………………… 254
1.4　横緩和 ……………………………………………………………………………… 255
1.5　縦緩和 ……………………………………………………………………………… 255
1.6　ブロッホ方程式 …………………………………………………………………… 257
1.7　スピンエコー ……………………………………………………………………… 257
1.8　NMR核種 …………………………………………………………………………… 259

第2節　MRIの画像形成 ·· 259
  2.1　スライス選択 ··· 260
  2.2　周波数エンコード ·· 263
  2.3　位相エンコード ·· 264
  2.4　k空間 ··· 266
  2.5　画像コントラスト ·· 269
第3節　MRI装置 ··· 271
  3.1　MRI装置の基本構成 ·· 271
  3.2　静磁場磁石 ··· 272
  3.3　シムコイル ··· 273
  3.4　傾斜磁場コイル ·· 274
  3.5　送信コイル ··· 275
  3.6　受信コイル ··· 276
  3.7　計測制御および信号検出 ·· 281
  3.8　超高磁場MRI装置 ·· 282
第4節　MRI撮像法 ·· 283
  4.1　スピンエコー法 ·· 283
  4.2　高速スピンエコー法 ·· 283
  4.3　MRハイドログラフィ ·· 286
  4.4　グラディエントエコー法 ·· 287
  4.5　MRA ·· 296
  4.6　超高速撮像法 ·· 300
  4.7　磁化率強調撮像法 ·· 302
  4.8　拡散強調撮像法 ·· 303
  4.9　拡散テンソルイメージング ·· 304
  4.10　心臓撮像法 ·· 306
第5節　抑制技術とMRI造影剤 ·· 308
  5.1　領域抑制 ··· 308
  5.2　FLAIR ·· 308
  5.3　脂肪抑制 ··· 309
  5.4　造影剤 ··· 311
第6節　パラレルイメージング ·· 312
  6.1　実空間法 ··· 312
  6.2　k空間法 ·· 313
第7節　MRIの画質とQA/QC ·· 315
  7.1　信号対雑音比 ·· 315
  7.2　空間分解能 ··· 317
  7.3　空間直線性（画像ひずみ） ·· 318
  7.4　画像均一性 ··· 318
  7.5　ゴーストアーチファクト ·· 318
  7.6　QA/QC ··· 319

第8節　アーチファクト ……………………………………………………… 319
　8.1　動きのアーチファクト ……………………………………………… 319
　8.2　流れによるアーチファクト ………………………………………… 320
　8.3　化学シフトアーチファクト ………………………………………… 320
　8.4　磁化率アーチファクト ……………………………………………… 321
　8.5　マジックアングルアーチファクト ………………………………… 323
　8.6　折り返しアーチファクト …………………………………………… 324
　8.7　ギブスアーチファクト ……………………………………………… 325
　8.8　クロストークアーチファクト ……………………………………… 326
　8.9　RFノイズによるアーチファクト …………………………………… 326
　8.10　脂肪抑制不良アーチファクト ……………………………………… 327
　8.11　EPIアーチファクト ………………………………………………… 327
第9節　MRS ………………………………………………………………… 328
　9.1　水抑制 ………………………………………………………………… 328
　9.2　化学シフト …………………………………………………………… 328
　9.3　領域選択法 …………………………………………………………… 329
第10節　fMRI ………………………………………………………………… 331
　10.1　BOLD効果 …………………………………………………………… 332
　10.2　脳機能マッピング …………………………………………………… 332
　10.3　画像データ処理 ……………………………………………………… 333
第11節　MRIの安全性 ……………………………………………………… 334
　11.1　立入制限区域 ………………………………………………………… 334
　11.2　強磁場下の磁性体の吸着 …………………………………………… 334
　11.3　RF防護 ……………………………………………………………… 336
　11.4　傾斜磁場防護 ………………………………………………………… 336
　11.5　騒音 …………………………………………………………………… 337
　11.6　クエンチ ……………………………………………………………… 337

第4章　超音波

第1節　超音波の生体特性 …………………………………………………… 340
　1.1　波動の基礎 …………………………………………………………… 340
　1.2　音速と波長 …………………………………………………………… 341
　　1.2.1　縦波音速 ………………………………………………………… 341
　　1.2.2　横波音速 ………………………………………………………… 342
　1.3　超音波の伝搬 ………………………………………………………… 343
　1.4　反射と屈折 …………………………………………………………… 345
　1.5　減衰 …………………………………………………………………… 347
第2節　超音波の画像形成 …………………………………………………… 348
　2.1　画像形成の原理と表示モード ……………………………………… 348
　2.2　表示の調整 …………………………………………………………… 350
　2.3　ドプラ法 ……………………………………………………………… 352

2.4	カラードプラ断層法	355
第3節	超音波診断装置	357
3.1	超音波の発生原理	357
3.2	超音波の走査方法	358
3.3	超音波診断装置の性能と画質	360
第4節	アーチファクト	364
4.1	Bモード画像上のアーチファクト	364
4.1.1	多重反射	365
4.1.2	ミラーイメージ（鏡面現象）	366
4.1.3	音速差，外側（側方）陰影	366
4.1.4	後方エコー増強・音響陰影	368
4.2	速度計測のアーチファクト	369
第5節	プローブと臨床応用	370
5.1	プローブ	370
5.2	超音波造影剤	371
5.3	ハーモニックイメージング	372
5.4	超音波エラストグラフィ	373
5.5	集束超音波治療	374
第6節	超音波診断装置の安全性と保守	375
6.1	パルス超音波の音の強さ	375
6.2	熱的作用・機械的作用に関する指標	376
6.2.1	サーマルインデックス（thermal index）TI	376
6.2.2	メカニカルインデックス（mechanical index）MI	376
6.3	安全な超音波の強さ	377
6.4	超音波診断装置の精度管理と保守	377

索引　381

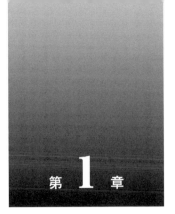

X線撮影・透視

X線の原理と特性

1.1 X線の発生

X線とは原子レベル，すなわち原子核よりも外側のレベルで発生した光子であるが，その発生機構の違いから制動X線と特性X線に分けることができる．いま，加速された電子が物質中に入射したとする．電子は物質内部の原子の軌道電子との間のクーロン相互作用，および原子核の強い電場によって軌道を曲げられ制動を受けて徐々にエネルギーを損失していき，最後には全エネルギーを失う．前者は入射電子と原子との非弾性散乱によるもので，これによるエネルギー損失を衝突損失（collision loss）と呼ぶ．後者は原子核との非弾性散乱によるもので，これによるエネルギー損失を放射損失（radiation loss）と呼ぶ．このうち，原子との非弾性散乱により励起状態になった原子から放射されるX線を特性X線（characteristic x-ray），核との非弾性散乱によるものを制動X線（bremsstrahlen）と呼ぶ．特性X線は線スペクトル（line spectrum），制動X線は連続スペクトル（continuous spectrum）となるため，制動X線のことを連続X線（または白色X線）ということもある．

X線の波長は10^{-12} m（0.01 Å）から10^{-8} m（100 Å）程度の領域で，長波長側は紫外線に，短波長側はγ線につながると一般的にはいわれている．粒子的な見方をすれば，X線の実体は電磁波の量子である光子（photon）であり，そのエネルギー（E）と波長（λ），周波数（ν）との間にはよく知られた次の関係式がある．

$$E = h\nu = hc/\lambda \tag{1.1}$$

ここにhはプランク定数，cは光速度であり，これらの値を代入すると次式が得られる．

$$E[\text{keV}] = 12.4/\lambda[\text{Å}] \tag{1.2}$$

この式を用いればX線はエネルギーに換算すれば約0.1 keVから数百 keVとなるが，高エネルギー治療用加速器などを用いた場合には数 MeV以上の高エネルギーX線が発生する．X線よりも短波長側にあるγ線は原子核の状態が遷移したとき，エネルギー準位の差のエネルギーを持った光子として原子核内部から発生するが，このエネルギー範囲は0.1～10 MeV程度である．また，宇宙線や高エネルギー加速器実験においては10 MeVよりもはるかに高いエネルギーの光子も存在するが，これは高エネルギー電子などによるシンクロトロン放射（synchrotron radiation）や逆コンプトン散乱（inverse Compton scattering）などにより核外で発生したものである．高エネルギー物理学や宇宙物理学などの現代物理学では，発生原理にかかわらず単に高エネルギー光子のことをγ線と呼ぶことが多い．

1.2 X線の発生効率

X線は1895年レントゲン（W. C. Röntgen）によりクルックス管球を使用して発見された．その後，1913年クーリッジ（W. D. Coolidge）により，熱電子放出によるX線管が開発され，現在ではこれが一般に用いられている．X線管には固定陽極型と回転陽極型の2種類があるが，小焦点で大線量が要求される装置にはタングステン（W）ターゲットの回転陽極型が一般的に用いられている．一般撮影用の回転陽極型X線管の概念図を図1.1に示す．また，最近重要性を増してきた乳房撮影（マンモグラフィ：mammography）用のX線管の構造は，一般撮影用のものと構造，管電圧，ターゲットなどが全く異なっている．マンモグラフィでは撮影対象が軟部組織で厚さも比較的薄いため，一般に30 kV以下の管電圧のモリブデン（Mo）あるいはロジウム（Rh）ターゲットX線管が用いられている．撮影方法が特殊なため，構造も図1.2で示すような構造のものが用いられている．最近のX線管は，解像度を上げるため小焦点のものが要求され，一般撮影の場合0.5～1 mm，マンモグラフィでは0.1～0.3 mm程度のものが一般に用いられている．また，実効焦点のサイズをできるだけ小さくするため，ターゲット角度を小さくする構造になっている．

X線管は陰極（cathode）と陽極（anode）からなり，管内の気圧は10^{-6} Pa以下の真空に保たれている．陰極のフィラメントを最大10 V程度の電圧で加熱することにより，熱電子が

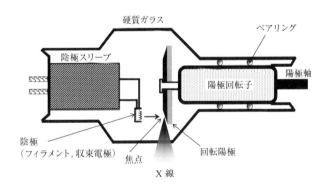

図1.1　一般撮影用回転陽極型X線管

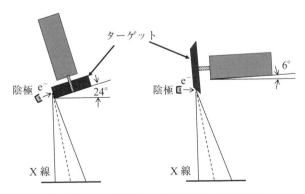

図1.2　マンモグラフィ用回転陽極型X線管

放出される．この熱電子を高電圧で加速することにより，陽極の金属ターゲットに衝突させてX線を発生させる．ターゲットは熱による溶融を防ぐため，ボールベアリングを用いた軸受け機構により高速回転（3,500~10,000 rpm）させる．ターゲットは高温（2,000℃程度）に加熱されるため，高融点，高熱伝導度のタングステンが，またターゲット支持体には銅が一般に用いられている．管電圧をVとすると，電子はeVの運動エネルギーでターゲット表面に入射する．

制動X線の単位時間の発生強度を，X線スペクトルの観点から考察する．X線の最大エネルギーE_{max}は管電圧Vに対応し，管電圧の増加とともに制動X線強度スペクトルはその形をほぼ保ったまま相似的に拡大する．このとき，ターゲット物質のK吸収端すなわちK殻電子の結合エネルギーに対応する管電圧を超えると，K特性X線が発生しはじめるが，これについては無視する．制動X線の全強度は，この強度スペクトルの全エネルギー範囲にわたり積分することによって求めることができるが，これはスペクトルの面積にほかならない．したがって，X線強度すなわち面積は相似比（すなわち管電圧V）の二乗に比例することになる．

次に，管電圧を一定に保ったまま，管電流を変化させた場合を考える．管電流は，ターゲットに入射する電子数に比例する．管電流が1 mAの場合，1秒間に$10^{-3}/1.6 \times 10^{-19}$個，すなわちおよそ$6 \times 10^{15}$個もの電子がターゲットに入射後，種々の現象を引き起こす．電流が2倍に増えた場合，統計的にはターゲット内部で起こる現象もすべてそのまま2倍になると考えることができる．したがって，すべてのエネルギーのX線の個数が管電流に比例して発生し，結果としてX線強度スペクトルは縦軸方向に拡大縮小する．このことから，X線強度すなわち面積は管電流Iに比例することになる．

ターゲット物質の原子番号Zとの関係は，制動X線の発生機構にまでさかのぼらなければならない．制動X線は，入射した電子がターゲット物質の原子核による強い電場によって制動を受けた結果として発生する．この放射損失，すなわち1 cm当たりの制動放射によるエネルギー損失$-(dE/dx)_{rad}$はHeitlerによれば以下の式で与えられる．ただし，物質の密度ρ，電子の運動エネルギー，静止エネルギーをそれぞれE, m_0c^2とする．

$$-\left(\frac{dE}{dx}\right)_{rad} = 3.44 \times 10^{-4}(E+m_0c^2)\frac{Z^2}{A}\rho\left[4\log\frac{(E+m_0c^2)}{m_0c^2} - \frac{4}{3}\right] \quad [\text{MeV/cm}] \quad (1.3)$$

この式によれば放射損失はZの二乗に比例するが，

$$\frac{Z^2}{A} = \left(\frac{Z}{A}\right)Z \tag{1.4}$$

と変形すると，Z/Aは広い範囲で値はほぼ一定であることから放射損失はZに比例することがわかる．

一方，X線管から放射されるX線強度の場合には，発生確率だけではなく，発生後のターゲット物質中での吸収などの過程を考慮しなければならない．高原子番号の物質ほど，発生点からターゲット表面までの間で吸収されてしまう確率が高くなり，結果としてX線強度が弱くなると考えられる．以上をまとめると，制動放射の全強度Xは次式で表される．

$$X = kZIV^2 \tag{1.5}$$

ここでIは管電流，Zはターゲット物質の原子番号，Vは管電圧（kV）である．kは定数で，タングステンに対しておよそ1.1×10^{-6}である．

一方，X線管に入力される電子線の全エネルギーはIVであり，制動放射線発生効率ηは

$$\eta = \frac{kZIV^2}{IV} = kZV \tag{1.6}$$

タングステンターゲット（$Z = 74$）の場合，100 kVの管電圧に対して発生効率は約0.81%である．ターゲットに入射した全電子エネルギーの99%以上はターゲット内で熱に代わり，1%以下がX線に変換される．前述したようにマンモグラフィにおいては，ターゲット材質としてはモリブデン（Mo, $Z = 42$）が最も一般的であり，高密度乳房に対してはロジウム（Rh, $Z = 45$）やタングステンなども用いられている．また，治療用電子加速器には，制動X線発生用のターゲットとしてタングステン以外に，金（Au, $Z = 79$），白金（Pt, $Z = 78$），銅（Cu, $Z = 29$）などが用いられている．

1.3 特性X線スペクトル

電子がターゲットに入射し，原子との非弾性散乱によってエネルギーを失っていく際，相手の原子はそれと等しいエネルギーを得ることによって電離，または励起される．表1.1に原子の状態に対する主量子数（n），軌道角運動量量子数（l），全角運動量量子数（j）を示す．いま，最も内側のK殻軌道電子が電離により放出されたとすると，その空席により高い軌道電子が落ち，2つの軌道エネルギーの差が光子として放出される場合，これをK特性X線またはKX線と呼ぶ．このとき，状態間の遷移には，次の選択規則が働く．

1. $\Delta l = \pm 1$ \hfill (1.7)
2. $\Delta j = 0, \pm 1$ \hfill (1.8)

表1.1 電子軌道と量子数

主量子数n	軌道角運動量量子数l	全角運動量量子数j	状態	殻	軌道
1	0	1/2	1s	K	1s
2	0	1/2	$2s_{1/2}$	L_I	2s
2	1	1/2	$2p_{1/2}$	L_{II}	2p
2	1	3/2	$2p_{3/2}$	L_{III}	
3	0	1/2	$3s_{1/2}$	M_I	3s
3	1	1/2	$3p_{1/2}$	M_{II}	3p
3	1	3/2	$3p_{3/2}$	M_{III}	
3	2	3/2	$3d_{3/2}$	M_{IV}	3d
3	2	5/2	$3d_{5/2}$	M_V	
4	0	1/2	$4s_{1/2}$	N_I	4s
4	1	1/2, 3/2	$4p_{1/2, 3/2}$	$N_{II, III}$	4p
4	2	3/2, 5/2	$4d_{3/2, 5/2}$	$N_{IV, V}$	4d
4	3	5/2, 7/2	$4f_{5/2, 7/2}$	$N_{VI, VII}$	4f

3. Δnは任意

この場合を許容転移（allowed transition）と呼び，最も起こりやすいが，ごくまれに$\Delta l = \pm 2$の遷移も起こる．光子は電磁場の量子化により粒子として現れるが，軌道角運動量の変化が1の場合は電気双極子放射，2の場合は電気四重極極子放射に対応する．図1.3にX線管ターゲットとして用いられている3種類の原子（タングステンW，モリブデンMo，ロジウムRh）について，K殻，L殻，およびM殻の電子の結合エネルギーと代表的な遷移に伴うK殻およびL殻特性X線を示す．たとえば，L_{II}殻，L_{III}殻からK殻への遷移は1, 2の条件を満たしており，それぞれK_{α_1}, K_{α_2}特性X線と呼ばれ，最も大きな強度で放出される．しかしながら，L_I殻からK殻への遷移は$\Delta l = 0$となり，禁止される．同様に，より上のM殻軌道からK殻軌道への遷移においては，M_{II}殻，M_{III}殻からK殻軌道への遷移はK_{β_1}, K_{β_3}としてかなり強い強度で放出されるが，M_I殻からK殻軌道への遷移は$\Delta l = 0$で禁止され，M_{IV}殻，M_V殻からK殻軌道への遷移は$\Delta l = 2$でほとんど起きない．また，N_{III}殻からK殻軌道への遷移はK_{β_2}，N_{II}殻からK殻軌道への遷移はK_{β_4}と呼ばれる．同様にL殻軌道電子の穴に上の軌道電子が落ちた場合に放出される特性X線をLX線と呼ぶ．図1.3に示す特性X線の名称は，X線分光学で1924年にノーベル賞を受賞したM. SieghahnにちなんでSiegbahn表示と呼ばれている．

特性X線のエネルギーは，一定のエネルギーを持つ軌道電子エネルギー準位の差になるため単色であり，いろいろな異なった軌道エネルギーの電子が落ちるため，複数のエネルギーをとる．

2つの軌道のエネルギー準位をE_i, E_j（$E_i > E_j$），放出される特性X線のエネルギーを$h\nu$とすると，

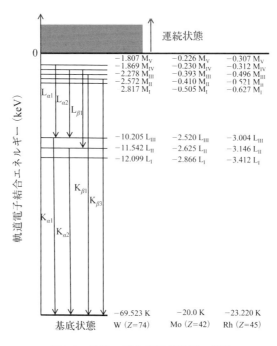

図1.3 特性X線と電子軌道間の遷移

$$hv = E_i - E_j \tag{1.9}$$

特性X線は軌道電子の結合エネルギーよりも高いエネルギーの電子が入射した場合に発生する．たとえば，Wターゲットを用いたX線管ではK殻電子の結合エネルギーが69.5 keVなので，管電圧が約70 kVを超えないとKX線は発生しない．軌道電子の結合エネルギーのことを吸収端エネルギーという．一般にL殻電子の結合エネルギーはK殻電子の結合エネルギーよりもずっと小さいため，KX線が発生しない場合でもLX線が発生する．しかしながら，LX線はエネルギーが低いため，ターゲット内部，X線管窓，付加フィルタなどで吸収され，医療用X線管では通常はほとんど観測されない．図1.4，図1.5に，タングステンターゲット，およびモリブデンターゲットを用いたX線管からのスペクトルを示す．それぞれのK特性X線が制動X線に重なって観察される．

特性X線のエネルギーと原子の原子番号の間には一定の関係がある．原子構造が解明される以前の1913年，モーズレイ（H. G. Moseley）は特性X線の系統的研究を行った．その結果，特性X線を発生する物質の原子番号Zが大きくなるとともに波長が短くなること，各物質ともK，L，M，N…と名づけられる系列線のグループからなっていることを実験的に得た次式が「モーズレイの法則」と呼ばれている．

原子番号Zと周波数νの関係は

$$hv = A(Z - \sigma)^2 \tag{1.10}$$

ここでAは定数，σはKX線やLX線などの各線に対して決まる定数である．

特性X線のエネルギーを測定することで，未知の元素の元素分析を行うことができる．特性X線を発生させるためには原子を励起しなければならないが，このために電子，X線，荷電粒子などが用いられる．電子を用いたものに電子線マイクロアナライザ，分析電子顕微鏡，X線を用いたものに蛍光X線分析装置，荷電粒子を用いた方法にPIXEなどがある．なお，X線によって励起された原子から放射される特性X線のことを特に蛍光X線と呼ぶ．

X線ターゲット中では蛍光X線の代わりに，外殻軌道電子が放出されるオージェ効果も一定の割合で起こっている．K殻電子軌道に空席ができたとき，KX線の放出割合（蛍光収率）はWターゲットに対して94%，Moに対して74%である．

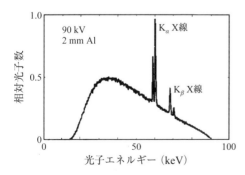

図1.4　一般撮影用X線管からのX線スペクトル

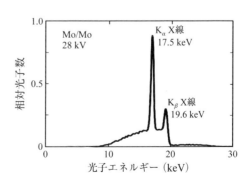

図1.5　マンモグラフィ用X線管からのX線スペクトル

1.4 連続スペクトル

荷電粒子がその軌道を急に変えたり，速度を落としたりするなどの加速度運動をした場合，電磁波すなわち光子が放射されることが古典電磁気学から一般に導かれる．このような加速度運動によって電磁波を放射する現象を制動放射（bremsstrahlung），また放射されるX線のことを制動X線（bremsstrahlen）と呼ぶ．エネルギーが連続分布であるため連続X線とも呼ばれる．この現象は質量の軽い電子の場合に最も起こりやすく，陽子などの重い荷電粒子ではほとんど無視できる．

このような電子の加速度運動によるX線放射として2つの重要な具体例が知られている．1つはX線管で，高電圧で加速された電子がタングステンなどのターゲット物質中の原子核によって制動を受ける場合である．他の1つは，電子シンクロトロンによって加速され高速円運動する電子が軌道接線方向に光子を放射するシンクロトロン放射である．

制動放射線の角度分布については古典電磁気学によるゾンマーフェルトの式があり，電子のエネルギーが高くなると実験値とよく一致する．電子の入射方向から測った角度をθ，Aを定数として強度$I(\theta)$は，

$$I(\theta) = A \frac{\sin^2(\theta)}{(1-\beta\cos\theta)^6} \quad \left(\beta = \frac{v}{c}\right) \tag{1.11}$$

この角度分布の様子を図1.6に示す．

この分布から，電子エネルギーが低い場合には制動X線は側方に多く放射され，エネルギーが高くなるにつれて次第に前方に放射される割合が多くなることがわかる．診断用X線では，入射電子に対して横方向にX線を取り出すが，治療領域では入射電子方向（前方）に取り出さなければならない．治療用電子加速器では，電子ビームに垂直に薄いターゲットを挿入し，ターゲット内で発生したX線を前方に透過させて用いている．

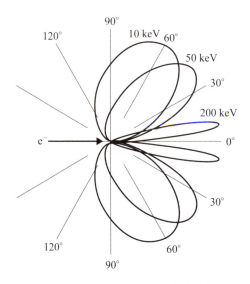

図1.6 制動X線強度の角度分布

診断X線領域では，入射電子に対してターゲット表面を傾斜させ，横方向にX線を取り出す．このとき，入射ビームに対して垂直方向から測ったターゲット表面の傾斜角度をターゲット角と呼ぶ．X線強度分布は入射方向に対して90°方向が最大とはならず，少し陰極側にずれる．

診断領域X線では，ターゲット内部での減弱効果が大きいので，ターゲット表面から放出される制動X線の強度分布は角度によって変化する．ターゲット内の発生点からターゲット表面までの経路長は，ビーム中心軸を中心として，陽極側で長く，陰極側で短い．それによって，陽極側では強度が小さく線質は硬く，陰極側で強度は大きく線質は軟らかい．この現象をヒール効果という．ターゲット角度が小さいX線管ほどヒール効果が大きい．

X線管電圧Vと加速電子の運動エネルギーEの間には

$$E = eV \tag{1.12}$$

の関係がある（eは電子の電荷）．

X線のエネルギーの最大値は電子の運動エネルギーであるので，周波数の最大値をv_{max}，波長の最小値をλ_{min}，とすると

$$eV = E = hv_{max} = \frac{hc}{\lambda_{min}} \tag{1.13}$$

これらの式に$e = 1.602 \times 10^{-19}$ C, $h = 6.626 \times 10^{-34}$ Js, $c = 3.0 \times 10^{8}$ m/sを代入すると

$$V[\text{kV}] = \frac{12.4}{\lambda_{min}[\text{Å}]} \tag{1.14}$$

が成立する．ここにVはkV単位で表した最大管電圧，λ_{min}はÅ（オングストローム：10^{-10} m）単位で表した最短波長を示す．1915年デュエン（W. Duane）とハント（F. L. Hunt）によって求められたので，この関係式をデュエン-ハントの法則という．

X線管から放射される制動X線のエネルギースペクトルは図1.4に示したように，管電圧に対応する最大エネルギーを持つ連続分布となる．このような分布となる理由は定性的には以下の（1.4.1）〜（1.4.3）の効果によって説明される．

1.4.1 原子核からの距離の違い

いま，一定エネルギーの電子が原子核近傍を通過する場合を考える．電子から原子核をみた場合，図1.7に示すように電子の通過軌道は核を中心とする幅が一定の同心状球殻のどれかになる．これらの微少幅drのリングの核中心からの距離をrとすると，電子がこれらの殻を通過する確率はおよそその断面積$2\pi r dr$に比例する．また，個々の殻では制動を受けた場合の軌道半径が等しいので，放射される制動X線のエネルギーは等しい．最も内側の殻に入射した場合に最も高いエネルギーの制動X線が放射され，その最大エネルギーは入射電子のエネルギーに一致する．球殻の半径が大きくなるほど制動は小さくなり，電子軌道半径も大きくなるため発生する制動X線のエネルギーは小さくなるが，そのような現象の起こる確率は大きくなる．

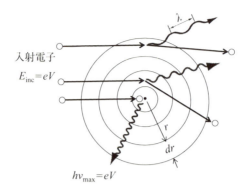

図1.7　入射電子による制動X線の発生

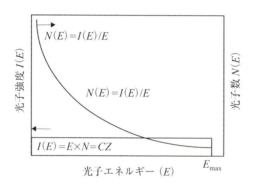

図1.8　薄いターゲットからの制動X線スペクトル

　一定エネルギーの電子が多数個入射した場合を考えると，制動X線のエネルギーがリングの半径rに反比例すると仮定すれば，発生する制動X線の光子エネルギー(E)と光子数(N)の積，すなわち光子強度$I(E)$は一定になる．このとき，制動放射によるエネルギー損失は式(1.6)より原子番号Zに比例するので，比例定数をCとすると以下の式が得られる．

$$I(E) = E \times N = CZ \tag{1.15}$$

横軸を光子エネルギー(E)，縦軸を光子エネルギーと光子数(N)の積，すなわち光子強度$I(E)$にとり，プロットすると図1.8のように定数となる．これは，きわめて薄いターゲットから発生する制動X線のエネルギースペクトルと考えられる．また，式(1.13)より得られる制動X線の光子数スペクトル$N(E)$は，低エネルギー側で大きな値となる．

$$N(E) = \frac{I(E)}{E} \tag{1.16}$$

1.4.2　ターゲット内での電子のエネルギー損失

　実際のX線管に用いられるターゲットは厚いため，ターゲット内のある場所で制動放射を起こす電子のエネルギーは，そこに到達するまでの間の衝突損失，および放射損失でエネル

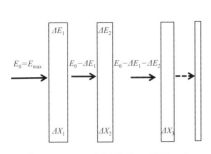

図1.9 薄いターゲット透過後の電子エネルギーの変化

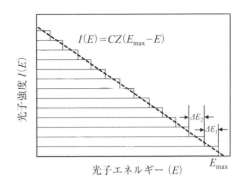

図1.10 厚いターゲットからのX線スペクトル

ギーが入射時よりも小さくなっている．ターゲットを一定のエネルギー損失（$-\Delta E$）を起こす微少な厚さΔxのターゲットの重なりと考えると，各ターゲットに入射する電子エネルギーは図1.9のようにターゲット透過とともに減少する．電子エネルギーがE_0から$E_0-\Delta E_1$に低下すると単位厚さ当たりに失うエネルギー，すなわち線阻止能（$-dE/dx=S$）は増加するが，この値が同じになるように2番目のターゲット厚Δx_2を薄くするとエネルギー損失は同じになる．これを電子が静止するまで加算すると，図1.10のような加算スペクトルが得られる．極限をとると，微小エネルギー変化に対する強度変化の割合が一定であることから，

$$\frac{dI}{dE}=-CZ \tag{1.17}$$

$$\int_0^I(-dI)=CZ\int_{E_{max}}^E dE \tag{1.18}$$

これより，

$$I(E)=CZ(E_{max}-E) \tag{1.19}$$

となる．この式は，1923年クラマース（H. A. Kramers）によって求められたのでクラマースの式と呼ぶ．この式は簡単で，比較的よく実測データと合うためよく用いられる．

1.4.3　ターゲット内での減弱

ターゲット内で発生した制動X線はターゲット発生点から表面までの間，およびX線管の硬質ガラス，射出窓などで図1.11で示すように減弱を受ける．光子は低エネルギーほど減弱されやすいため，X線管から放射される制動X線のエネルギースペクトルは実験的に得られるスペクトルとよく一致する．

1.5　X線スペクトルの減弱

一般撮影用に用いられるタングステンターゲット，およびマンモグラフィに用いられるモリブデンターゲットに対するスペクトルの実測例は図1.4，図1.5に示した．X線管のエネ

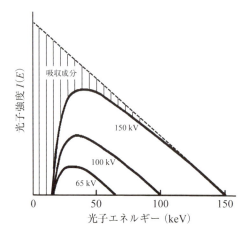

図1.11 吸収による制動X線スペクトルの変化

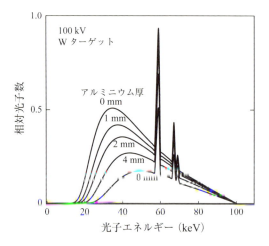

図1.12 吸収体によるX線スペクトルの変化

ギースペクトルは，エネルギー分解能のよいHp-Ge検出器が従来用いられてきたが，最近ではやや分解能に劣るものの，液体窒素冷却の必要のないCdTeやCZTなどの半導体検出器の利用が増えてきた．これらの検出器でX線スペクトルを測定する場合には，光子強度をできるだけ低くしてパルスのパイルアップを抑えなければならない．コリメータを利用して焦点-検出器間の距離を大きくとって測定するか，散乱X線を測定して補正計算を行うなどの方法が開発されている．

　タングステンおよびモリブデンターゲットのX線スペクトルでは特性X線と連続スペクトルが重なって観測されるが，モリブデンターゲットの場合には，特性X線の比が大きいことがわかる．診断用X線発生装置では，主に被ばく低減のため，X線管射出口の外側に付加フィルタを付け，画像生成に寄与しない低エネルギー光子を除去する．図1.12に管電圧100kVのタングステンターゲットX線管から放出されるX線スペクトルについて，種々の厚さのアルミニウムフィルタにより線質が変化する様子を示している．フィルタとして一般に用いられるアルミニウム（Al, Z=13）や銅（Cu, Z=29）は，10keV以上のエネルギーに

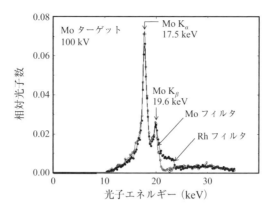

図1.13　吸収体によるマンモグラフィX線スペクトルの変化

K吸収端がないため，スペクトルは連続的に変化する．一方，原子番号の大きい重金属フィルタを用いた場合は，K吸収端の上のエネルギーでスペクトルは急激に下がる．これを利用することによってできるだけ少ない被ばく線量で高画質の画像を得ることを目的とした研究開発も行われてきたが，一般撮影において現在利用されるまでには至っていない．

マンモグラフィでは，特性X線の割合が大きく，MoやRhターゲットと組み合わせてMo，Rhフィルタを用いて，K吸収端を利用してスペクトルを変化させることが一般化している．図1.13に，Moターゲットのマンモグラフィ装置で，MoおよびRhをフィルタとして用いた場合のスペクトルを示す．Mo，RhのK吸収端はそれぞれ20.0 keV，23.2 keVであり，それぞれのエネルギーでスペクトルの急激な低下がみられる．なお，Mo/RhでもMoのK吸収端20 keVでスペクトルが低下しているのは，Moターゲット中での吸収によるフィルタ効果である．マンモグラフィではこのようなターゲットとフィルタの組合せをMo/Mo，Mo/Rhのように表す．

X線スペクトルと検出系に関する被ばくや画質に関する研究は，スクリーン-フィルム系に対してはあらゆることが研究され尽くした感がある．しかしながら，最近，ディジタル化の波とともに種々の新しい材料を用いた2次元画像検出器が多数開発されている．これらの新しい検出器の感度のエネルギー依存性は，従来の検出系とは異なっており，これらの検出器に対するスペクトルの最適化など今後の研究が期待される．

1.6　減弱係数

光子の物質との相互作用は，素過程を記述する場合には原子あるいは電子に対するミクロな断面積（単位はバーン：$1b = 10^{-28}$ m^2）が用いられる．一方，実際の利用においては，単位長さ当たりのマクロな断面積を用いるほうが便利である．これを減弱係数（attenuation coefficient）と呼び，単位長さ当たりの線減弱係数（linear attenuation coefficient）μ（単位はm^{-1}），および単位面密度当たりの質量減弱係数（mass attenuation coefficient）μ/ρ（単位はm^2/kg）がある．光子の原子当たりの相互作用断面積を干渉性散乱σ_{coh}，光電効果σ_{photo}，コンプトン効果σ_{inc}，電子対生成σ_{pair}とすると，全断面積σ_{tot}はそれらの総和であるから，

$\sigma_{tot} = \sigma_{coh} + \sigma_{photo} + \sigma_{inc} + \sigma_{pair}$，物質の原子量 A，密度 ρ，アボガドロ数 N_A とすると，単位体積当たりの原子数 N は，

$$N\left[\frac{atoms}{m^3}\right] = N_A\left[\frac{atoms}{mole}\right] \times \frac{\rho\left[\frac{kg}{m^3}\right]}{A\left[\frac{kg}{mole}\right]} = \frac{N_A}{A} \times \rho \tag{1.20}$$

これより，全線減弱係数 μ，および質量減弱係数 μ/ρ は，

$$\mu\left[\frac{1}{m}\right] = \sigma_{tot} N = \sigma_{tot} \frac{N_A}{A} \rho \tag{1.21}$$

$$\frac{\mu}{\rho}\left[\frac{m^2}{kg}\right] = \sigma_{tot} \frac{N_A}{A} \tag{1.22}$$

例として，ヨウ素（$Z=53$）に対する質量減弱係数における各相互作用の寄与のエネルギー依存性を図1.14に示す．

診断物理学では，最も簡単な取扱いでは，人を骨と軟部組織の2成分系として扱う．たとえば，骨塩定量などにおいてはアルミニウムと水をファントムとして用いるが，これを保証するのが骨とアルミニウム，軟部組織と水の質量減弱係数のエネルギー依存性が図1.15からわかるように非常に近いことである．また，図1.16に，血管造影，消化器造影などに用いられるヨウ素（I, $Z=53$, K吸収端33.16 keV），バリウム（Ba, $Z=56$, K吸収端37.41 keV），ガドリニウム（Gd, $Z=64$, K吸収端50.23 keV）の質量減弱係数のエネルギー依存性を示す．これらのK吸収端の存在は，その両側のエネルギーで質量減弱係数が極端に違うことを利用したK吸収端差分と呼ばれるエネルギー差分画像化技術で重要な意味を持つ．

光子は物質中で，相互作用によってそのエネルギーの一部またはすべてを電子または光子

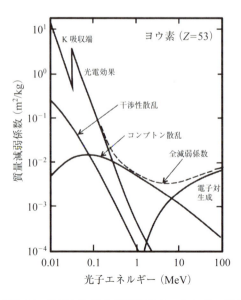

図1.14　光子と物質の相互作用のエネルギー依存性

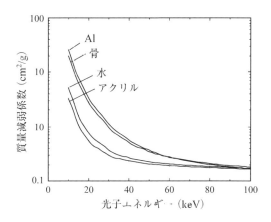

図1.15 生体構成物質に対する質量減弱係数のエネルギー依存性

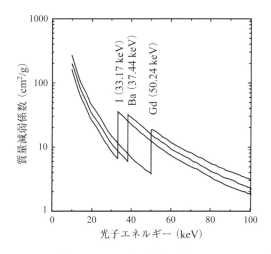

図1.16 造影剤に対する質量減弱係数のエネルギー依存性

に付与する．各相互作用が起こった場合，光子エネルギーのすべてが電子に移るわけではなく，光電効果が起こった場合の特性X線，コンプトン効果における散乱光子，電子対生成における消滅放射線などの二次生成光子に移る．これらの光子は再び相互作用を起こして電子にエネルギーを移すこともあれば，そのまま物質外に出ることもある．物質へのエネルギー付与を考える場合，光子エネルギーのうち，荷電粒子に転移されたもののみを考えた場合の減弱係数を質量エネルギー転移係数（mass energy transfer coefficient）という．

質量エネルギー転移係数 μ_{tr}/ρ は，入射エネルギー $h\nu$ の光子が相互作用によって荷電粒子に渡す平均値のエネルギー $\overline{E_{tr}}$ を用いて，

$$\frac{\mu_{tr}}{\rho} = \frac{\overline{E_{tr}}}{h\nu}\frac{\mu}{\rho} \tag{1.23}$$

となる．

質量エネルギー転移係数では，二次電子に移った光子エネルギーはすべて含んでいたが，

生成した電子が物質中で制動放射により二次光子を発生することがある．この制動放射を除いたものを質量エネルギー吸収係数 (mass energy absorption coefficient) μ_{en} と呼ぶ．

電子のエネルギーのうち，制動放射に移るエネルギーの割合の平均値を g とすると，μ_{en} は以下のように表すことができる．

$$\frac{\mu_{en}}{\rho} = \frac{\mu_{tr}}{\rho}(1-g) \tag{1.24}$$

g の値は，光子エネルギー1 MeV 以下ではほとんど無視することができる．したがって，このエネルギー領域で質量エネルギー転移係数と質量エネルギー吸収係数は同じ値となる．荷電粒子平衡が成り立っている場合，質量エネルギー吸収係数にエネルギーフルエンスを乗じることによって吸収線量を求めることができる．

1.7 指数関数の法則

光子は荷電粒子と異なり，物質中で連続的にエネルギー損失をせず，ある確率で相互作用し，弾性，非弾性散乱によって経路を変え，また時には消滅することができる．物質中で，これらのどれかの相互作用により経路を変える単位長さ当たりの確率をマクロな断面積，あるいは線減弱係数 μ (単位 m^{-1}) という．いま，図1.17のように細く絞った単色X線の光子ビームを用いて，散乱X線の無視できる理想的な仮想実験を考えよう．入射光子数 N，微小な厚さ Δx の物質中で相互作用を起こす光子数 ΔN とすると，光子はそれまでの記憶を持っておらず，相互作用は確率 μ によってのみ決まるので，

$$-\Delta N = \mu N \Delta x \tag{1.25}$$

これを，初期条件 $N = N_0$ $(x = 0)$ および $N = N(x)$ $(x = x)$ で解くと，

$$\int_{N_0}^{N} \frac{dN}{N} = -\int_0^x \mu dx = -\mu x \tag{1.26}$$

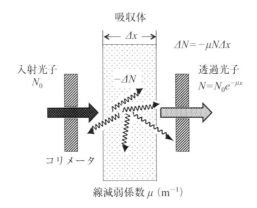

図1.17 細い単色X線光子の物質による減弱

$$\ln\left(\frac{N}{N_0}\right) = -\mu x \tag{1.27}$$

これより，

$$N = N_0 e^{-\mu x} \tag{1.28}$$

線減弱係数すなわちマクロな断面積は，ミクロな断面積と単位長さ当たりの原子数の積によって値が決まる．同じ物質でも異なった状態で密度が変わると，μの値も変わるので不便であり，実際の計算には物質の密度に依存しない質量減弱係数が用いられる．

$$N = N_0 e^{-\frac{\mu}{\rho} \rho x} \tag{1.29}$$

この式で，ρxは単位面積当たりの質量（kg/m^2あるいはg/cm^2）で物質の厚さ表すので，面密度ということがある．

1.8 減弱曲線

　吸収体の厚さに対して透過光子強度をプロットした曲線を減弱曲線という．光子エネルギーが単色の場合には，散乱X線の影響を無視できる細いビーム条件で測定した減弱曲線は，指数関数となる．しかしながら，X線診断装置から発生するX線は連続スペクトルを持つので，吸収体の厚さの増加とともに低エネルギー光子成分ほどより多く減弱され，減弱曲線は指数関数とはならない．図1.18に減弱曲線測定の配置図を示す．図で，FFDは焦点（focal spot）と吸収体（absorber）間の距離，FCDは焦点と電離箱線量計（chamber）間の距離である．減弱曲線の測定においては，吸収体の厚さによって線質が変化するため，検出器には感度のエネルギー依存性の少ない電離箱が用いられる．吸収体の厚さとともに一次X線に対する散乱X線の割合は増加するので，真の曲線よりも透過線量が低下せず，誤差が大きくなる．吸収体を置く幾何学的位置は，散乱X線除去の観点からはX線管焦点と電離箱のほぼ中間あたりに置くと散乱線の影響が最小になるとされている．このため，X線管出口と電離箱の前にコリメータを置いて測定する．

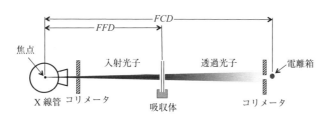

図1.18 X線の物質による減弱の測定

1.9 半価層

　線質は線量に対するものであり，透過力が強い場合を硬い，弱い場合を軟らかいという．制動X線は異なった多くのエネルギー（波長）の成分を含む連続X線であり，線質を最も正確に表示するものはX線エネルギースペクトルである．しかしながらX線スペクトルはフォトンカウンティング法によって測定するため，実際の撮影条件では強度が強すぎて測定が困難であるという弱点がある．そのため，より実用的な線質の指標として，管電圧，半価層，実効エネルギーなどが一般に用いられている．図1.19，図1.20に単色X線および連続X線に対する減弱曲線を示す．吸収体として，Al，Cuが用いられる．単色X線の場合は，散乱線の入らない細いビーム条件で測定を行えば，減弱曲線は指数関数となり，対数グラフ上では傾きが一定の直線になる．その傾きから吸収体の線減弱係数を測定することができる．半価層（half value layer）は，被写体透過前と透過後のX線量の比（透過率）が0.5になるときの吸収体の厚さである．これを第1半価層という．第2半価層は，第1半価層透過後のX線に対して，等価線量がさらに1/2になるように必要な吸収体の厚さである．単色X線については被写体透過後も線質は変わらないので，図1.19に示すように，第1半価層と第2半価層の値は同じになる．これに対して，連続X線の場合には，第1半価層透過後の線質は硬くなっている（線質硬化：beam hardening）ために，図1.20に示すように第2半価層の値は大きくなる．

　線質を表す指標として第1半価層の第2半価層に対する比が用いられる．

$$H = \frac{HVL_1}{HVL_2} \leq 1 \tag{1.30}$$

この値を均等度という．均等度は単色X線については1であるが，連続X線については1よりも小さくなる．X線スペクトルが低エネルギー成分を多く含む場合，すなわちスペクトル分布の広がりが大きいほど，吸収体による線質硬化の程度が大きく，均等度はより小さくなる．

　半価層は，吸収体の厚さという単一の数値で線質を表すことができる点で実用的であるが，X線スペクトル，あるいはエネルギーとの対応が明らかでないという短所がある．たと

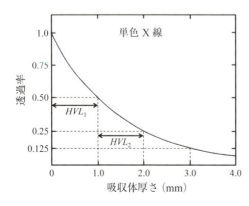
図1.19　単色X線に対する減弱曲線と半価層

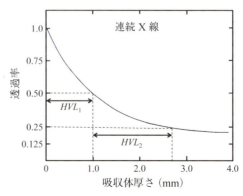
図1.20　連続X線に対する減弱曲線と半価層

えば，検出器感度にはエネルギー依存性があるため，半価層の値からスペクトルの平均エネルギー値に相当する値が得られれば非常に便利である．このため，半価層と1対1に対応した線質表示法である実効エネルギーが用いられている．

実効エネルギー（effective energy）とは，半価層の値が一致する単色X線エネルギーのことである．実際に単色X線を作り出すことは非常に困難であるが，仮想的に単色X線のエネルギーを低い方から連続的に高い方に変化させ減弱測定を行ったとする．指数関数減弱曲線の形は連続的に変化し，半価層の値も連続的に増加し，どこかで連続X線に対する半価層の値と一致する．そのときの半価層を HVL とすると，

$$\ln\left(\frac{I_0}{I}\right) = \ln 2 = 0.693 = \mu \times (HVL) \tag{1.31}$$

これより

$$\mu = \frac{0.693}{HVL} \tag{1.32}$$

この式より，吸収体の線減弱係数 μ が求まる．吸収体として用いられるAl（あるいはCu）の線減弱係数は診断X線領域においては単調減少で，光子エネルギーと1対1に対応しているので μ に対する光子エネルギーが実効エネルギーとなる．

（豊福不可依）

X線画像の形成

本節では，X線管から照射されたX線が被写体である患者を透過して受像系に到達し，画像を形成する原理と被写体から発生する散乱X線の画質への影響について述べる．

2.1　X線画像形成の原理

X線管の陽極ターゲットから発生したX線スペクトルは，図1.21に示すように，X線管を構成する物質，フィルタ，空気，被写体（患者）などと相互作用（光電効果，コヒーレント散乱，コンプトン散乱など）して，図1.22に示すように低エネルギー成分が吸収され，減弱しながら高エネルギー成分だけが透過（ビームハードニング：beam hardening）して受像系に入射し，画像を形成して記録される．この被写体（患者）に吸収された低エネルギー成分が患者の被ばく線量（patient dose）となる．

この像形成過程をX線スペクトルからみると図1.22(b)に示した被写体透過後のX線の光子強度 $I(E, T)$ から求めた光子数スペクトル（photon spectrum）

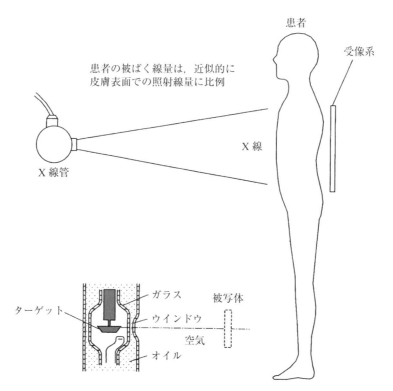

図1.21 医学診断用X線画像撮影系

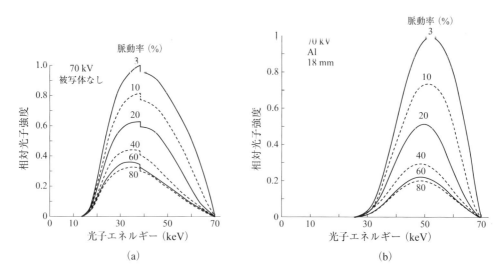

図1.22 被写体透過前 (a) と透過後 (b) のX線スペクトル (管電圧70 kV, 被写体Al 18 mm)

$$N(E,T) = I(E,T)/E \tag{1.33}$$

と，図1.23に示すような増感紙-フィルム系 (screen-film system) の感度スペクトル (sensitivity spectrum)

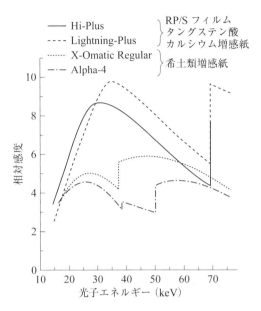

図1.23 増感紙-フィルム系の感度スペクトル

$$S(E) \sim 1/\phi(E) \tag{1.34}$$

との積 $N(E, T) S(E)$ をとる．ここで，$\phi(E)$ は光子エネルギーごとの一定の写真濃度を形成するのに必要な光子フルエンス（photon fluence）で，断面積 da の球体にあらゆる方向から入射する放射線粒子数を $dN(E)$ とすると，$\phi(E) = dN(E)/da$ と表される．

式（1.33）と式（1.34）の積から，写真感度スペクトル（radiographic sensitivity spectrum）$R(E, T)$ を求め，全エネルギー範囲で積分すれば，被写体の厚さ T の関数として写真感度

$$\begin{aligned} R(T) &= \int_0^{E_0} R(E,T) dE \\ &= \int_0^{E_0} N(E,T) S(E) dE \end{aligned} \tag{1.35}$$

が求まる．この写真感度 $R(T)$ を被写体の厚さ T に対してプロットすると，図1.24に示すような写真感度減弱曲線（radiographic attenuation curve）となる．この写真感度減弱曲線の傾き g とフィルムの特性曲線の勾配（gradient）G と被写体の厚さの差 ΔT との積が，濃度差 $\Delta D = Gg\Delta T$ となる．これがX線写真のコントラスト（radiographic contrast）である．この図1.24からわかるように，被写体の厚さ（または，組成）が変わるとコントラストが変わるので，被写体のX線像が形成されるのである．

画像を形成して記録する受像系として，従来は，図1.24に示すような増感紙-フィルム系（screen-film system）を使用していたが，近年のディジタル化の進展とともに図1.25に示すようなイメージングプレート（imaging plate: IP）や図1.26に示すようなフラットパネルディテクタ（flat panel detector: FPD）が使用されている．図1.25のIPでは減弱したX線像を輝尽性蛍光体 $BaFX:Eu^{2+}$（X = Cl, Br, I）の中に電荷の潜像として保存する．次に，レーザ

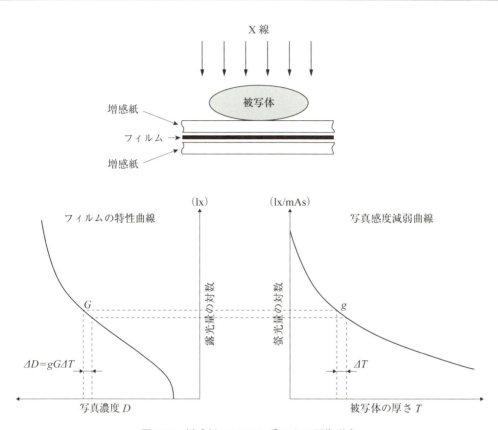

図1.24 増感紙-フィルム系による画像形成

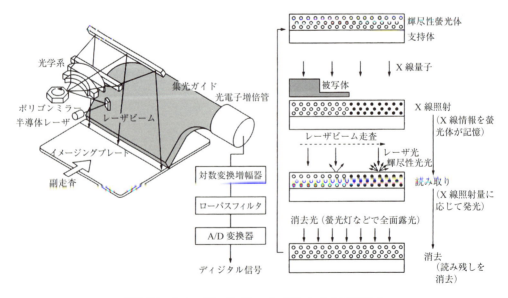

図1.25 イメージングプレート（IP）による画像形成
（引用：岡部哲夫，瓜谷富三：放射線診断機器工学，pp. 293-302, 医歯薬出版，2006）

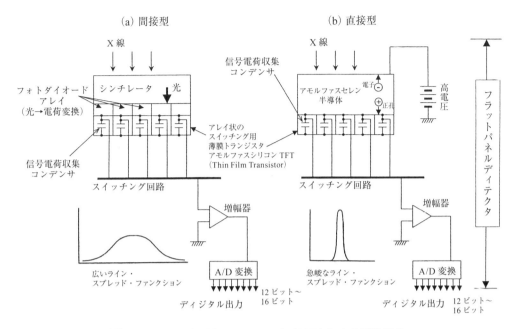

図1.26　フラットパネルディテクタ（FPD）による画像形成

ビームでIPを2次元スキャンして，輝尽性発光した蛍光を集光ガイドで集光し，光電子増倍管でアナログの電気信号に変換して取り出す．さらに，対数増幅器で対数変換した後，A/D変換器でアナログ信号をディジタル信号に変換してコンピュータに入力して，2次元画像を形成する．図1.26のFPDには，図(a)の間接型（indirect type）と図(b)の直接型（direct type）がある．図(a)の間接型FPDでは被写体を透過したX線の強弱をシンチレータで光の強弱に変換する．シンチレータは，CsIやGd$_2$O$_2$S: Tbなどを使用している．そのすぐ下にピクセルごとに分割されたフォトダイオードの2次元アレイを密着させ，光信号を電荷の信号に変換する．これらの電荷信号は，a-Si（アモルファスシリコン）による薄膜トランジスタ（thin film transistor: TFT）がゲート信号の去来に応じて信号ラインに電流信号として流し，A/D変換器を通して符号化されたディジタル信号として出力し，コンピュータに入力して，2次元画像を形成する．図(b)の直接型FPDは，X線の強弱を約10 kVの高電圧を印加したa-Se（アモルファスセレン）半導体で，電子と正孔の負と正の電荷の信号に直接変換する．図の下の方に各電荷収集による信号の像分布関数（line spread function: LSF）の違いを示した．図(a)の間接型FPDでは光の拡散により空間分解能が悪くなり，変調伝達関数（modulation transfer function: MTF）が悪くなる．一方，図(b)の直接型FPDでは高電圧の印加により電荷が真っすぐに収集されてLSFが鋭く立ち上がり，MTFもよくなる．

2.2　散乱X線の画質への影響

画像形成過程で形成された画像の画質に，散乱X線がどのような影響を及ぼすかを説明する．

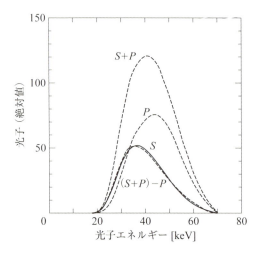

図1.27　一次X線スペクトル（P）と散乱X線スペクトル（S）

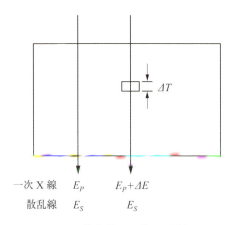

図1.28　散乱線の画質への影響

　X線が被写体を透過すると，被写体内でX線が散乱されて散乱X線（scattered x-ray）が発生する．したがって，受像系のある一点の画素には，図1.27に示すように，一次X線（primary x-ray）P以外にも，一次X線とは異なるエネルギー分布を持ったさまざまな入射角度の散乱X線Sが入射する．一般に，この散乱X線は画像のコントラストを下げて画質を低下させるので，できるだけグリッド（grid）などで除去しようとする．しかし，散乱X線を除去すると，その分，受像系の濃度が低下し，濃度を上げるために余計にX線を照射しなければならず，逆に患者の被ばく線量が増加する．

　患者の病巣を識別できる最小のコントラストになるように，散乱X線をある程度，受像系の入射面に入射させれば，少ない照射線量（およそmAs値に比例する）で受像系の濃度を上げることができる．その結果，患者の被ばく線量も最少にできる．そこで，診断に支障のないコントラストの画像を得るときの散乱線含有率を求める手法を説明する．図1.28に示すように，一様な厚さの被写体内に，わずかX線の吸収率の異なる微小部分（厚さΔT）があ

第1章　X線撮影・透視

るとする．2つの部位の受像系の入射面でのX線の線量は，一次X線の寄与によるものをそれぞれ，$E_P, E_P+\Delta T$とし，散乱X線の寄与によるものは一様で，E_sで混入するものとする．

散乱X線を含めた2つの部位のコントラストΔD_Sは前項で述べたように$\Delta D_S = Gg\Delta T$で表され，この厚さの差ΔTがX線の透過線量の差となり，増感紙-フィルム系の場合は増感紙での増幅率gを介して，蛍光量の差$(\log_{10} e)\,|\ln(E_P+\Delta E+E_S)-\ln(E_P+E_S)|$となるので，

$$
\begin{aligned}
\Delta D_S &= G(\log_{10} e)\{\ln(E_P+\Delta E+E_S)-\ln(E_P+E_S)\}\\
&= G(\log_{10} e)\{\ln(E_P+\Delta E+E_S)/(E_P+E_S)\} \qquad (1.36)\\
&= G(\log_{10} e)\{\ln(1+\Delta E/(E_P+E_S))\}
\end{aligned}
$$

と表される．さらに，$\Delta E \ll E_P+E_S$と仮定して，$\ln(1+\Delta E/(E_P+E_S))$の項をマクローリン展開すると，

$$
\Delta D_S = G(\log_{10} e)\Delta E/(E_P+E_S) \qquad (1.37)
$$

となる．ここで，$S=E_S/(E_P+E_S)$とおいて，式(1.37)を変形すると，

$$
\Delta D_S = G(\log_{10} e)(\Delta E/E_P)(1-S) \qquad (1.38)
$$

と表される．ここで使用したSは，蛍光量で表した散乱線含有率である．

一次X線だけの場合のコントラストΔD_Pは，

$$
\Delta D_P = G(\log_{10} e)\Delta E/E_P \qquad (1.39)
$$

であるから，散乱X線を含む場合のコントラスト低下率は，式(1.38)と式(1.39)から，

$$
\Delta D_S/\Delta D_P = 1-S \qquad (1.40)
$$

となる．

一方，散乱線含有率がSならば，1mAs当たりの蛍光量が$1/(1-S)$倍と大きくなる．したがって，受像系の濃度を同じにするのに必要なmAs値は，一次X線だけの場合に比べて，$(1-S)$倍と小さくなって，患者の被ばく線量も$(1-S)$倍に下がることになる．すなわち，散乱X線があれば，コントラストが$(1-S)$倍に低下する代わりに，患者の被ばく線量も$(1-S)$倍に減少することになる．

2.3　差分撮影（時間差分とエネルギー差分）法の原理

2.3.1　時間差分法の原理

時間差分法（temporal subtraction）は，2種類の異なった時刻で撮影を行い，撮影した画像間の差分を行って，異なった時刻の間の変化分だけの画像を得る方法である．たとえば，図1.29に示すように，ディジタル血管造影法（digital subtraction angiography）のように，異なった時刻で，血管に造影剤がないときの画像（マスク画像（$I_m = N_0 \exp(-\mu_{bg}t_{bg})$）とあるときの画像（コントラスト画像（$I_c = N_0 \exp(-\mu_{vessel}t_{vessel}-\mu_{bg}t_{bg})$））を撮影し，撮影した画像を対数変換して差分（$I_S = \ln(I_m)-\ln(I_c) = \mu_{vessel}t_{vessel}$）を行って，時間変化のない骨格や

25

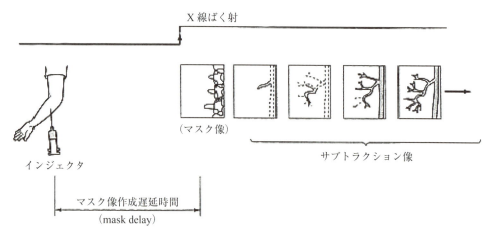

図1.29 ディジタル血管造影法の時間差分画像

臓器などの背景 ($\mu_{bg}t_{bg}$) の画像を消去した血管像 ($\mu_{vessel}t_{vessel}$) だけの差分画像 I_S を得る方法である．また，肺がんの診断のために，過去画像との差分を行う場合は，時間変化による体形の変化がある場合は，肺野の大きさや形などを一致させてから差分するなどの考慮する必要がある．

2.3.2　エネルギー差分法の原理

エネルギー差分法 (energy subtraction) は，2種類の異なったエネルギーで短時間撮影するデュアルエネルギー差分法 (dual-energy subtraction) により行われる．デュアルエネルギー差分法は，骨（実効原子番号13）と軟部組織（実効原子番号7.6）などの原子番号の違いを利用する．低エネルギーX線（たとえば，50 kVのX線スペクトル）領域での相互作用は，光電効果が支配的で，低エネルギーX線は原子番号Zの三乗で減弱する．

一方，高エネルギーX線（たとえば，銅フィルタを透過した120 kVのX線スペクトル）領域での相互作用は，コンプトン散乱が支配的で，高エネルギーX線は原子番号Zには依存せず，物質の密度に依存する．ディジタルX線画像のコントラストは，X線のエネルギーの違いで減弱量が変化し，その変化量は，被写体組織の原子番号に依存して異なることが基になっている．

デュアルエネルギー差分法は，低エネルギーX線と高エネルギーX線の2枚のディジタルX線画像を撮影する．撮影方法には1回撮影法と2回撮影法があり，1回撮影法は，2枚のIPの間に銅フィルタをはさんだカセッテなどを1回だけ撮影して，低エネルギーX線画像と高エネルギーX線画像の2枚のディジタルX線画像 (I_1, I_2) を同時に得る方法で，2回撮影法は，50 kVと120 kVの2種類の管電圧を使って2回撮影し，低エネルギーX線のディジタルX線画像 (I_1) と高エネルギーX線画像のディジタルX線画像 (I_2) をそれぞれ得る方法である．

得られた2枚のディジタルX線画像 (I_1, I_2) を対数変換し，重み係数（コントラスト）R を掛けて，($I_S = \ln(I_1) - R \ln(I_2)$) のように差分する．この重み係数（コントラスト）R を適当

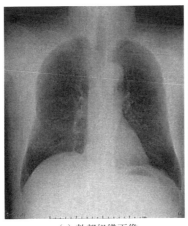 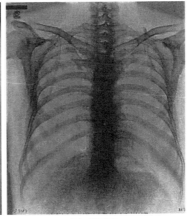

(a) 軟部組織画像　　　　　　(b) 骨画像

図1.30　エネルギー差分画像

に選ぶと，図1.30に示すように，骨のみの画像と軟部組織のみの差分画像I_Sを得ることができる．

(松本政雄)

X線画像の画質とQA/QC

3.1　X線画像の画質：コントラストと解像特性

　X線写真は放射線診療で行われている画像検査の中で検査件数が最も多い．X線画像には増感紙-フィルム系によるアナログX線写真だけではなくコンピューテッドラジオグラフィ (computed radiography: CR) やフラットパネルディテクタ (flat panel detector: FPD) などのディジタルX線画像や血管造影X線画像，消化管造影X線画像，X線CT画像，なども含まれる．X線画像はできるだけ少ない被ばく線量で診療で求められる画質の画像を提供する必要がある．そのためには同等の被ばく線量で画質を向上させる，あるいは画質を維持しながら同時にX線による被ばく線量を軽減することが重要である．X線画像の基本的な画質の因子は，①コントラスト，②解像特性，③ノイズ特性，があり，それぞれ入出力変換特性（特性曲線），modulation transfer function (MTF)，ウィナースペクトル (Wiener spectrum) で評価される．増感紙-フィルム系の画質は多くの系統的な研究が行われ，画像の理解と画質の改善につながっている．医療で用いるX線画像は人体の解剖学的情報を含むが本稿で扱う画質の評価には人体の情報を含めず，撮影システムとしての特性を表していることに注意していただきたい．

　前述の画質の3因子以外にも撮影システムのX線に対する感度は重要な因子である．増感

医学物理学教科書：放射線診断物理学

紙-フィルム系で最適な写真濃度域が得られる線量は，増感紙やフィルムのX線に対する感度と特性曲線の形状で決まった．一方，ディジタルX線画像では，フィルムより広いダイナミックレンジのX線センサを用いており，さらに，X線に対する感度をある程度の範囲で変化させて画像を収録できるので，線量の多少にかかわらず画像が得られるように設計されている．このことは増感紙-フィルム系では実現できなかった利点である．線量が少ないと粒状が目立つのでその改善のために線量を増加させるであろう．しかし，線量が多すぎるにもかかわらずこのことを意識しない場合には線量を減らすことを怠る場合もある．つまり，ディジタルX線画像システムで画質だけを優先させて検査を行うことは被ばく線量の増大につながる危険性を秘めている．

　増感紙-フィルム系に代表されるアナログX線写真ではX線像の記録，保管，表示までをフィルムで行ってきた．一方，ディジタルX線画像システムでは，X線検出器，画像処理，画像保管，画像表示，など複数の機能を持つ構成要素を組み合わせてシステムを構築するために複雑である．また，画像処理を行えば画像のコントラスト，鮮鋭度，粒状性，などを容易に変化できるので，画像の特性を的確に把握することは増感紙-フィルム系よりも複雑である．本稿ではアナログX線写真からCRやFPDなどのディジタルX線画像へと移行している状況のなかで，主にディジタルX線画像システムの画質に焦点を絞り，増感紙-フィルム系と比較しながらコントラストと解像特性の概略を述べる．

　コントラストは隣り合う2点の明るさの差（増感紙-フィルム系では黒化度の差）と定義でき，観察者である人間がコントラストの違いを認識する．コントラストの大小は正常構造の見え方や病巣の検出に影響を与える．ディジタルX線画像におけるコントラストは，被写体を透過したX線量を検出器で検出し，ADC（analog-to-digital converter）などで標本化と量子化が行われて離散的なディジタル画像として収録される．収録されたX線画像は，撮影目的に応じたコントラストや画質に調整されたあと画像表示装置（liquid crystal display: LCD）に出力されて明るさの差として表現される．医療画像を表示するLCDでは階調をガンマ2.2ではなくGSDF（gray scale display function）を標準的な階調として用いることが広まっている．ディジタルX線画像をLCDで観察するときには，読影医師が表示するディジタルの値（ピクセル値）の中心とその範囲を目的に応じて調整する（ウィンドウイングレベル処理）ことで画像のコントラストを容易に変化させることができる．

　増感紙-フィルム系ではフィルムの特性曲線（相対X線量と写真濃度の関係）の形状や特性曲線の傾き（gradient: グラジェント）でシステムのコントラストを表現してきた（図1.24参照）．一方，ディジタルX線画像ではシステムの構成要素ごとに入出力変換特性が存在する．そのなかで画像の解析に重要な入出力変換特性は，X線検出器への入射X線量とピクセル値との関係を示す曲線で，ディジタル特性曲線あるいは単に特性曲線と呼んでおりMTF測定時に系の線形化の手段にも用いる．ディジタル特性曲線の測定は，撮影時間を変えないでX線焦点から検出器までの距離を変化させる方法（距離法）と，撮影距離は一定で撮影時間を変化させる方法（タイムスケール法）がある．

　画質の解像特性の表現法のひとつに解像度Rがある．これはいろいろな空間周波数成分を含む矩形波テストパターンを撮影して得られた画像を観察し，解像可能な最も高い空間周波数で表現する（$R = 1/(2d)$, dは解像限界の空間周波数）．複数の画像システムで解像度が同

じでも，すべての空間周波数で同じ解像特性を示すとは限らない．このような問題はレスポンス関数，すなわちMTFを用いて評価することで解決できる．MTFはOTF（optical transfer function）の絶対値で表され，それは線像強度分布（line spread function: LSF）をフーリエ変換して求める．

$$OTF(u) = \int_{-\infty}^{\infty} LSF(x) \exp(-i2\pi ux) dx \quad (1.41)$$

ここで $\int_{-\infty}^{\infty} LSF(x)dx = 1$ である．レスポンス関数など空間周波数領域で解析する手法が放射線画像に導入されたのは1960年代でそれ以降，数多くの研究成果によって画質を定量的かつ客観的に評価できるようになりX線画像の改良に大きく貢献している[1]．またMTFの測定の正確度と再現性に影響する因子についても詳細な検討がなされている[2]．レスポンス関数を適応させるには，線形性と位置不変性を満たす必要がある．線形性は特性曲線を用いて系を線形化すればよい．しかし，ディジタル系では離散的にデータを取り込むために位置不変性が成り立たず厳密にはディジタル系にレスポンス関数を適応できない．このことを理解したうえでMTFが導入され[3]，最近ではディジタル系に固有な解像特性を示すプリサンプリングMTF（またはプリサンプルドMTF）による評価が広まっている．

ほとんどのディジタルX線画像システムのサンプリング間隔は100 μm前後（約50〜200 μm）なので，標本化定理を満たすような十分に細かな間隔ではない場合が多い．このような場合，ディジタル化に伴いエリアシングエラー（aliasing error: 折り返し誤差）が生じる．エリアシングエラーは画像ではモアレパターンとして現れる（図1.31）．この例のように周期的でコントラストが高い繰り返しのパターンは人体の構造に含まれないので，臨床の画像でこのようなモアレが現れることはない．しかし，システムのサンプリングピッチと散乱X線除去格子（グリッド）の縞目が干渉することによるモアレが観察されるときがある．エリアシングエラーの発生を防ぐには，①標本化定理を満たすような十分に細かなサンプリング間隔でディジタル化する方法と，②ディジタル化の前にローパスフィルタ（アンチエリアシングフィルタ）を作用させて高い空間周波数側の折り返しの成分（alias成分）を低減させる方法，がある．エリアシングエラーが発生する様子を図1.32に示す．エリアシング

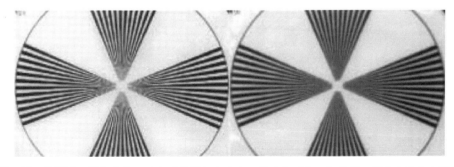

図1.31 鮮鋭度の異なるシステムで撮影したスターテストパターンをディジタル化した様子（サンプリング間隔100 μm, 10ビット）
（出典：杜下淳次：日放技学誌　60: 34, 2004　http://nv-med.mtpro.jp/jsrt/pdf/2004/60_1/34.pdf　のFig. 13）

エラーが発生すると，高い空間周波数側に現れたalias成分がNyquist周波数（$U_n = 1/(2\Delta x)$，Δxはサンプリング間隔）で折り返して，本来の求めたいMTFと重なり正しいMTFを示さない．この重なりの程度は信号の中心とピクセルとの配置（アライメント）により変化するので1本の曲線で表せない．また，Nyquist周波数を超える空間周波数ではあたかもMTFが高くなったようにみえるが，解像特性が高くなったのではなく，alias成分が繰り返し現れていることに注意が必要である（図1.33）．CRシステムとFPDシステムのプリサンプリングMTFの比較の一例を図1.34と図1.35にそれぞれ示す．

ディジタルX線画像システムのプリサンプリングMTFの測定は，ピクセルの配置にわずかに角度をつけて金属スリットあるいは金属エッジを配置して撮影する方法が一般的であ

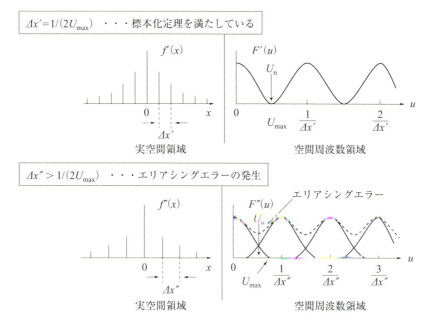

図1.32 エリアシングエラーの発生

（出典：杜下淳次：日放技学誌　60: 34, 2004　http://nv-med.mtpro.jp/jsrt/pdf/2004/60_1/34.pdf　Fig. 12）

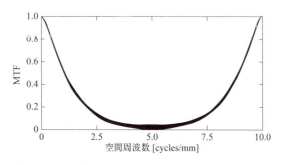

図1.33 ピクセル値から直接計算したディジタルMTFの一例（サンプリング間隔100 μm）

（出典：Fujita H, Ueda K, Morishita J, et al.: Basic imaging properties of a computed radiographic system with photostimulable phosphors. Med. Phys. 1989; 16(1): 52-59.）

る．これらの手法により信号（スリット像またはエッジ像）の中心と，ピクセルの中心が一致した配置（center alignment）や信号の中心が，ピクセルとピクセルの中間に位置する配置（1/2 shifted alignment）などさまざまなalignmentでのプロファイルカーブが得られる．具体的な測定法には，①center alignmentと1/2 shifted alignmentで求めたLSFをフーリエ変換し，それらの結果を平均して絶対値を求める方法[4]と，②異なるalignmentで測定したLSFを合成して実効的なサンプリング間隔が小さくなったLSFをフーリエ変換する方法（図1.36）[5]，がある．このほかにも，IECなどでは金属エッジを用いてMTFを測定する手法も推奨されるようになっている（図1.37）[6],[7]．

（杜下淳次）

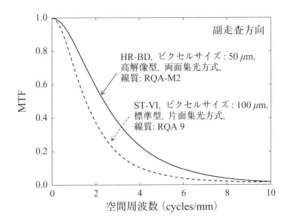

図1.34 標準型と高解像型の輝尽性蛍光板のプリサンプルドMTFの比較
レーザビームの走査方向に直交する方向（副走査方向）で測定した結果

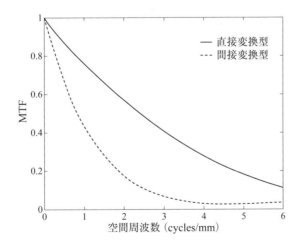

図1.35 直接変換型FPDと間接変換型FPDのプリサンプルドMTFの比較
（出典：Gomi T, et al.: An experimental comparison of flat-panel detector performance for direct and indirect systems (initial experiences and physical evaluation). J. Digit Imaging. 2006; 19(4): 362-370）

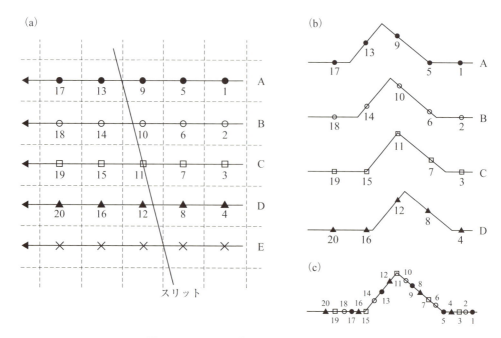

図1.36 スリット法による合成LSFの作成法
(出典：Fujita H, Tsai DY, Itoh T, et al.: A simple method for determining the modulation transfer function in digital radiography. IEEE Trans. Med. Imaging. 1992; 11(1): 34-39)

3.2 雑音（ウィナースペクトル），DQE，NEQ

　本項で取り扱う雑音は，信号（平均値）周りのゆらぎとして定義する．一般に，画像は信号と雑音でなることから，雑音は「画像−信号＝雑音」で定義することができる．しかし，医用放射線画像の信号は，工学系でいうところの信号と少し異なる場合がある．工学系では，被写体から出る光や電波などの電磁波は信号であり，雑音はその過程で付加されたものとして定義されることが多い．ところが，医学の世界では，異常陰影を信号という場合がある．この後に出てくる，CD (contrast-detail) 曲線やROC (receiver operating characteristics) 曲線では，信号は異常陰影として定義されている．したがって，先の定義によれば信号（異常陰影）以外のものはすべて雑音となり，被写体の正常構造もしばしば雑音として扱われる．この点が，工学系と大きく異なるところである．

　医用画像における雑音成分は，医学的な雑音の概念を除くと，いくつかの成分に分類することができるが，大別すると，電磁波などの媒体自身のゆらぎと受光系である画像系の雑音成分になる．画像系の雑音は検出部分，表示部分，その間の部分など，それぞれの部分における雑音を考えることができる．媒体自身のゆらぎは電磁波に固有のものである．先の工学系の信号を医用放射線画像系に適用すると，検出器で受信するX線などの放射線はすべて信号となり，雑音はその過程で付加されたものとなる．しかし，光学系でも，光量不足の場合には，画像に無数の斑（まだら）模様が生じることがある．医用放射線画像の雑音は，まさにこの斑模様が主流となる．すなわち，光学系でいうところの常に露光量不足の状態である．この雑音を量子モトル (quantum mottle) という．

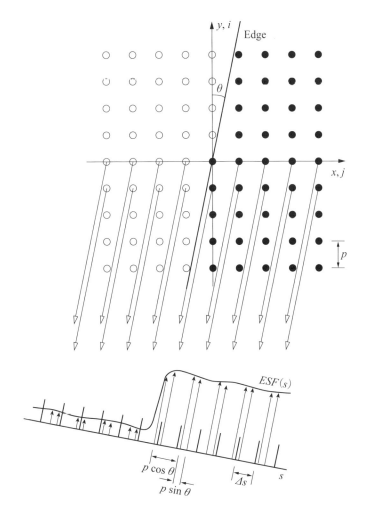

図1.37 エッジ法から実効サンプリング間隔が小さなエッジ像を合成する方法
(出典：Samei E, et al.: A method for measuring the presampled MTF of digital radiographic systems using an edge test device. Med. Phys. 1998; 25(1): 102-113)

　X線管の中の陰極のフィラメントで発生した電子は陰極と陽極の間にかけられた高電圧で加速され，陽極のターゲットに衝突し，その運動エネルギーを熱とX線の形で放出する．このとき，そのエネルギーの大部分は熱となり，残りのわずかなエネルギーがX線となる．このような状況を2項分布で表すことができるが，その分布の一方の確率が非常に低いとき，低い方の事象の分布はポアソン分布（Poisson distribution）になることが知られている．ポアソン分布では，平均値と分散が等しいことから，図1.38に示すようなある微小な面積Aに入射したX線量子の個数の平均値をq_Aとすると，その分散もq_Aとなる．したがって，X線量子のゆらぎを標準偏差で定義すると，$\sqrt{q_A}$となる．このままでは，X線の量が増えると，雑音も増えることになり，一般に知られている，線量の増加とともに量子モトルは低下するという考えと相反するが，これは，人が画像を見るときに，入射強度の対数的な強度変化に対応していることから，以下のように考えることができる．図1.39に画像系の模式的な特

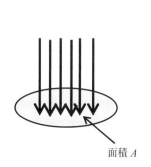
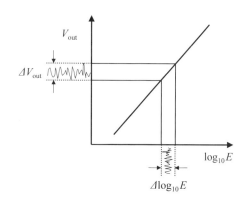

図1.38　微小面積 A に入射する X 線量子　　図1.39　画像系の模式的な特性曲線

性曲線を示す．縦軸は出力値 V_{OUT}，横軸は入射線量 E の対数である $\log_{10} E$ をとっている．増感紙-フィルム系であれば，フィルム特性曲線（H&D 曲線）で縦軸は濃度 D，横軸は相対照射線量 RE の対数 $\log_{10} RE$ になる．ディジタル系であればディジタル特性曲線であり，縦軸は画素値 PV となる．横軸はシステムによって異なり，照射線量あるいは相対照射線量の対数もしくはそれらを線形で表したものとなる．図1.39でシステムの特性曲線の傾き（グラディエント）を G とすると，G は

$$G = \frac{dV_{OUT}}{d(\log_{10} E)} \tag{1.42}$$

で表すことができる．雑音を出力のゆらぎの標準偏差 ΔV_{OUT} と定義し，この式の関係を利用して，

$$\Delta V_{OUT} = \log_{10} e \cdot G \frac{\Delta E}{\bar{E}} \tag{1.43}$$

と表すことができる．ここで $\bar{E}$ は E の平均値である．ΔV_{OUT} は増感紙-フィルム系では出力である濃度のゆらぎ（標準偏差）ΔD となる．実際に ΔD を求めるときには，ΔD は濃度測定時の開口面積 A に依存するので，ΔD_A で表す．$\log_{10} e$ と特定の濃度での G は定数となるので，ΔD は $\Delta E/\bar{E}$ と比例関係にあることがわかる．この照射線量 E を先の面積 A に入射した X 線量子の数 q_A に置き換えると，濃度のゆらぎ ΔD に比例するのは $\Delta q_A/q_A$ となる．$\Delta q_A = \sqrt{q_A}$ であるから，量子モトルによる濃度のゆらぎは $\sqrt{q_A}/q_A$ に比例し，線量が増えるとともに量子モトルは小さくなることがわかる．

　一般的な雑音は，周波数帯域ではフラットなことが多く，雑音を標準偏差で表すことに特に問題はなかった．しかし，医用画像では主要な雑音特性である量子モトルはシステムの解像特性の影響を受けてボケるため，周波数特性はフラットではない．このような雑音特性に対しては，パワースペクトル密度関数を画像領域に適用したウィナースペクトル（Wiener spectrum）を用いるのが一般的である．アナログ系の代表である増感紙-フィルム系では，ウィナースペクトル $W(u, v)$ は，ΔD を用いて，

$$W(u,v) = \lim_{X,Y \to \infty} \frac{1}{XY} \overline{\left| F_A(u,v) \right|^2} \tag{1.44}$$

$$F_A(u,v) = \int_{-X/2}^{X/2} \int_{-Y/2}^{Y/2} \Delta D\, e^{-2\pi i(ux+vy)}\, dxdy \tag{1.45}$$

で表すことができる．ここで，x, y：距離，X, Y：試料長，u, v：空間周波数，i：虚数単位（$= \sqrt{-1}$）である．

　一般的な非線形システムのウィナースペクトル $W_{\Delta E/E}(u,v)$ は，

$$W_{\Delta E/E}(u_i, v_k) = \frac{1}{G^2(\log_{10}e)^2} \lim_{N_x, N_y \to \infty} \frac{\Delta x\, \Delta y}{N_x N_y} \overline{\left| F_{NDL}(u_i, v_k) \right|^2} \tag{1.46}$$

$$F_{NDL}(u_i, v_k) = \sum_{s=0}^{S-1} \sum_{t=0}^{T-1} \Delta PV(x_s, y_t) e^{-2\pi i(u_i x_s + v_k y_t)} \tag{1.47}$$

となる．

$$W_{\Delta PV}(u,v) = \lim_{N_x, N_y \to \infty} \frac{\Delta x\, \Delta y}{N_x N_y} \overline{\left| F_{NDL}(u_i, v_k) \right|^2} \tag{1.48}$$

とすると特性曲線の横軸を対数でとる非線形ディジタル系のディジタルウィナースペクトル $W_{\Delta E/E}(u,v)$ が以下の式で与えられる．

$$W_{\Delta E/E}(u,v) = \frac{W_{\Delta PV}(u,v)}{G^2(1-k)^2(\log_{10}e)^2} \tag{1.49}$$

　　$W_{\Delta E/E}(u,v)$：相対照射線量で計算したウィナースペクトル

　　$W_{\Delta PV}(u,v)$：画素値で計算したウィナースペクトル

　　PV：ディジタル系の出力の画素値

　　G：ディジタル特性曲線の傾き（グラディエント）

　　k：グレア含有率

この式は，画素値のディジタルウィナースペクトルから相対照射線量のディジタルウィナースペクトルへの変換の式として知られている．

　特性曲線の横軸を線形でとる線形システムのウィナースペクトル $W_{\Delta E/E}(u,v)$ は，

$$W_{\Delta E/E}(u_i, v_k) = \lim_{N_x, N_y \to \infty} \frac{\Delta x\, \Delta y}{N_x N_y} \overline{\left| F_{DL}(u_i, v_k) \right|^2} \tag{1.50}$$

$$F_{DL}(u_i, v_k) = \sum_{s=0}^{S-1} \sum_{t=0}^{T-1} \frac{\Delta E(x_s, y_t)}{\overline{E}} e^{-2\pi i(u_i x_s + v_k y_t)} \tag{1.51}$$

となる．

　これら3つの系（アナログ系，非線形ディジタル系，線形ディジタル系）のウィナースペクトルの式をみると，それぞれ若干異なっていることに気づくであろう．アナログ系では ΔD を直接，フーリエ変換したものの絶対値の二乗の集合平均をとっている．非線形ディジ

タル系も同様に，PV値のフーリエ変換したものの絶対値の二乗の集合平均をとっている．線形ディジタル系では，PV値は入力の照射線量に比例しているので，直接PV値あるいはEに変換した値をフーリエ変換すればよい．ただし，ここではΔEを平均値$\bar{E}$で割ったものをフーリエ変換している．これは，線形系ではΔDに対応させるには$\Delta E/\bar{E}$をとる必要があるからである．アナログ系と非線形ディジタル系ではΔDあるいはΔPVをフーリエ変換したものに$1/(G^2(\log_{10} e)^2)$の係数をかけている．これは，この係数をかけることによって画素値を照射線量の次元に変換しているためである．このように，系のウィナースペクトルを求めるにも，系の入力と出力の特性曲線の特徴を知っておかなければならないことに注意が必要である．

　近年，医用画像の評価法の一つとして，DQE（detective quantum efficiency）あるいはNEQ（noise-equivalent number of quanta）が広く用いられている[1]．これらの評価法は物理的評価法の一つであるがSN比（signal-to noise ratio）を基礎としており，従来の高コントラスト信号に対する鮮鋭度中心の評価法から雑音に埋もれた低コントラスト信号の検出にシフトした評価法に移りつつあることを示している．その特徴的な例として，ICRU Report 54: Medical Imaging-The Assessment of Image Quality（1996）[2]では，画像系をX線検出部と画像表示部に分け，前者の観察は人を介していないことから評価法にはNEQを用い，後者の観察は実際の人で行っているので，その評価方法も人を介したROC曲線（receiver operating characteristic curve）を用いることとしている．

　ここで，DQEを求めるにあたって，次の事柄を定義する．1）DQEは入力と出力のゆらぎの比，2）ゆらぎは標準偏差あるいは分散，3）入力のゆらぎはポアソン分布，4）出力のゆらぎは入力の次元に変換，5）変換係数は特性曲線から求める，6）SN比の二乗の比としても定義．

　上記のうち，2）と3）についてはすでに述べたので，ここでは4）と5）から始める．図1.39の特性曲線のグラディエントの式を変形して，出力のゆらぎを入力の次元に変換する変換係数を求めると，

$$\frac{dE}{dV_{\text{OUT}}} = \frac{E}{G \cdot \log_{10} e} \tag{1.52}$$

となる．DQEはこの変換係数を用いて出力のゆらぎを入力の次元に変換し，入力と出力の比として定義している．増感紙-フィルム系において，入力と出力のゆらぎ（分散）の比をεとすると，

$$\varepsilon = \frac{\text{入力のゆらぎ}}{\text{出力のゆらぎ}} = \frac{\overline{\Delta q_A^2}}{\overline{\Delta D_A^2}\left(\dfrac{dq}{dD}\right)^2} = \frac{(\log_{10} e)^2 \, G^2}{q_A \cdot \overline{\Delta D_A^2}} \tag{1.53}$$

となる．ここで，$\overline{\Delta q_A^2}$は面積Aに入射したX線量子のゆらぎ（分散）で，$\overline{\Delta D_A^2}$は，マイクロデンシトメータの出力である濃度のゆらぎ（分散）である．εはcomparative noise levelと呼ばれていたが，1946年にRoseにより detective quantum efficiency（DQE）と呼ばれるようになった．一般に$\overline{\Delta D_A^2}$はσ_A^2で表されている．したがって，DQEは，

$$DQE = \frac{1}{q_A}\left(\frac{G\log_{10}e}{\sigma_A}\right)^2 \tag{1.54}$$

と書くことができる．これがDQEの定義である．

　使用するシステム（検出器）の出力の次元が入力の次元と異なる場合，システムの動作特性（写真であればフィルム特性曲線）によって，出力の次元（写真であれば濃度）を入力の次元である照射量（露光量）に関係づけることができる．これにより，出力のゆらぎ（雑音）を入力のゆらぎと比較することができる．

　DQEは，同じ照射レベルで働く理想的な検出器と実際の放射線検出器の雑音のレベルを比較していることになる．この定義は，特定の検出器を参照にしていないので，どの放射線検出器に対しても，それに含まれる技術的な事柄に依存しないで適用できる．

　最近では，DQEをSN比の伝達特性として理解している人も多いであろう．これは，DQEがまたSN比を用いて解釈することができるからである．入力の雑音が，量子のゆらぎによる雑音のみであるとき，面積Aに対して平均q_A個の量子がシステムに入射する場合の入力のSN比は，入射した量子の平均値と標準偏差の比として定義される．すなわち，

$$(S/N)_{\text{IN}} = \frac{\text{平均値}}{\text{標準偏差}} = \frac{q_A}{\sqrt{q_A}} = \sqrt{q_A} \tag{1.55}$$

である．また，その二乗をとると，

$$(S/N)_{\text{IN}}^2 = q_A \tag{1.56}$$

となる．入力のSN比の二乗$(S/N)_{\text{IN}}^2$が入射した量子の数q_Aに等しくなることに注目しよう．

　出力のSN比は，同様に出力の平均値と出力のゆらぎの標準偏差の比で定義するが，出力の次元を入力の次元に変換したもので表す．増感紙-フィルム系の場合，出力の平均値D_Aはそのまま入力した量子の平均値q_Aに等しくなる．出力のゆらぎσ_Aは変換係数dq/dDを用いて入力の次元に変換する．したがって，出力のSN比は，

$$(S/N)_{\text{OUT}} = \frac{q_A}{\sigma_A\left(\dfrac{dq}{dD}\right)} = \frac{G\cdot\log_{10}e}{\sigma_A} \tag{1.57}$$

となる．入力のSN比と同様に，その二乗をとると，

$$(S/N)_{\text{OUT}}^2 = \left(\frac{G\cdot\log_{10}e}{\sigma_A}\right)^2 \tag{1.58}$$

となる．ここで，SN比の入力と出力の二乗の比をとると，

$$\frac{(S/N)_{\text{OUT}}^2}{(S/N)_{\text{IN}}^2} = \frac{1}{q_A}\left(\frac{G\cdot\log_{10}e}{\sigma_A}\right)^2 \tag{1.59}$$

となり，右辺はDQEに等しいことから，

$$DQE = \frac{(S/N)^2_{\text{OUT}}}{(S/N)^2_{\text{IN}}} \tag{1.60}$$

の関係が得られる．このように，DQEは入力のSN比の二乗と出力のSN比の二乗の比，あるいは，SN比の二乗の伝達特性と考えることができる

入力信号のSN比の二乗は

$$(S/N)^2_{\text{IN}} = q_A \tag{1.61}$$

であり，入射した量子の数q_Aになる．同様に，出力のSN比の二乗も

$$(S/N)^2_{\text{OUT}} = q'_A \tag{1.62}$$

とおくことにより，仮想的なq'_A個のゆらぎとして定義することができるであろう．そうすると，q'_Aは

$$q'_A = \left(\frac{G \cdot \log_{10} e}{\sigma_A} \right)^2 \tag{1.63}$$

となる．理想的な検出器では一つひとつの量子がすべて検出（count）されるので，照射量がq_Aのときには，その出力のSN比もq_A個の量子に対応した値になる．しかし，写真過程のような実際の検出器では効率が悪いため，その出力のSN比はq_A個より少ない量子の数q'_Aに関係した値となるであろう．このことから，q'_Aは雑音等価量子数（noise equivalent number of quanta: NEQ）と呼ばれている．

ここで定義したアナログ系のDQEとNEQは，それぞれ

$$DQE = \frac{1}{q_A} \left(\frac{G \cdot \log_{10} e}{\sigma_A} \right)^2 \tag{1.64}$$

$$NEQ = \left(\frac{G \cdot \log_{10} e}{\sigma_A} \right)^2 \tag{1.65}$$

であった．これをもとにJ. C. DaintyとR. Shawは，その著書Image Science[1]の中でアナログ系のDQEとNEQを空間周波数領域に拡張した

$$DQE(u) = \frac{(\log_{10} e)^2 \cdot G^2 \cdot MTF^2(u)}{q \cdot W(u)} \tag{1.66}$$

$$NEQ(u) = \frac{(\log_{10} e)^2 \cdot G^2 \cdot MTF^2(u)}{W(u)} \tag{1.67}$$

を定義した．ここで$MTF(u)$はシステムのMTF，$W(u)$は出力のウィナースペクトルである．また，qは単位面積当たりに入射するX線量子の数で$q_A = q \cdot A$である．これらを元のDQE，NEQと区別するためにDQEu，NEQuと呼ぶことにする（表記は$DQE(u)$，$NEQ(u)$である）．

同様に先に述べたディジタルウィナースペクトルを基に，ディジタル系の$DQE(u)$，$NEQ(u)$

を求めると以下のようになる.

$$DQE(u) = \frac{MTF^2(u)}{q \cdot W_{\Delta E/\bar{E}}(u_i, v_k)} \tag{1.68}$$

$$NEQ(u) = \frac{MTF^2(u)}{W_{\Delta E/E}(u_i, v_k)} \tag{1.69}$$

アナログ系で必要であった $G^2 (\log_{10} e)^2$ は,ディジタル系のウィナースペクトルがすでにX線量子の次元になっていることから不要である.

　近年ウィナースペクトルをNPS (noise power spectrum) と呼ぶことが多い.特に,IECの規格[3] でそのように定義していることから同調する人が多いようである.power spectrumという用語は本来電気の世界で電圧信号の電力スペクトル密度(power spectrum density) として定義されていたものを,定義式が同じ形式であることから雑音のスペクトルに対しても,そのように呼ばれるようになったと聞く.写真過程では,雑音スペクトルをパワー(電力)と呼ぶことに抵抗があるとして,ゆらぎの研究で多くの業績を残したNorbert Wienerの名前をとってウィナースペクトルと呼ばれるようになった.なお,上記の線形系のウィナースペクトルを偏差 ΔE を平均値 $\bar{E}$ で割って求めていることから,NNPS (normalized noise power spectrum) と呼ぶことがあるが,平均値で割っているのは,ディジタル特性曲線のとり方が異なるからであって,こうしなければ値が発散してしまい,他のウィナースペクトルと一致しないことは自明である.

　$DQE(u)$ と $NEQ(u)$ は一見,元のDQEとNEQをそのまま空間周波数領域に拡張したようにみえるが,その関係はなかなか難しい.空間周波数 $u=0$ のとき,分子は等しくなるが分母の $W(0)$ は一般にシステムで吸収される量子の数に比例した値になる.$DQE(u)$ と $NEQ(u)$ のそれぞれの右辺を積分した場合,分母の $W(u)$ の積分値は σ_A^2(ただし面積Aは単位面積)になるが,$MTF^2(u)$ の積分値が1になることは一般にはない.

　入力信号のSN比の二乗が入射した量子の数 q_A になることから,DQEの特性は量子の数の伝達特性のように思われがちであるが,これまでの説明からわかるように,DQEはあくまでもゆらぎの伝達特性である.入射する量子の数(平均)とゆらぎ(分散)が等しいことからくる誤解である.

　また,$DQE(u)$ と $NEQ(u)$ は,その式の中にシステムの G,$MTF(u)$,$W(u)$ を含んでいることから,システムのコントラスト,鮮鋭度,粒状性を兼ね備えた総合評価である,という解釈を聞くが,これは明らかに誤りである.いま,仮にシステムのウィナースペクトルがすべて量子モトルからなるとすると,その値 $W_q(u)$ は,

$$W_q(u) \sim \frac{G^2}{\bar{n_x}} |MTF(u)|^2 \tag{1.70}$$

で表すことができる[4].ここで $\bar{n_x}$ は増感紙−フィルム系で単位面積当たりに吸収されるX線量子の数である.この関係を $DQE(u)$ の式に代入すると,

$$DQE(u) \sim \frac{\overline{n_x}}{q} \tag{1.71}$$

となり，X線量子の吸収率$\overline{n_x}/q$に比例する一定の値になる（ここで，$(\log_{10} e)^2$も定数になるので省略した）．すなわち，$DQE(u)$はコントラストや空間周波数特性の影響を受けないことになる．そもそもDQEは出力の表示特性を入力の次元に戻して評価する方法である．量子モトルのウィナースペクトル$W_q(u)$はGやMTFの影響を受けており，それが$DQE(u)$の式の中のGやMTFと打ち消し合うことで，入力の次元に等価な値に変換されたものがDQEである．わざわざ出力のコントラスト特性と鮮鋭度特性を消したものであることに注意する必要がある．

$DQE(u)$と$NEQ(u)$を求めるには，特性曲線，MTF，ウィナースペクトルをまず求める必要がある．また，DQE，$DQE(u)$の計算には入射量子の数も必要になる．ディジタル系では，MTFは一般にプリサンプルドMTFを，ウィナースペクトルはディジタルウィナースペクトルを用いている．ディジタル系のMTFとウィナースペクトルの具体的な測定方法については，IEC 62220-1 Medical electrical equipment — Characteristics of digital x-ray imaging devices — Part 1 Determination of the detective quantum efficiency[3]に詳しいので，そちらを参考にされたい．このIEC規格では，プリサンプルドMTFはエッジ法で，ディジタルウィナースペクトルは2次元フーリエ変換法で求めることを薦めている．しかし，測定法については各施設で最も適した方法を用いればよい．どの方法がよくてどの方法がよくないかは一概にはいえない．要は，それぞれの施設で精度よく正確に求めることが肝要である．

（小寺吉衞）

3.3　C-D（contrast-detail）曲線，ROC（receiver operating characteristics）曲線

一般に，画像の画質は入力情報が多いほど良くなる傾向にあり，X線画像の画質も例外ではない．X線画像の入力であるX線の量が増えれば，ノイズ特性が良くなり，結果的にSN比も向上する．しかし，入力X線の量を増やすということは，医用X線画像では患者への被ばくが増加するということで，それゆえ，X線画像の画質と患者の被ばくはトレードオフの関係にある．X線画像の画質を左右する入力X線の量は，その診断目的に強く依存し，診断能を低下させない範囲で患者への被ばくを最小限に抑えることが重要となる．一般に物理特性で得られた値と診断能の間には相関関係があると考えられるが，診断能に影響を与えるのはX線画像の物理的画質特性だけではなく，その画像を観察する医師の視覚特性，ストラクチャードノイズ（structured noise）と呼ばれる背景に含まれる正常な組織のX線像，そして画像を観察する医師の医学的知識を考慮しなければならない[1]．そのため，診断能を基準としてX線画像の画質を評価するためには，観察者による主観的評価が必要となる．

主観的評価とは，客観的に評価を行うことが可能な物理評価に対応したもので，視覚評価とも呼ばれる．主観的評価は，一般に，あるシステムで撮像されたX線画像を複数の観察者が読影し，その画像に含まれる被写体（信号）の検出率で診断能を評価するもので，単純な

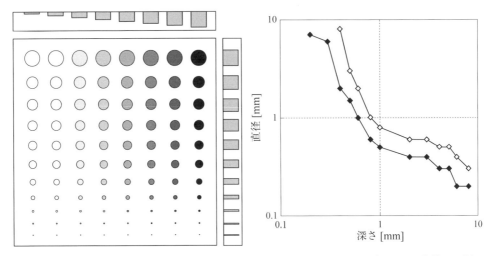

図1.40 C-D曲線作成に用いられるバーガーズファントムの例

図1.41 システム間評価のC-D曲線の一例

ファントムを用いて行う方法と，実際の臨床画像を用いて行う方法，また，両者を組み合わせた方法などがある．単純なファントムを用いて行う方法の代表的なものは，一般に，バーガーズファントム（Burger's phantom）またはローズファントム（Rose's phantom）[2]と呼ばれるアクリルの平板に穴の直径と深さを変化させて配置したものを使用する．図1.40に示すのは，一般的なバーガーズファントムの一例で，X軸方向では穴の深さが変化し，Y軸方向では穴の直径が変化している．ここに示したのはX線画像上で穴の部分の情報量が周辺部より大きくなる凹型ファントムで，その逆の結果を示す凸型ファントムもあるが，現在ではあまり一般的ではない．このファントムを撮像し，得られたX線画像について，観察者が識別できる信号（穴）を求め，それらのデータ点を横軸に穴の深さ，縦軸に穴の直径の対数軸にプロットして得られるのが図1.41に示すようなC-D曲線（またはC-Dダイアグラム：contrast-detail diagram）である．図に示すように2つのシステム（または撮影条件）で得られた試料画像についてのC-D曲線がある場合，左下隅に近い曲線（◆）ほど，信号の検出能が高いことを意味する．

前述のように，C-D曲線はその位置関係から検出能を評価することが可能であるが，画質指数（image quality figure: IQF）という数値を評価に用いることも可能である．IQFは各信号の直径に対する深さの積分値で，以下の式で定義される[3]．

$$IQF = \sum_{i=1}^{n} D_i \cdot C_i \tag{1.72}$$

ここで，D_iとC_iは，それぞれ識別可能であった信号の直径［mm］と深さ［mm］，つまり，C-D曲線上のプロット点を表している．したがって，IQF値が小さいほど，直径が小さく，深さの浅い信号を検出することが可能であったということを示す．ただし，IQF値を用いて2つのシステムの比較評価を行う場合は，2本のC-D曲線をプロットして，両者が交差していないことを事前に確認する必要がある．

医学物理学教科書：放射線診断物理学

　C-D曲線による評価法はファントムがあれば簡便に実験を行うことが可能で，試料の枚数も少ないために観察者の負担も少ない．しかし，臨床画像に含まれるストラクチャードノイズが存在しないうえに，読影にあたっての医学的知識も必要としないので，臨床画像としてのX線画像の評価には不十分な場合が多い．また，画像の読影において医師が示す応答は，信号を正しく信号と検出する真陽性（true positive: TP）と信号を誤って検出しない偽陰性（false negative: FN）だけではなく，信号ではないものを誤って信号と検出する偽陽性（false positive: FP）と信号ではないものを正しく検出しない真陰性（true negative: TN）の4つが考えられるのに対して，C-D曲線で評価できるのはTPとFNだけという問題がある．ROC（receiver operating characteristic）曲線は，横軸にFP（または1.0-TN）を，縦軸にTPをとってプロットした曲線であり，トレードオフの関係にあるTPとFPの両者を考慮した評価を行うことが可能である．複数の観察者による読影実験を実施し，読影実験の結果からROC曲線を求め，システム間の診断能の比較評価を行うことを総称してROC解析と呼び，臨床画像の診断能を評価することが可能な手法として，世界中で広く行われている[4]．

　ROC曲線は，画像に含まれる病変部を信号，正常組織を雑音とみなした場合に，信号＋雑音像（positive case）と雑音のみの像（negative case）のそれぞれに対する感度と（1.0－特異度）を，その判断となる閾値を変化させながらプロットさせたものである．ここで，感度（sensitivity）とは信号を正しく検出する割合で，特異度（specificity）は正常を正しく正常と判定する割合を示し，両者は以下に示す式で定義される．

$$Sensitivity = \frac{No.of\ True\ Positive\ Cases}{Total\ No.of\ Positive\ Cases} \times 100.0\ [\%] \tag{1.73}$$

$$Specificity = \frac{No.of\ True\ Negative\ Cases}{Total\ No.of\ Negative\ Cases} \times 100.0\ [\%] \tag{1.74}$$

　読影実験から得られた結果からROC曲線を推定することをROCカーブフィッティング（curve fitting）と呼び，さまざまな推定法がこれまでに提案されている．放射線画像の分野で今日，幅広く用いられているのは，両正規モデルを用いたROCカーブフィッティングで，「読影実験において観察者に提示された"信号＋雑音"の画像と"雑音のみ"の画像に対して得られた観察者の評定結果の分布は，それぞれ，正規分布となる」という仮説に基づいてROC曲線が推定される．ここで評定結果は，各試料画像に対して，観察者が示した"信号が存在すると考えられる確率"に対応する値で，ある特定のスケールを用いて画像ごとに得る場合と，5段階等のカテゴリ値でデータを得る場合がある．

　"信号＋雑音"の画像と"雑音のみ"の画像に対して得られた観察者の評定結果の分布に関して，それらの両正規分布の平均値と標準偏差を，それぞれ，$\mu_S, \mu_N, \sigma_S, \sigma_N$としたとき，ROC曲線を示す関数$TPF(FPF)$は，以下の式（1.75），（1.76）で与えられる両正規パラメータa, bを用いて，式（1.77）のように表現される[5]；

$$a = \frac{\mu_S - \mu_N}{\sigma_S} \qquad (\mu_S > \mu_N) \tag{1.75}$$

$$b = \frac{\sigma_N}{\sigma_S} \tag{1.76}$$

$$TPF(FPF) = \Phi[b \cdot \Phi^{-1}(FPF) + a] \quad (1.77)$$

ここで，ΦおよびΦ^{-1}は累積的分布関数，および，その逆関数を示す．一般にROC曲線は，左上隅に曲線が近づくほど高い診断能を示し，両正規パラメータのa, bは，それぞれ，ROC曲線と左上隅との距離，および，ROC曲線の形状に関係がある．また，ROC解析における正確さの指標として用いられるROC曲線下の面積（area under the curve: AUC）は，以下の式（1.78）により，両正規パラメータのa, bから算出可能である[5]．

$$AUC = \Phi\left(\frac{a}{\sqrt{(1+b^2)}}\right) \quad (1.78)$$

図1.42に，$b=$一定で，aの値を変化させた場合のAUCの値と，それぞれにおけるROC曲線を示す．bが1の場合，"信号＋雑音"の画像と"雑音のみ"の画像に対して得られた観察者の評定結果の両正規分布の標準偏差は等しく，ROC曲線は負の対角線に対して左右対称の形状となり，aの値が大きくなるほど，AUCの値も大きくなる．一方，bが1より小さい場合（"信号＋雑音"の画像に対する分布の標準偏差が"雑音のみ"の画像に対するものよりも大きい場合），図1.43に示すようにROC曲線のカーブのピークは負の対角線よりも左に位置し，逆にbが1よりも大きい場合（"信号＋雑音"の画像に対する分布の標準偏差が"雑音のみ"の画像に対するものよりも小さい場合）には，曲線のピークは負の対角線よりも右に位置する．

ROC解析では，複数の観察者が参加して読影実験を行い，そのROC曲線の平均を用いてシステム間の評価を行う必要がある．それは，専門医であっても，医用画像の読影能力には，大きなばらつきがあり，その変動を考慮したうえでの評価でなければ，研究によって得られた結果を臨床に応用することの意味が低いためである．仮に観察者間の変動が比較的小さいとした場合，1本のROC曲線から得られるAUCの95%信頼区間（95%C.I.）は，試料枚数とAUCの値から以下の式（1.79），（1.80）により推定可能である．

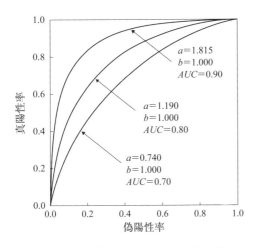

図1.42 両正規パラメータとROC曲線の関係（$b=1$の場合）

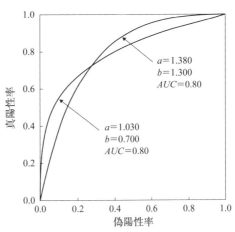

図1.43 両正規パラメータとROC曲線の関係（$b<1, b>1$の場合）

$$SE\{AUC\} = \sqrt{\frac{AUC \cdot (1-AUC)}{4} \cdot \left(\frac{1}{No.of\ Negative\ Cases} + \frac{1}{No.of\ Positive\ Cases}\right)} \quad (1.79)$$

$$95\%C.I. = [AUC - 1.96 \cdot SE\{AUC\}, AUC + 1.96 \cdot SE\{AUC\}] \quad (1.80)$$

2つのシステムについて得られた複数の観察者のROC曲線間の統計的有意差検定には，観察者間および試料間の変動を2元分散分析で解析するMRMC（multi-reader multi-case）法が主に用いられる[6]．MRMC法では，2元分散分析を実施するために，まず，統計学的サンプリング手法のJackknife法を用いて，疑似値（pseudo value）と呼ばれる各観察者，各試料について統計的に独立な値を算出し，2つのシステムにおける疑似値のマトリクス（観察者数×試料数）を作成する．疑似値の算出について説明するために，まず，ある2つのシステムについて，どちらも同じc枚の観察試料，r人の観察者でROC観察者実験を実施した場合の，そのi番目のシステムにおいて，j番目の観察者がk番目の試料を読影した際の評定スコアをX_{ijk}と示す．MRMC法では，これらの評定データを用いて，以下の計算式により疑似値Y_{ijk}を算出し，疑似値のマトリクスを作成する．

$$Y_{ijk} = c \cdot AUC_{ij} - (c-1) \cdot AUC_{ij(k)} \quad (1.81)$$

ここでAUC_{ij}はシステムiにおいて観察者jがすべての観察試料c枚について評定した値から算出したAUCを示し，$AUC_{ij(k)}$は，同じシステムi，観察者jにおいて，観察試料c枚のうちのk番目の試料だけを取り除いて残りの$c-1$枚の試料で算出したAUCを示す．

（白石順二）

3.4 QA/QC

X線撮影・透視におけるQA（quality assurance: 品質保証）とQC（quality control: 品質管理）は，むだな被ばく線量の増加を防ぐために，そして診断に支障のない（診断に耐え得る）X線画質の維持，およびそれに必要な適正な線量を確保するために，非常に重要である[1]-[3]．現在X線受像系は，旧来の増感紙-フィルムのアナログシステムから，CR（computed radiography）やFPD（flat-panel detector）などのディジタルシステムへ移行している[4]．ディジタルシステムでは，線量の過不足があっても一見して明らかな異常が画像に現れないことが多い．そのため，知らず知らずの間に，被ばく線量が増加していたり，逆に線量不足に起因した画像ノイズ増に伴う診断能劣化が起こる場合も考えられる．よってディジタルシステムにおいてもQA/QCは必要不可欠である．

しかし，始業点検等の日常管理は，地味な作業と思われがちなため，X線撮影透視装置におけるQA/QCは軽視されている分野かもしれない．だが，JIS（日本工業規格）においては，X線撮影透視領域の，受入試験（acceptance test）や不変性試験（constancy test）などが規格化されており，そのQA/QCの必要性は当然高い[5]．さらに，平成19年に厚生労働省から，「各施設ごとに医療機器の安全管理を行うように規定された法令」なども通知されて以来，各施設においてQA/QCは必須の事項となっている[6],[7]．

一方で，QA/QCに使用されているファントム（phantom）や測定器類は，大部分が高価な外国製品であり，日本製のものはきわめて限られている．よって，日本発の信頼性のある（できれば安価な）QCファントムなどの開発研究も，今後ますます重要な分野であると考える．

本項では，一般X線撮影・透視におけるQA/QCの主要な事項ついて概説する（なおマンモ領域については他稿を参照されたい）．

3.4.1 X線出力

X線装置におけるX線出力の管理は，最も基本となるものである．X線出力を決める主な3因子は，管電圧（tube voltage），管電流（tube current），照射時間（exposure time）であるが，その中で特に重要なものは管電圧である．なぜならX線管から放射された制動X線量は，管電圧の二乗（さらに被写体透過後の写真効果は管電圧の三〜六乗）に比例することから，他の因子に比べ出力に及ぼす影響が大きいためである．さらに管電圧は，被写体コントラストに直接的な影響を与えることからも，管電圧の精度管理は非常に意義が大きい．

非接続形X線測定器（non-invasive x-ray analyzer: X線出力アナライザ）は，簡便かつ高電圧の危険もなく管電圧などの測定を行えるため有用性が高い．図1.44にX線出力アナライザの管電圧測定原理を示す．X線管から放射されたX線を，厚さの異なる複数以上の金属（一般に銅板）吸収体透過後に検出し，その減弱比からいわゆるコントラスト法よって管電圧を求めるものでX線装置に接続することなく測定し表示することができる．X線検出はシリコン半導体を用いるタイプが多いが，シンチレータ（蛍光体）とフォトダイオードを組み合わせたものもある．また管電圧波高値の75％区間から撮影時間を測定表示できるタイプも多い．さらに，半導体線量計などを併用して，同時にX線量も測定できるX線出力アナライザもあり便利である．QA/QCにおいては，単に測定値のみを表示するのではなく，できれば波形（管電圧波形や出力波形）も測定表示できるタイプを利用することが望ましい．波形をチェックすることで，より詳しい評価が可能となる．またやや特殊ではあるが，ホー

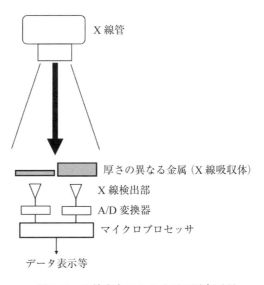

図1.44 X線出力アナライザの測定原理

医学物理学教科書：放射線診断物理学

表1.2　X線高電圧装置の主な性能

管電圧	±10%以内
管電流	±20%以内
撮影時間	±（10%+1 ms）以内
管電流時間積	±（10%+0.2 mAs）以内
X線出力の再現性（変動係数）	0.05以下

（JIS Z4702から抜粋）

ル効果を利用したクランプ電流計を付属することで，管電流のチェックも可能なX線出力ア
ナライザも市販されている．

　前述したX線出力アナライザは，始業点検などの日常チェックに適した測定器である．だ
が，たとえば1年ごとの定期点検の際は，やや煩雑ではあるがJISに則った分圧器を使用し
た，直接接続法による高精度な管電圧などの測定が望ましい[8]．またインバータ式X線装置
（inverter-type x-ray equipment）は，フィードバック回路（feedback circuit）を有しており，
そのフィードバック信号を活用して，管電圧や管電流などの評価を比較的簡単に行うことも
できる[3),9)]．

　表1.2に，一般のX線装置（インバータ式X線装置など）における，管電圧，管電流など
の誤差等に関する主なJISを示す[10)]．

3.4.2　画質

　始業点検はなるべく短時間で行うことが要求されるため，解像力とコントラスト分解能な
どを同時に評価できるファントムを使用して画質チェックを実施することが望ましい．その
ようなファントムも少なからず市販されているが一般に高価である．通常普及しているファ
ントムは，1つのファントムで複数の指標を評価できるものが少ないのが現状である．

　ファントム画像評価は，通常は目視にて行う．ただし，ディジタルシステムにおいては，
装置内蔵の解析ソフトを活用してディジタル値にての管理，たとえばSN比によるノイズ評
価等も可能である．ただしこの場合においても，ディジタル値を出力させる最終段の画像モ
ニタまでを含めた精度管理を行う必要がある．

　ファントム画像の目視評価の際は，画像観察評価者の違いによって評価値のばらつきが生
じたり，また同一者が同じ画像を目視評価しても評価結果が異なる場合もある．このファン
トム画像評価値の変動は，ある程度はやむを得ないものではあるが，評価基準をしっかりと
統一しさらに観察時のX線操作室内などの照度や観察距離を常に一定にするなどして，評価
レベルを維持する努力が必要である．いずれにせよ，簡便性を維持しながら，より客観的に
ファントム画像を評価ができるようなシステムの研究開発が望まれる．

　現在フィルムレス化が急速に進み，医療画像の観察および画像診断は，LCD（liquid
crystal display: 液晶）モニタによって行うことが主流となっている．よってLCDモニタ単
体でのQA/QCも重要性が高く，たとえば輝度計を用いた定期点検を行う必要がある．その
詳細については，日本画像医療システム工業会のガイドラインを参照されたい[11)]．

46

3.4.3 透視（IVR含む）装置

血管造影やインターベンショナルラジオロジー（interventional radiology: IVR）ではアンダーテーブルX線管形の透視装置が使用され，また消化管検査などにはオーバーテーブルX線管形の透視装置が多用されている．血管造影IVRは，患者放射線障害の発生が多く報告されている領域であり，線量管理が最も重要な分野のひとつである[12)-15)]．またオーバーテーブルX線管形の透視装置を用いたIVRでは，術者の白内障などの放射線障害発生の報告がある[15),16)]．さらに標準的な線量マネジメントから逸脱した場合，患者線量が8 Gyも増加したという報告もある[17)]．よって透視装置のQA/QCは，必須である．

透視装置のX線出力管理に関しては，原則として前述のものと同様である．加えてIVR装置の場合は，IVR基準点（interventional reference point）での線量による出力管理も有用である．IVR基準点とは，2000年にIEC（International Electrotechnical Commission）によって，アイソセンタからX線管焦点側に15 cm離れた点として定義された[18)]．さらにIVR基準点は2005年のJISにおいても同様に規格化された[19)]．現在のIVR装置は，IVR基準点での線量（X線照射中は空気カーマ率，照射中以外は積算の空気カーマ）を，X線装置の画像モニタなどに一緒に表示することが義務づけられており，その線量値を装置管理に活用できる[20)]．またIVR関連学会などによって，IVR基準点における透視線量率の測定マニュアルが作成されており，IVR装置などのQA/QCに有用である[21)]．なお現在「IVR基準点」は，「患者照射基準点」と呼ばれるようになりつつある[19)]．

透視装置における画質管理についても，原則的には前述と同様であるが，X線受像系が従来のI.I.-TV系から，FPDシステムに移行している点への配慮が必要となる．すなわち，従来のI.I.-TV系で用いていた画像評価ファントムでは，ダイナミックレンジが広いFPDシステムの画像の評価は不十分であると考えられる．よってFPD画像評価用の，ダイナミックレンジも同時に（解像力とコントラスト分解能とともに）評価できるファントムを用いて，日常管理を行うことが重要である．図1.45にFPD用QCファントムの一例を示す[22),23)]．

さらに透視画像評価において重要なポイントは，静止画像のみならず動画像での評価ができることが望ましい．残念ながら，FPDシステムの動画像評価のためのQCファントムはほ

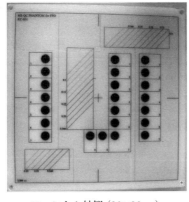
ファントム外観（20×20cm）

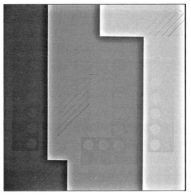
X線画像

図1.45 FPD画像QC用ファントム[22)]

医学物理学教科書：放射線診断物理学

表1.3　一般撮影透視におけるQCツール

小施設	小〜中施設	中〜大規模施設
照度計	同左	同左
ステップウエッジ	同左	同左
メッシュチャート	同左	同左
絞りテストツール	同左	同左
アクリルファントム	同左	同左
画像評価ファントム	同左	同左
（解像力とコントラスト分解能）	（ダイナミックレンジも評価可能）	
簡易的なX線出力アナライザ	多機能型X線出力アナライザ	同左
	人体等価ファントム（胸部等）	同左（全身）
	焦点中心テストツール	同左
	スターチャート	同左
	解像力チャート	同左
	低コントラストテストツール	同左
	高コントラストテストツール	同左
	蛍光量計	同左
	線量計	同左（フルレンジチェンバ）
		直接接続型管電圧管電流計
		ピンホールカメラ
		オシロスコープ
		データレコーダ
		輝度計

Gray JE, et al. Qualitycontrol in diagnostic imaging. 加筆改変[1]
マンモ，CT，MR，USなどは他を参照されたい。

とんどないため，その早急な研究開発が必要であろう．

3.4.4　テストツールなど

　表1.3に，X線透視撮影のQCに関する最低限必要なQCツール（QC tool: テストツール）などを示すが，これはGrayらの著書に加筆改変したものである[1]．Grayらは，病院施設の規模に応じて，QCのためのテストツールなどを備えるべきとしている（Grayらは，X線検査室の数に応じて，約5室以下を小規模施設，約15室以下を中規模施設，それ以上を大規模施設と分類している）．

　テストツールなどを備えるためには，相応の経費を要するが，画質の維持や被ばく増加を防ぐためには必要不可欠である．加えてQA/QCによって，重大な装置故障を未然に防ぐことが期待でき，その結果，装置の稼働率維持などによる経済的の利点も生じる．

　テストツールなどのハード面の整備や，そしてより最適なテストツールなどの開発研究は重要である．それとともに，QCデータの管理運用，特に始業点検などの日常チェックデータの管理や評価（異常値であると判断する基準等）などのマネジメント，つまりソフト的なところの対応も大切であり，そのための研究開発も大きな任務である．

（千田浩一）

第1章　X線撮影・透視

第4節　X線管装置と付属器具

4.1　X線管装置

　X線管装置（x-ray tube assembly）とは，X線漏洩防止のため鉛板を内張りした防護型X線管容器に，陰極・陽極を有する2極型または3極型真空管であるX線管を封入したものを指す．これにX線高電圧装置と組み合わせて高電圧を印加してX線を発生させる．X線の発生は，真空中でフィラメントを加熱し，飛び出した熱電子を高電圧によって加速し，ターゲット電極にぶつけて電子の運動エネルギーをX線に変えるということで行われる．この基本原理は19世紀のレントゲン博士のX線発見以来，現在に至るまで変わっていない．しかしながら，X線管は検査方法の多様化，画質への向上要求に伴い改良され，陽極では固定陽極型と回転陽極型に，陰極では単焦点型，多重焦点型，格子制御型，立体撮影型に区別されるさまざまな種類が作られてきた．現在使用されている診断用X線管の多くは回転陽極型である．これは固定陽極型に比べ小焦点で大線量が得られ，診断上有利な鮮明な画像が得られるからである．外科用，回診車用などの分野では，安価・小型化が要求されて固定陽極型が採用されていることあるが，より鮮明な画像を優先して回転陽極型が選ばれる場合が多い．

4.1.1　X線管装置の構造

　図1.46に回転陽極型X線管装置の構造を示す．X線管は数十〜数百kVの高電圧で使用され，発生したX線は使用範囲（X線センサの照射範囲）の外には漏洩することは許されない．したがって，X線管は電気的に絶縁され，放射線遮蔽されたX線管容器に封入されて使用される．X線管は加わる高電圧に対する絶縁の目的で絶縁油とともに封入されているが，絶縁油はX線管容器内で発生する熱を容器表面に伝える働きもする．この熱を外部からファンで冷却したり（空冷），絶縁油そのものをポンプで外部の熱交換器に循環させて冷却する（油

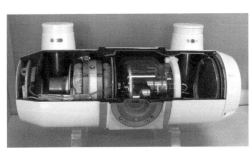
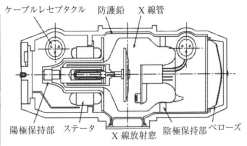

(a) 内部外観図　　　　　　　　　　　　(b) 構造図

図1.46　回転陽極型X線管装置
（写真提供：島津製作所）

49

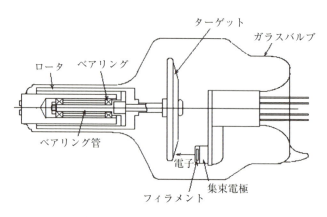

図1.47　回転陽極型X線管の構造

冷).油冷は特に循環器検査用,X線CTなど大容量X線管装置で実施されている.また,回転陽極型のX線管装置では陽極を駆動するためのステータがあり,X線管内部のロータ(陽極)とともに誘導モータを形成して,陽極を高速回転させる.そのほかには絶縁油の熱膨張を吸収するためのベローズ,漏洩X線を遮蔽するための防護鉛,高電圧を供給するケーブルレセプタクルなどが備えられている.ケーブルレセプタクルの仕様は国際規格化されており,メーカー間で互換性を保っている.X線放射窓には焦点外X線の遮蔽のための鉛放射コーン,固有ろ過を満たすための付加フィルタなどが配置される.

図1.47に回転陽極型X線管(rotating anode x-ray tube)の構造を示す.陰極には熱電子を放出するフィラメント(filament)と焦点を形成するための集束電極(focusing cup)がある.集束電極はフィラメントと同電位を保ち,熱電子が拡散せず,所定の軌道に沿って集束しターゲットに衝突するように,その形状が設計されている.その形状は焦点の形状,大きさに大きな影響を与える.陽極にはターゲットのほかに,ターゲットを回転させるためにロータ,ベアリング,シャフトなどがある.ターゲットのX線放出面には原子番号,融点,熱伝導,電気伝導を考慮して,主としてタングステンが用いられているが,X線発生時の発熱にも耐えられるようターゲット裏面にはモリブデンやグラファイトを張り合わせて熱容量を増やす工夫がされている.ターゲットは真空中で3,000～10,000 rpmの高速で回転するため,ベアリングは固体潤滑剤をコーティングしたボールベアリングが用いられる場合が多い.さらに大容量X線管では液体金属を用いた滑り軸受け(液体潤滑軸受け)を用いることもある.液体潤滑軸受けは回転騒音が小さく(50 dB以下),回転寿命が長く(5年以上),高速連続回転が可能,陽極回転の起動時間が不要で,かつ耐荷重が大きく大容量化に適している.X線管内の真空度を保つため陰極と陽極はガラスバルブに封着されている.ガラスバルブ以外に金属バルブやセラミックスを併用することも行われている.

4.1.2　X線焦点

フィラメントは図1.47に示す集束電極の溝の中に配置されており,フィラメントからの熱電子は集束電極の電子レンズ作用により集束されて,ターゲット上に衝突し焦点(focal spot)を形成する.この熱電子の衝突範囲を実焦点(actual focal spot)と呼ぶ.フィラメン

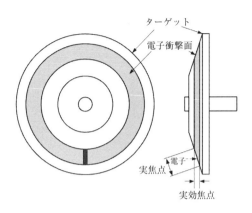

図1.48 回転陽極型X線管の実焦点と実効焦点

トはコイル状で，その焦点は線状になり線焦点と呼ばれる．X線の照射方向からみた焦点の形状を実効焦点（effective focal spot）と呼び，線焦点の場合，X線管軸に垂直な方向（幅）と平行な方向（長さ）を焦点サイズと呼び，mmで表す．図1.48に回転陽極型X線管の実焦点と実効焦点の関係を示す．

4.1.3 焦点サイズ

　焦点の長さ方向の大きさは，フィラメントの長さ，集束電極の長さによって決まる．また，焦点の幅方向の大きさは，フィラメントの直径，溝の幅，形状に加えて，フィラメントの集束電極での位置（深さ）で決まる．フィラメントの前面付近から飛び出した熱電子が形成する焦点を主焦点，側方向から飛び出した熱電子が形成する焦点を副焦点と呼ぶ．主焦点，副焦点ともに双峰性であるが，フィラメントの位置を集束電極の奥に配置すると，正焦点は小さくなり，副焦点は大きくなる．副焦点は主焦点よりは電子密度は小さいが，双方が完全に重なると発熱が大きくなるので，若干副焦点が主焦点の内側になるように設計されている．陰極には，フィラメントの高精度の組立て（±25～50 μm）が要求される．

　X線焦点の大きさは，負荷条件によっても変化する．比較的小電流の場合には管電圧が変わっても焦点の大きさには変化はないが，低管電圧大電流の場合には加速電圧が低く，電子密度も大きいので，熱電子間のクーロン力（反発力）によって，焦点は大きくなる．この変化はブルーミング（blooming）と呼ばれ，1 mm焦点では2倍程度まで変化する．

　実効焦点の大きさは撮影方向によっても変化する．X線管に対して陽極側からみれば焦点の長さ方向は短くみえ，陰極側からは長さ方向は長くみえてくる．これは陽極側のほうが画像が鮮明に撮影されることを意味し，撮影システムによってX線管の配置方向に工夫がされている．たとえば，X線テレビシステムでは胃下部の辺縁が鮮明になるように患者の足側に陽極がくるようにX線管が取り付けられている．

　また，実効焦点の大きさはターゲット角度（target angle）によっても変化する．ターゲット角度が大きいと照射野は広くなるが，撮影方向からみた実効焦点の長さ方向が長くみえ，実効焦点が大きくなり撮影画像が不鮮明になる．そのため実焦点を小さくすると焦点の熱容量が減り，結果として撮影時間が長くなり撮影画像に被写体の運動ボケをもたらす．照射野

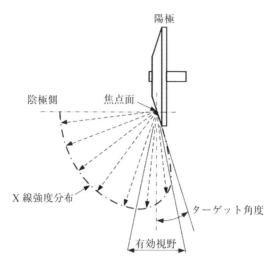

図1.49 X線強度分布とヒール効果

と実効焦点の相反する関係にあり，検査によって最適な設計をする必要がある．たとえば，心臓冠動脈撮影の場合には視野は狭くてよく，ターゲット角度は小さくすることができ，結果として，実焦点を大きくして大電流・短時間撮影を実現することができる．

焦点の測定にはピンホールカメラ法，スリットカメラ法，解像力法があるが，簡便なためピンホールカメラ法（JIS 4074）がよく使われる．焦点の大きさの公称値と実測値の差には許容値があり，ピンホールカメラ法で，公称0.8 mm以下で0～＋50％，0.8 mm以上1.5 mm以下で0～＋40％，1.5 mmより大きい場合0～＋30％の許容差が認められている．

4.1.4　X線強度分布とヒール効果

X線は焦点から全方向に発生するが，図1.49に示すようにターゲット面の接線方向に近づくほどX線の強度分布が弱くなってくる．焦点面の接線方向ではほとんど0となり，一般にX線管に対して陰極側が強度強く，陽極側が弱くなる．これはX線のターゲット自体による吸収によるものでヒール効果（heel effect）と呼ばれる．通常ターゲット角度－1～1.5°までが使用可能で（IEC基準の中心の70％以上）．たとえば乳房撮影では，低管電圧撮影を行うので撮影に十分な線量を確保するため，他の撮影に比べて撮影距離を短くしており（一般撮影100 cm，胸部撮影200 cmに対して乳房撮影60～70 cm）はヒール効果の影響を受けやすい．また，X線CT装置では，ヒール効果によるX線強度分布の影響を最小限に抑えるため，X線管はX線管軸が被写体軸に平行になるように配置されている．

4.1.5　焦点外X線

X線は焦点からだけではなく，ターゲット全体からも放射されている．これは焦点に衝突する高速電子によって発生する二次電子によるものである．ターゲットから飛び出した二次電子は，陰極・陽極間の電位に逆らい陽極から陰極方向に運動し，次第に減速しながら運動方向を転じて再度ターゲットに衝突する．このときに発生するX線が焦点外X線（extra-focus radiation）である．焦点外X線はターゲット全体から発生する．焦点外X線の総量は

焦点から放射されるX線，いわゆる焦点X線の20％程度だが，画像にカブリを生じさせる．かつ二次電子の加速電圧は管電圧より低く，焦点外X線は比較的低エネルギーでもあるため，被写体への不要な被ばくを及ぼす．焦点外X線の低減には，X線管の前に取り付けられる放射コーン，X線可動絞り（特に奥羽根）が重要な役割を果たす．

4.1.6　許容負荷と熱容量

（1）熱容量

管電圧をV〔V〕，ターゲット材料の原子番号をZとするとX線の発生効率ηは，

$$\eta=(\text{X線エネルギー})/(\text{電気エネルギー})$$
$$\fallingdotseq 1.1\times10^{-9}\times VZ \tag{1.82}$$

で表される．たとえば，管電圧100 kV，ターゲット材料がW（$Z=74$）とすればX線の発生効率はわずか0.81％にしかすぎない．残りの99％以上は熱に変換される．X線管に入力された電気エネルギーはほとんどすべてが熱に変わり，陽極，もしくはX線管全体を高温にする．熱容量が大きいほど許容される負荷が大きくなり，X線出力を大きくすることができる．X線CTや循環器用X線診断装置では，大きい負荷が長時間X線管に加わるため，大きな陽極熱容量（anode heat capacity）と高い冷却効率が求められる．冷却効率を高めるため，外囲器と陽極を一体化し陽極を直接絶縁油と接触させ，両軸受け方式で外囲器ごと回転させる外囲器回転形X線管も使用されている．

（2）負荷

X線管装置にかかる負荷には短時間負荷（short-term loading），長時間負荷（long-term loading），混合負荷（mixed loading）がある．短時間負荷は，一般撮影検査のように単発で短時間に陽極に供給される電気エネルギーである．この短時間負荷の場合，瞬間的に大きなエネルギーが加わるので，過大な負荷がかかると陽極を破壊することになる．0.1秒以上X線管にかけられる最高管電圧とその管電圧に対する最大管電流の組合せを短時間定格と定義されている．長時間負荷はX線透視検査のように比較的長時間連続して供給される電気エネルギーである．連続した負荷では陽極全体が熱くなり，過度になるとベアリングの故障など熱によるさまざまな不具合が生じる．10分以上連続してかけられる最高管電圧とその管電圧に対する最大管電流の組合せを長時間定格と定義されている．また消化管検査，循環器検査などのX線透視撮影検査では，上記両負荷の混合負荷となる．

（3）定格図

X線管の特性を表す定格図として代表的なものに，短時間定格図，X線管負荷・冷却図，X線管装置負荷・冷却図などがある．そのうちX線管に加えることのできる負荷を時間や管電圧をパラメータにして示したものが短時間定格図（図1.50）で，X線管の焦点の大きさやターゲット角度，陽極回転数などの仕様により異なっている．短時間定格は，X線負荷がこれを超えるとX線管が即時に破壊されることを意味し，最も注意の必要な項目である．図1.50では，短時間定格を従って可能・不可能な負荷条件の例を記している．

図1.51にX線管装置負荷・冷却図の例を示す．これは，X線管にある負荷を加えたとき，および冷却時に陽極に蓄えられる熱容量を時間の関数として示したものである．これは主と

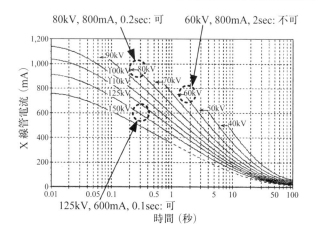

図1.50　短時間定格図

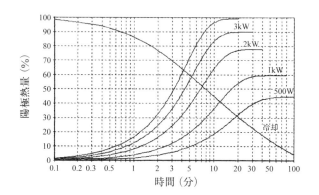

図1.51　X線管装置負荷・冷却図

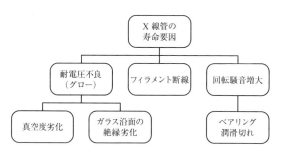

図1.52　X線管の寿命要因

してX線撮影を繰り返し行う際の必要休止時間を求めるために用いる．また，X線管装置負荷・冷却図はX線管のものと同様であるが，負荷についてはフィラメント負荷やステータ負荷なども含めて考えられている．そのほかに，撮影術式やX線管の種類により高速連続撮影定格図，シネ定格図，コンデンサ放電式撮影定格図などがある．X線制御装置は，種々のX線管の定格図を保持し，操作者の設定したX線条件が照射可能かどうか常に監視している．

（4）寿命要因と保護機能

X線管は常に大電力を消費し，半永久的に使用できるものではなく消耗品に分類されると

いってよい．X線管の寿命に影響する因子を図1.52に示す．寿命を決める3大因子として耐電圧不良，フィラメント断線，回転騒音増大が挙げられる．耐電圧不良はX線管内の真空度の低下が主な原因で，高負荷下での使用によるターゲットの蒸発などで生じる．X線制御器では管電圧・管電流の波形を監視しながら，この異常の発見，警告を行う．管電圧では瞬時の低下，管電流では瞬時の増大として現れる．フィラメントの断線は，フィラメントの長期間使用による蒸発によって生じる．X線制御器はフィラメント加熱回路の動作状態にてその異常を検知することができる．回転騒音はベアリングの長期間使用による劣化に起因するが，X線制御器ではその異常は検知できない．外部から騒音計にて測定し許容範囲外を調べることによって不具合の判定を行う．

4.2 X線可動絞り

4.2.1 X線可動絞りの構造

X線可動絞り（beam limting device）は診断用の医用X線管装置および診断用一体型X線発生装置に取り付け，X線照射野を制限することのできるX線ビーム制限機器であり（JIS 4072）．照射野を制限することで余分な被ばくを避け，注目部位以外からの散乱X線の発生を避けることで透視・撮影画像の画質を確保する．また焦点外X線を低減することで被ばく低減，画質の確保を実現するための重要な機器である．図1.53にX線可動絞りの構造例を図1.54にその外観をそれぞれ示す．

X線ビームを制限する最も重要な部分は上羽根①である．通常厚さ数mmの鉛板で構成された，水平・垂直方向に2対ある羽根が円弧移動するタイプと，平行運動するタイプがある．加えて，下羽根②，奥羽根③があり，上羽根と連動して動作する．下羽根は散乱X線の低減，可動絞りからの漏洩線量の低減に機能し，奥羽根は焦点外X線の低減に機能する．

X線照射野（x-ray field）の確認はハロゲンランプ④，ミラー⑤で行われる．ハロゲンランプとX線管焦点はミラーを通じて鏡像の関係にあり，光照射野（light field）によってX線を照射しなくても随時照射野が確認できる．照射野調整ダイヤル⑥は機械的に上羽根，下羽根，奥羽根に連結している場合と，電気的な制御に用いられる場合がある．

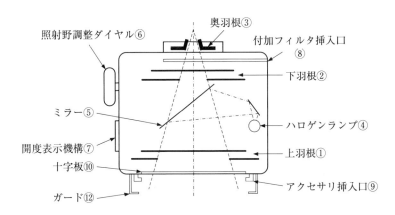

図1.53 X線可動絞りの構造例

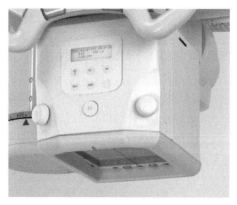

図1.54 X線可動絞りの構造例
（写真提供：島津製作所）

開度表示機構⑦は照射野調整ダイヤルと機械的に連結している機器と，電気的にディジタル表示をする機器もみられる．付加フィルタ挿入口⑧は，X線の総ろ過を調整するための付加フィルタを挿入するために設けられている．

X線可動絞りの性能については，光照射野の明るさはSID 1 mで100ルクス以上，光照射野とX線照射野のずれはSIDの2％以下，漏洩線量は1.0 mGy/h以下（その35％が望ましい），X線源装置（可動絞り＋X線管装置）の固有ろ過2.5 mmAl以下などが定められている．

循環器用については，イメージインテンシファイア（image intensifire: I.I.）を用いるシステムでは最大視野は円形であり，上記のような方形型の絞りでは視野外にもX線が被写体に入射し，被ばく線量の増加につながる．そのため，絞りの視野が円形になる円形絞りが付加されている．心臓の検査では心臓部と肺野部の厚さの差が大きく，結果として肺野部にハレーションが生じる場合が多い．このハレーションを抑えるため，補償フィルタ（compensation filter）を配置して，その位置を制御できる補償フィルタ機構を有する可動絞りもある．

4.2.2 可動絞りの特殊機能

(1) バーチャルコリメータ

可動絞りの照射領域を設定するためには透視確認が必ず必要であった．本機能はラストイメージホールドされた画像を利用し，X線照射を行わずに，モニタ上でコリメータの絞り領域を設定できる機能である．照射領域設定のための透視が不要となり，被ばくの低減が可能となる．

(2) 単動リーフ機構

可動絞りのリーフ（上羽根，下羽根，奥羽根）は上下左右対称に連動して駆動されるのが常であるが，上下または左右の単動マスクを備え，照射野内で上下または左右に偏った診断に寄与しないX線を遮断する機構がある．上下肢等の整形領域に有効で，画質の向上，被ばくの低減に有効である．

(3) 患者情報による照射野自動設定

RIS（radiological information system）から得られた患者情報（検査名，性別，身長・体

第1章　X線撮影・透視

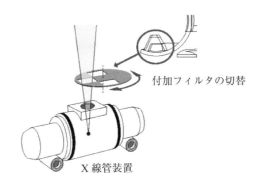

図1.55　付加フィルタ切替機構の例

重など）からあらかじめ可動絞りの照射領域を自動設定する仕組みがあり，検査作業の簡略化に有効とされている．

4.3　付加フィルタ

付加フィルタ（added filter）は規定された総ろ過（JIS Z 4701）の確保だけではなく，より低被ばく，高画質のため積極的に使われている．IVR（interventional radiology）の分野では透視時間が必然的に長くなるため，線質を硬くして被ばくを低減する．また小児を対象とした場合も低エネルギーX線の除去のため積極的に付加フィルタが用いられる．IVRを行う装置では可動絞りの中に複数の付加フィルタを搭載した回転盤を設け，検査の種類によって付加フィルタを切り替えることが常となっている．付加フィルタとしては0.1～0.4 mm厚程度のCu板が用いられる．図1.55は付加フィルタの切替え機構の例である．そのほかに厚さの異なったCuフィルタを周辺に配置し，それらを照射野内に挿入し，挿入するCuフィルタの組合せを変えることで対応するX線可動絞りもある．

4.4　散乱X線除去用グリッド

被写体に入射したX線は，被写体内でコンプトン散乱に起因する散乱線が生じる．散乱X線の量は，被写体の厚さ，照射野などに依存するが，一次X線に対して10倍程度に達することもある．この散乱X線は画像のコントラストを著しく悪化させるもので，この除去を目的とするために使用されるのが散乱X線除去用グリッド（anti-scatter grids）である．散乱X線除去用グリッドは，X線受像面に入射する散乱X線を減少させ，X線のコントラストを改善させる目的で，X線画像センサの前に置かれる．異なるX線減弱特性を有する物質を規則正しく配列した器具と定義される（JIS Z 4910）．

現在のグリッドの構造はX線吸収の少ない中間物質であるアルミニウム箔や紙と，鉛箔を交互に配置して作られる．その配列の仕方から，平行グリッド，集束グリッド，テーパー付きグリッドおよびクロスグリッドに分類できる．平行グリッドは鉛箔が平行に，集束グリッドは周辺になるに従って中心側に傾斜している構造を有する．通常，集束グリッドが多く用いられる（図1.56）．

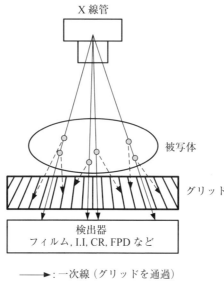

図1.56 散乱X線除去用グリッドの原理

4.4.1 グリッドの仕様

グリッドの仕様を表す項目として，グリッド比，グリッド密度，集束距離がある．

・グリッド比（grid ratio）r はグリッドの箔の間隔 D に対する箔の高さ h の比で表す．一般にグリッド比が高いほど散乱線の除去効果が高い．通常 10:1〜14:1 が用いられている．

　　グリッド比　$r = h/D$

・グリッド密度（grid density）N はグリッド上1 cm 当たりの箔の数で定義され，箔の間隔 D と箔の厚さ d を用いて，以下のように表され，単位は本/cm である．I.I.-DR, CR, FPD などディジタルX線装置ではグリッドとの干渉を避けるためサンプリング周波数に近いグリッド密度が採用されている．たとえば FPD 装置では 70 本/cm などである．

　　グリッド密度　$N = 1/(D+d)$

・散乱X線の除去能はグリッド比 r と総鉛量 V に依存する．

　　総鉛量　$V = N \cdot d \cdot h$

・鉛箔の集束点とグリッドとの距離をグリッドの集束距離という．集束距離は通常1〜2 m 程度であるが，集束距離と大きく異なった使用距離で撮影すると画像の周辺で信号の低下を生じる．通常一次X線透過率が 60% となる距離が使用距離の限界とされる．

その他のグリッドの物理的な仕様を表す項目として，選択度，コントラスト改善度，露出倍数がある．

・選択度（selectivity）Σ は一次X線透過率 T_p と散乱X線透過率 T_s の比で表され，散乱X線に対する一次線の改善度を表し，大きいほどよい．

　　選択度　$\Sigma = T_p/T_s$

・コントラスト改善能（contrast improvement factor）K は一次X線透過率 T_p と全X線透過率 T_t の比で表され，全X線に対する一次X線の改善度を表し大きいほどよい．

コントラスト改善度　$K = T_p / T_t$

・露出倍数（exposure magnifying factor）B は全X線透過率 T_t の逆数で表され，低いほどX
線の利用効率はよい．

露出倍数　$B = 1 / T_t$

4.4.2　グリッドの使い方

グリッドにはその使い方に合わせて固定グリッド，運動グリッドがある．受像面に固定さ
せて使用する場合が固定グリッドであるが，グリッドの格子状のパターンが画像に写り込む
ため，簡易な撮影方法が望まれる場合だけ使用される．これに反して，撮影中にグリッドの
箔と垂直の方向に移動させながら撮影し，グリッドの格子状パターンを除去する方式が運動
グリッドである．このグリッドを運動させる機構はブッキー（Bucky）と呼ばれ，一般撮影
システムに必要な機能となった．

ただ，FPDを用いたシステムでは，FPDの高解像度性に合わせてグリッドも高密度にな
り，格子状パターンが出にくくなった．このため，一般撮影システム・X線テレビジョンシ
ステムでも，固定グリッドが浸透してきた．ただし，若干のモアレパターン（moire pattern）
も出る場合もあるので，画像処理によって除去する機能も必要である．

近年の被ばく低減の動きから，グリッドの着脱が可能であることが装置の必須条件になっ
てきている．薄い被写体，小児の撮影を意識してのことである．

4.4.3　グリッドによるモアレパターン

ディジタル画像では静止グリッドを用いて撮影した画像にモアレという縞模様が発生する
ことが多い．これはディジタルのサンプリング周波数とグリッドの周波数の干渉によるもの
である．この周波数はグリッドそのものの周波数ではなく，それより低い周波数である．モ
アレパターンの発生を抑えるために，ハイラインのグリッドが用いられるようになってき
た．モアレパターンは以下の方法で低減される．

（a）ナイキスト周波数以下の周波数のグリッドを用いる．

（b）画像のサンプリング周波数と全く同じ周波数のグリッドを用いる．

（c）MTFが1〜2%以下になる周波数のグリッドを用いる．

これらの方法に従うことができず，やむなくモアレパターンが生じた場合には画像処理で
除去する方法がとられる．モアレパターンの周波数を解析し，その成分を抽出・低減する
ノッチフィルタ（notch filter）がよく用いられる．

図1.57にモアレパターンの生じる仕組みを示す．グリッド周波数 f_G がナイキスト周波数
f_{NC} より小さい場合はモアレは生じないが，f_G が f_{NC} より大きい場合はエリアジングによりモ
アレが生じる．このときのモアレパターンは周波数が低くなる場合が多く，被写体情報に含
まれる重要な周波数に近くなるため，画像劣化なくモアレパターンを除去するのは難しくな
る．この場合，被写体情報を抽出，分離して除去するという，より高度な処理が必要である．

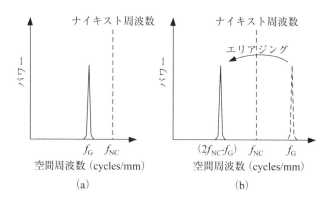

図1.57 グリッドのモアレ

f_G: グリッド周波数，f_{NC}: ナイキスト周波数
（a）$f_G < f_{NC}$のとき，グリッド周波数の縞模様がみられる．
（b）$f_G > f_{NC}$のとき，エリアジングにより（$2f_{NC}-f_G$）の周波数の縞模様（モアレ）がみられる．

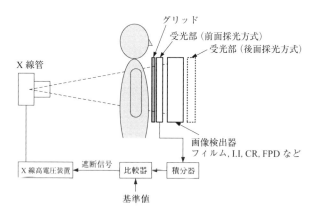

図1.58 自動露出制御装置の基本構成

4.5 X線自動露出制御装置

4.5.1 原理

X線自動露出制御装置は，撮影時間を自動制御することにより画像センサへの入射線量を一定に保つのが主たる機能である．自動露出制御装置の基本構成を図1.58に示す．被写体を透過したX線を受光部にて電気信号に変換し，この電気信号の積分値が一定値に達したときにX線を遮断し，希望する画像センサへの入射線量を得ようとするものである．CR撮影装置やFPD撮影装置などのディジタルX線装置では，X線感度のダイナミックレンジの広さから，多少のX線量が変わっても画像処理によって画像の濃度を適正にすることができるようになっている．このようになるとディジタルX線装置では自動露出制御（auto exposure control）が不要のように思われるが，よりよい画質を求める施設では患者の被ばくが増加していく傾向もある．患者に対しては被写体に応じて適切な線量で撮影するのが望ましいので，X線自動露出制御はディジタルX線の普及にかかわらず，必要な機能である．X線自動

露出制御装置には被写体を透過したX線の検出機構およびX線露出条件の決定方法などの制御機構によって種々のタイプがある．以下に順を追って説明する．

4.5.2 検出器

被写体透過後のX線の検出器の種類としては，I.I.採光方式，蛍光採光方式，電離箱方式，半導体方式がある．検出器を取り付ける位置によって前面採光方式，後面採光方式がある．前面採光方式は，カセッテ，FPDなどのX線画像センサよりX線管側に検出器を置く方式で，X線センサによるX線吸収や散乱線の影響があり，画質の低下と患者の被ばく線量が多いなどの欠点がある．また，検出器の厚さが厚くなれば被写体とフィルム間の距離が大きくなり，X線管焦点がある大きさを持っていることから幾何学的ボケが大きくなり画質が低下しやすい．後面採光方式はX線センサのX線管の反対側の位置に取り付ける方式で，主としてI.I.を用いたX線テレビ装置などにI.I.採光方式として用いられている．X線撮影と同時にX線センサを透過したX線でI.I.が発光し，この発光で露出制御を行う．前面採光方式にみられる画像の劣化，ボケはみられないが，X線管と検出器の間のX線吸収が一般に多く，管電圧依存特性が悪くなる．また，管電圧依存特性を少なくするためにカセッテの後面吸収を少なくすると，X線画像センサが後方散乱X線の影響を受けやすくなる．なお，I.I.で撮影をするI.I.-DR装置，DSA装置ではこの管電圧補正は原理的に必要とはしない．

X線テレビ装置における自動露出制御の構成の例を図1.59に示す．被写体を透過したX線は，I.I.で可視光に変換・増幅される．このI.I.の出力光の一部が分配器を通して光電子増

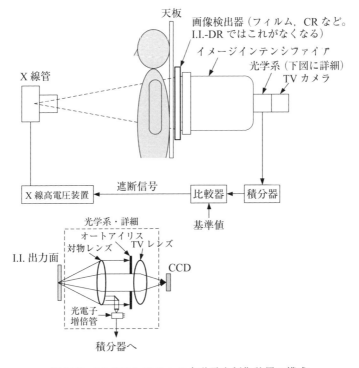

図1.59 I.I.-DRシステムの自動露出制御装置の構成

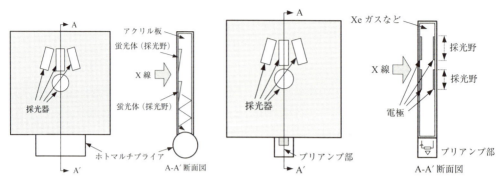

図1.60 蛍光採光方式の一例　　　　図1.61 電離箱方式の一例

倍管に導かれ電気信号に変換される．この電気信号は，積分回路で積分され，その積分値は，フィルムの露光の程度に対応しており，フィルム濃度設定器で設定された基準値と比較器で比較される．積分値が設定値に到達したときに，X線遮断信号を発生してX線の照射を停止するようになっている．I.I.-DR，DSA装置では，撮影の方法が種々用意されており，一般撮影だけでなく，種々の検査目的に応じた連続撮影が行われている．自動露出制御機構は光学系内の光学絞りと連動して，種々の撮影条件に対応している．

　一般撮影装置用の検出器を図1.60，図1.61に示す．図1.60の蛍光採光方式は，被写体を透過したX線で蛍光体を発光させ，遮光紙のくり抜かれた部分の蛍光のみがライトガイド板に入射され，光電子増倍管に到達して，光電変換されるようになっている．

　図1.61は電離箱方式検出器の一例である．照射したX線が検出器内のXeガスを電離させる．電離した電荷はそれぞれの電極に収集されて，電気信号として検出される．Xeガスは密封された容器に封入されているが，1気圧のため容器そのものの強度が強い必要はない．薄型タイプも開発されてきており，従来の電離箱式（約10 mmの厚さ）に比べ，検出器の厚さは約2.5 mm程度までに薄くなっている．

4.5.3　制御方式

（1）分割採光方式

　人体の構造は複雑で個人差もあり，撮影目的に応じた検出部の位置と形状がX線画像の完成度を左右する．この人体の複雑さに適合させるために1つの検出器に複数個の採光野を持たせている．図1.62はその代表例で，4つの独立した採光野からの出力をそれぞれの積分回路，比較器に導き，その比較器からのX線遮断信号としてX線の遮断を行う．検出器上ハの字形の採光野は胸部正面を撮影するときに選択し，ハの字の真ん中は胸部側面を撮影するときに選択される．これに加えて検出器真ん中の丸は腹部を撮影するときに選択される．

　たとえば，2つの採光野を選択し，その検出信号の積分値のうち，いずれか一方が設定値に達したときにX線を遮断するか（OR処理）両方とも設定値に達したとき（AND処理）にX線を遮断するか，によってX線画像のでき方が異なる．たとえば，胸部正面撮影において，一方の肺野が石灰化している場合，前者のOR処理を用いて撮影された画像は，正常な肺野が適正な画像データになるように制御される．後者のAND処理を用いれば，石灰化

第1章　X線撮影・透視

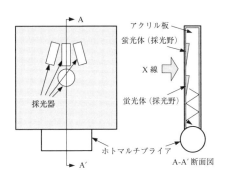

図1.62　多分割採光方式

した肺野が適正な画像データになるように制御可能である．このように採光野を複数個設けて，その出力に種々の演算処理を施す制御方式が用いられている．

(2) 消化管系自動露出制御装置

造影剤を用いた消化管系撮影の場合，特に立位撮影では採光野内に造影剤が混入してくる．また圧迫筒使用時には，注目部位は圧迫されている部分であるが，その周辺には造影剤が充満していることが多い．このとき比較器の設定器の基準値が一定であれば，採光野内に占める造影剤の面積によって検出される信号の値が異なり，注目部位の画像データが適正値でなくなる．造影剤の占有面積が広くなるほど画像データが高くなる．これを自動補正するために透視時のX線テレビジョンの映像信号などから，造影剤の採光野に対する占有割合を検出し，濃度設定器の基準値を変化させる方式が考えられている．この補正は被覆率補正といわれる．

(3) 撮影管電圧の自動設定

消化管透視撮影，循環器用X線診断装置など透視，撮影を併用する装置では，撮影直前の透視条件，透視画像は被写体の厚さや造影剤の量など，次の撮影の条件決定に有用な情報を含んでいる．画像のコントラストを決定する撮影管電圧を，撮影直前の透視時の管電圧などから自動的に設定できる装置もある．これは単に画像データを一定に保つだけの自動露出制御から，撮影条件の自動設定へとより進歩した自動露出制御といえる．

(4) その他の特性補正

自動露出制御による画像データは，自動露出制御用検出器とX線画像センサのX線吸収特性の差などによって，管電圧特性や被写体厚特性が現れ，安定したデータが得られない場合がある．管電圧特性は検出器とX線画像センサの線質特性が異なることで生じる．被写体厚特性は，被写体透過後の線質が被写体厚によって異なることで生じ，X線の短時間の遮断特性，散乱線の影響でも生じる．また，自動露出制御装置からX線遮断信号が出されてから，実際にX線露出が停止されるまでの時間遅れ（遮断遅れ特性）などによっても均一な画像データを得ることが難しくなっている．これらの諸特性は，それぞれに対応した補正手段を用いて改善できる．たとえば管電圧特性は，比較器の基準値を撮影管電圧に応じて変化させて補正し，時間遅れは一定時間遮断信号を早く出力させることによって補正できる．

(5) FPDシステムでの自動露出制御

一般撮影装置では従来のカセッテによる撮影と同様に，電離箱方式または蛍光採光方式で

63

医学物理学教科書：放射線診断物理学

前面採光方式がとられている．X線テレビ装置でも同様であるが，電離箱方式をFPDの前面に取り付けて自動露出制御を行っている方法が主であるが，FPDの広いダイナミックレンジを利用して透視条件から撮影条件から決定するのみで，自動露出用検出器を持たないシステムもある．この場合患者の被ばく管理のために別途管理機能が必要である．X線透視の自動露出制御に関しては，FPDからの透視画像出力をディジタル演算処理して制御を行っている．すでにディジタル化された画像データを扱うため，検査部位，検査方法に応じたマルチ採光処理，ヒストグラム処理などの高度な制御が可能である．

4.5.4　X線遮断機構

X線高電圧装置の大容量化，X線画像センサの高感度化に伴って，撮影時間が短縮され，X線遮断の高速化が進められてきた．単相，3相全波整流方式などの変圧器式高電圧装置は，SCR（サイリスタ）を用いた高電圧発生器の一次側スイッチング方式であった．この場合，最短撮影時間は商用電源周波数の周期に制限されるので，胸部高圧撮影のように10～20 ms程度の短時間撮影になると，X線高電圧装置のX線遮断に遅れが生じ，安定したX線画像データを得ることが困難であった．

高速遮断が可能な装置として高電圧発生装置の二次側にテトロード管を設けるテトロード式が挙げられる．電源周期に関係なくX線の高速遮断が可能であり，これらの方法によれば数msの安定したX線の制御が可能であるが，同時に装置は大型になり，高価であるという問題もある．

現在は，高圧変圧器の一次側にインバータを接続したインバータ式高電圧装置が，主流を占めている．インバータ式高電圧装置の自動露出制御時のX線遮断特性は，インバータの動作周波数に依存する．インバータの動作周波数が数kHzから数十kHzの高周波であるため，1 ms程度の短時間制御が可能であり，従来の商用電源を高圧変圧器で昇圧する単相，3相全波整流方式に比べて，格段にX線の遮断性能が向上している．

（柴田幸一）

第 5 節　X線高電圧装置

病院など医療施設で使用されているX線装置は，検査方法，検査部位など用途に従ってさまざまな要素から構成されており，JIS Z 4071によって図1.63のように分類されている．X線装置は，X線を発生・制御するX線発生装置，患者を保持する機械装置，診断画像を発生する映像装置，診断目的に合わせて画像処理を行う画像処理装置など種々の装置からなっており，ここでは，特にX線発生装置に含まれるX線高電圧装置について述べる．X線高電圧装置（high voltage generator）は，高電圧発生装置（high voltage transformer assembly）とX線制御装置（x-ray control assembly）からなり，高電圧の電力をX線管装置に供給する装置である．

第1章　X線撮影・透視

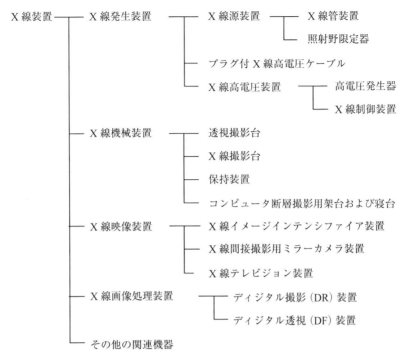

図1.63　X線装置の構成
（JIS Z 4071「医用X線装置通則」より）

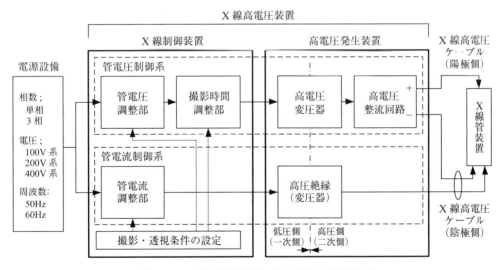

図1.64　X線高電圧装置の基本構成と機能分担

5.1　X線高電圧装置

　一般に，X線高電圧装置は，高電圧発生装置とX線制御装置で構成される．X線高電圧装置の基本構成と機能分担を図1.64に示す．X線高電圧装置はX線管に加える直流高電圧を

医学物理学教科書：放射線診断物理学

発生し，X線制御装置は高電圧発生装置に供給する電力とX線発生を制御するのに必要な
すべての機能を統合している装置である．X線高電圧装置は，X線検査の高度化，X線管装
置の性能，またパワーエレクトロニクスの技術的進歩を背景として改良されてきた．

X線高電圧装置には諸々の方式があるが，いまやインバータ式のX線高電圧装置が主流と
なっている．従来の3相全波整流式は姿を消し，単相全波整流式も小型で安価なインバータ
式の装置の開発とともに生産台数が減少してきた．インバータ式は高い性能を実現できるだ
けでなく，小型・軽量化が可能なため，高電圧発生装置が非常にコンパクトになり，X線制
御装置と一体化されるようになった．

一方，循環器検査に用いられるX線高電圧装置は，小型化を進める一方で，検査のスルー
プットを向上させるために次々に開発される大容量のX線管に対応しなければならない．医
用X線高電圧装置は，小型・軽量化を進めながら大容量化を実現していく方向にある．

5.1.1 原理

X線検出器に到達する線量は以下に比例する．

$$(管電圧)^n \times (管電流) \times (撮影時間) \tag{1.83}$$

nは管電圧，付加フィルタ，被写体によって変わり，およそであるが2〜4の範囲にあり，線
質が硬くなるにつれて大きくなる．X線高電圧装置の主たる役割は，X線検出器に到達する
線量を制御すること，つまりX線管に加える管電圧（tube voltage）（kV），管電流（tube
current）（mA）および撮影時間（exposure time）（sec）を制御することである．撮影や透視
および使用目的によって異なるが，管電圧を20〜150 kV，管電流を0.1〜1250 mA，撮影
時間を1 ms‐10 sの範囲にわたって，精度よく制御しなければならない．最近の透視では，
ガイドワイヤ，ステントなどの医療器具の視認性を上げるため，パルス透視が標準になって
きている．そのためには短時間のX線パルスを連続して発生する機能を有し，また透視画像
の明るさを安定化するための自動露出機能に追随する高速性が求められる．図1.65にX線
高電圧装置回路の概略を示し，この図に従って管電圧，管電流，撮影時間の制御の基本につ
いて述べる．この例では単相全波整流式の基本的な構成を挙げているが，高電圧装置の具体
的な構成では，3相全波整流式，インバータ式，また，組み合わせるX線管がグリッド制御
式の場合など，さまざまな回路構成が考えられている．

（1）管電圧の制御

X線高電圧装置に接続される電源電圧は100〜400 Vである．要求されている管電圧を得
るには，この電圧を高電圧変圧器を用いて昇圧する．高電圧変圧器によって昇圧された電圧
は，高電圧整流器により，直流に変換されてX線管に印加される．管電圧の制御は，高電圧
変圧器に印加される一次電圧を調節する方法がとられるが，インバータ式では周波数やパル
ス幅を制御する方式も行われている．単相全波整流式，3相全波整流式，インバータ式およ
びコンデンサ式などは，高電圧変圧器に送られる電圧を制御することによって管電圧を制御
するので，一次側制御方式と呼ばれている．後述するテトロード式では高電圧側で制御する
ので，これを二次側制御方式と呼ばれている．単相全波整流式および3相全波整流式では，
通常，単巻変圧器の出力をタップ切替器あるいは摺動子により，電圧を加減し高電圧変圧器

66

第1章　X線撮影・透視

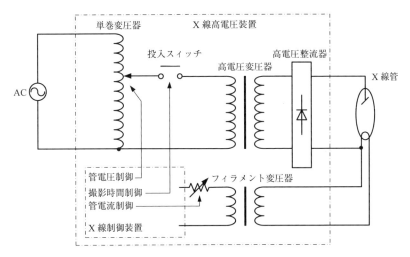

図1.65　X線高電圧装置の基本回路（単相変圧式）

の一次側に加える．この方式では，負荷前に同一の一次電圧に調整しても，管電流値によってX線管に印加される電圧が変化する．これは電源および装置内部のインピーダンスによる電圧降下が負荷電流によって異なるためである．これを補償するために，設定された管電流に応じた電圧降下を負荷前に予測し，この分だけ一次電圧を増加させる方法をとっている．実際には一次電圧と管電圧，管電流の関係をあらかじめ求めておき，管電圧図表を作成し，この表に基づいて制御を行う．インバータ式高電圧装置では，管電圧を二次側で直接測定して設定値と比較して，一次側の制御部にフィードバック制御を行っている．

（2）管電流の制御

管電流の制御は，X線管の陰極を構成するフィラメントの加熱電力を調整することによって行われる．X線管フィラメントの加熱によって放出された熱電子の陽極への流れが管電流であり，この熱電子の量をフィラメントの加熱量で制御する．X線管フィラメントは実質的に陰極であり，負の高電圧がかかっている．そのため絶縁トランスを通じて加熱される．加熱には従来は可変電力抵抗により制御されていたが，現在はインバータ回路が主流である．インバータ式は加熱の脈動が少なく，従来の可変電力抵抗に比べ，安定した管電流が得られる．

（3）撮影時間の制御

撮影時間は，高電圧変圧器に電圧を印加する時間を制御することによって行われる．図1.65の構成では，投入スイッチの開閉時間が撮影時間となる．投入スイッチの初期のものは電磁開閉器であったが，接点の摩耗など機械的劣化が大きく，サイリスタのようなパワーエレクトロニクス素子に変わっていった．後述するが，インバータ式ではこの投入スイッチに相当するものはなく，インバータ部そのものの駆動時間が撮影時間となる．

5.1.2　装置の変遷

X線高電圧装置は単相全波整流式から発展し，1960年以降，より管電圧のリップルの少ない3相全波整流式が開発され，X線の発生効率が大幅に改善されてX線管の大容量化に伴い普及した．さらに1980年代には，心臓検査用や，X線システムのディジタル化に対応し

医学物理学教科書：放射線診断物理学

てより低リップル，電源非同期の要求に応えるため，定電圧X線高電圧装置と呼ばれるテトロード式へと発展してきた．その後，登場してきたインバータ式は，当初は，インバータ周波数が数百〜数kHzと比較的低かった上，インバータを構成する電力半導体素子の価格が高額であった．よって価格では単相全波整流式に，また，性能面ではテトロード式に勝ることができず，まずは3相全波整流式の代替機として市場に受け入れられた．しかし，1990年代にIGBTなど高速スイッチングが可能な半導体素子の開発が進み，共振形インバータが採用されると，インバータ式の周波数は数十kHzまで実現可能となり，テトロード式とほぼ同等の性能が得られるようになった．一方，テトロード式は装置自体が大型で高額であること，テトロード管という高耐圧の真空管の寿命など欠点を持っていた．半導体素子の低価格化が進み，インバータ式は装置の小型化のメリットと合わせて，テトロード式に取って代わった．最近では，さらに低価格化および高周波化が進み単相全波整流式やコンデンサ式は生産されなくなり，すべての分野でインバータ式が主流となった．

5.2 変圧器式X線高電圧装置

5.2.1 単相全波整流式

単相の交流電源を電源とし，20〜50kWの出力を得る方式である．装置の構成が簡単なため，低価格な普及機として使用されてきたが，現在はインバータ式に替わってきている．図1.66にその基本回路を示す．単相全波整流方式 (single-phase full wave rectification) は図のように，高電圧変圧器の二次側にブリッジ型整流回路（グレッツ結線：Grets connection）を有し，全波整流した高電圧をX線管に供給する方式である．電源電圧波形と管電圧波形を図1.67に示す．管電圧波形は0Vからピーク値まで半周期ごとに変動し，リップル百分率は100%である．画像生成に寄与せず，被ばく量が比較的多い低管電圧部が多いのが欠点である．

撮影時間の制御では，サージの発生を防ぐため，ゼロ位相での投入・遮断を行う．そのため，最短撮影時間は電源周期に依存した時間，10 ms/8.3 ms（50 Hz/60 Hz）に制限される．またこの値ごとでしか制御できないため，自動露出制御の不安定さを招く要因にもなる．この問題に対しては任意位相遮断回路を設けて対応してきた．

5.2.2 3相全波整流式

3相の交流電源を電源とし，50〜100kWの出力を得る方式である．3相電源からは大電力の供給が可能のため，上述のような大電力が得られる．また，高電圧波形のリップル率が小さいため，単相全波整流式に比べて単位時間当たりのX線量が多くなるという特徴がある．高電圧変圧器の二次側巻線の結線の違いにより，次の2種の方式に分かれる．図1.68に示す6ピーク整流式（Δ-Y-Y結線）では電源1周期当たり，6個のピークを有する管電圧が得られる．図1.69に3相6ピーク形X線発生装置（three-phase 6 peak x-ray generator）の電源電圧波形・管電圧波形を示す．また図1.70に示す12ピーク整流式（Δ-Y-Δ結線）では電源1周期当たり，12個のピークを有する管電圧が得られる．図1.71に3相12ピーク形X線発生装置（three-phase 12 peak x-ray generator）の電源電圧波形・管電圧波形を示す．これ

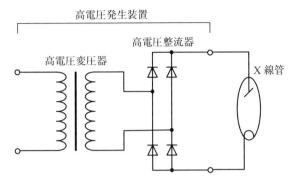

図1.66　単相全波整流式の基本回路

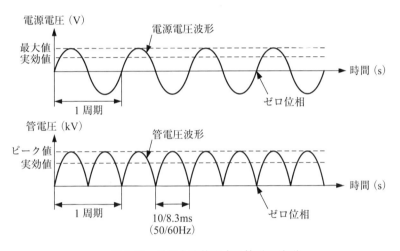

図1.67　単相全波整流式の管電圧波形

らのリップル百分率は理論値で，6ピークの場合13.4％，12ピークで3.4％である．3相全波整流方式（three-phase full wave recttification）は，単相全波整流方式に比べてリップル百分率が小さい．その結果，大きなX線出力が得られ，短時間撮影が可能となる．ただ，3相全波整流式は，大きな出力が得られる反面，回路構成が複雑で，装置自体が大型でコストもかかるため，現在では生産されなくなり，後述するインバータ式が取って代わった．

5.2.3　定電圧形X線高電圧装置（テトロード管制御方式）

　テトロード式は，高電圧波形のリップル百分率を原理的には0にまで低減させることが可能であり，X線ばく射の遮断を電源の周波数に無関係に行え，数msの極短時間幅の連続パルス照射が可能になる特長を有する．1980年頃の全身用CTの出現に伴い，高出力，高速連続パルス，高安定性が求められるようになったのが開発の発端であった．回路構成は図1.72に示すように，高耐圧・大容量の高電圧制御真空管（テトロード管：tetrode tube）を高電圧変圧器の二次側に入れ，高電圧出力の制御を高圧側で行う．特に，高速応答が必要な循環器用X線診断装置のX線高電圧装置にも用いられてきた．しかし，3相全波整流方式と比べて，さらに大型・大重量となるため，本方式もインバータ式の高性能化とともに生産されな

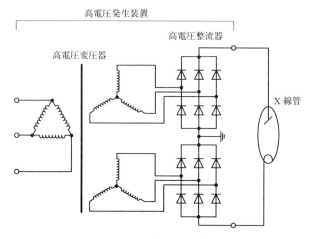

図1.68　3相6ピーク形の基本回路

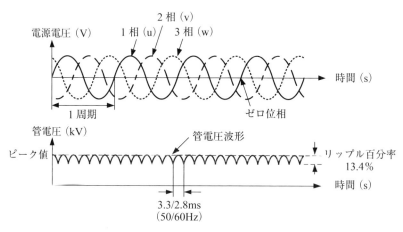

図1.69　3相6ピーク形の管電圧波形

くなった．

　テトロード式はいわゆる二次側制御法で，図1.72に示すように高電圧変圧器の二次側出力とX線管装置の間にテトロード管を挿入し，テトロード管の負担電圧を制御して所定の管電圧を得る方式である．制御方式を正側で考えると，X線管に印加される電圧 V_{X+} は，テトロード管の負担電圧 V_{T+}，平滑コンデンサ充電電圧 V_{E+} として，次の関係で表される．

$$V_{X+} = V_{E+} - V_{T+} \tag{1.84}$$

テトロード管のグリッドバイアス電圧を変化させ，負担電圧 V_{T+} を制御することにより，平滑コンデンサ電圧 V_{E+} が任意の充電により変化しても，設定された管電圧 V_{X+} が得られるようにする．グリッドバイアスを制御するグリッド制御回路は高圧側に置かれるため，絶縁のため低圧側からは光ファイバを用いて制御されるのが普通である．テトロード管は文字どおり4極管で，第2グリッド電圧を固定し，第1グリッドで高電圧のスイッチング，制御を同時に行う方式がとられている．第1グリッドでスイッチング，第2グリッドで管電圧制御と機能を分担している場合もある．

第1章　X線撮影・透視

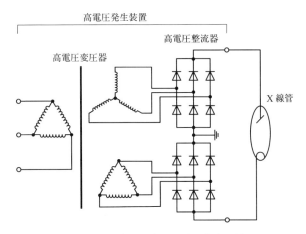

図1.70　3相12ピーク形の基本回路

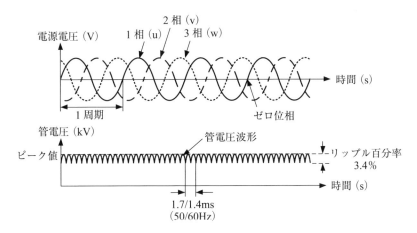

図1.71　3相12ピーク形の管電圧波形

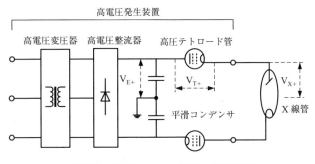

図1.72　高圧テトロード式の基本回路

5.2.4　コンデンサ式X線高電圧装置

　X線高電圧装置の電源が小容量の場合や，回診用X線撮影装置，車載型集団検診装置のように，医療施設内外を移動して撮影するX線撮影装置に用いられる方式である．テトロード方式，インバータ方式の出現以前は，心臓用X線撮影装置にも用いられていた．当時唯一の

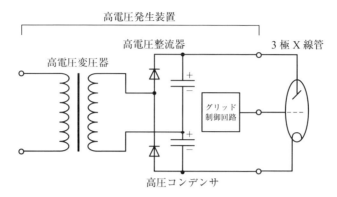

図1.73 コンデンサ式の基本回路

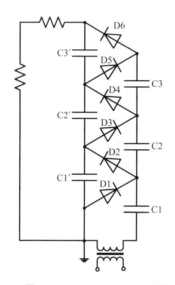

図1.74 コッククロフト回路

毎秒数十パルス高速連続撮影（シネ撮影）が可能な装置であったからである．

図1.73のように，高電圧変圧器の二次側に高圧コンデンサを接続し，このコンデンサに蓄積されたエネルギーをX線管に印加することにより，小容量の電源にもかかわらず比較的大きなX線出力が得られる．高圧コンデンサが大型となったこと，グリッド制御型のX線管が必要であることなどから，従来の2極型X線管が使用できるインバータ式に移行した．

コンデンサ式は図1.73に示すように，格子制御型X線管（3極X線管）を用いる．通常はグリッドに陰極に対して負のバイアスが印加されており，フィラメントからの熱電子はカットオフされている．この状態で高電圧変圧器の一次側に電圧が印加され，二次側のコンデンサに印加されている電圧が，管電圧と等しくなるまで充電される．高電圧整流には通常，倍電圧整流回路（グライナッヘル回路：Greinacher circuit）が用いられるが，コンデンサと整流器を多段に積み重ねたコッククロフト回路が採用されている場合もある．コッククロフト回路（図1.74）はコンデンサと整流器を多段に積み上げた回路で，高電圧変圧器の出力を（2×段数）倍に昇圧することができる．段数を多くすれば，個々の整流器，コンデンサ

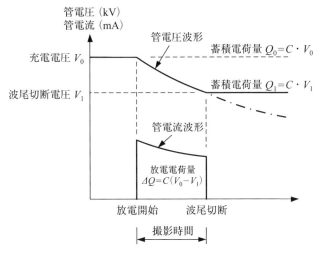

図1.75　コンデンサ式の管電圧波形

の耐圧は少なくてすむ．コンククロフト回路（Cockcroft circuit）は外科用装置などのモノタンク式高電圧発生装置にも用いられている．

　X線ばく射開始のタイミングで，負のバイアスがオフされ，熱電子がX線管のターゲットに印加されX線を発生する．所定量のX線発生後，負のバイアスを再度オンし管電流を遮断する（波尾遮断という）．コンデンサ式の管電圧波形を図1.75に示す．高電圧の印加とともにコンデンサの電荷は減っていき，管電圧も時間とともに低下する．充電電圧V_0 [kV] に充電された，静電容量C [μF] のコンデンサに蓄積される電荷量Q_0 [mC] は，$Q_0 = C \cdot V_0$，同じく波尾遮断時の電圧V_1のコンデンサに蓄積された電荷量Q_1 [mC] は，$Q_1 = C \cdot V_1$で表され，両者の差$\Delta Q = C \cdot (V_0 - V_1)$が撮影の放電電荷量となる．mAs制御方式ではこの値を管電流時間積（mAs値）として設定する．

　写真効果の少ない電圧まで降下させると，被ばく線量のみが増加するため，充電電圧の50％までを最大の撮影時間としている．

5.2.5　インバータ式X線高電圧装置

　インバータは直流（DC）を交流（AC）に変換する機構（DC-AC変換）である．インバータ式は現在，最も普及している高電圧発生方式で，図1.76にその基本構成を示す．商用電源から得られた電力（交流）は整流・平滑されインバータ部に送られる．インバータ部では高周波の交流に変換し高電圧変圧器に送られる．高電圧に昇圧された高周波交流電圧は高電圧整流器によって全波整流され直流高電圧となって，X線管に印加される．インバータ式では，高電圧変圧器に供給する一次電圧の商用電源周波数を数kHzから数十kHzに高周波化して，高電圧を発生させる．高周波化することにより高電圧変圧器が小型化され，単相全波整流式や3相全波整流式と比べて高電圧発生装置を大幅に小型化することができる．また，高電圧側の出力つまり管電圧をフィードバック制御して，インバータの周波数やパルス幅を制御することができるため，精度，再現性など従来方式とは比較にならない高い性能が得られる．インバータ式高電圧装置では，まとめると①高電圧発生装置の小型化，②管電圧の低

リップル化, ③X線の大出力化, ④短時間特性の高精度化, ⑤X線出力の再現性の向上 が実現された.

5.2.5.1 基本原理

インバータの動作原理を図1.77, 図1.78に示す. 図1.77は方形波インバータユニット (square wave type inverter) である. E_0 は直流電源電圧で, 高電圧装置内では商用電源を整流・平滑した電源に相当する. インバータユニットの駆動前にはスイッチS_1〜S_4はすべてオフになっている. タイミングT_1でS_1とS_4をオンすると負荷には負荷電流が図中右側に流れ, 負荷には直流電圧E_0が印加される. タイミングT_2でS_1, S_4をオフし休止期間後, タイミングT_3にてS_2, S_3をオンする. すると負荷には負荷電流が図中左側に流れ, 負荷には直流電圧E_0が逆方向に印加される. 一定時間経過した後, S_2, S_3をオフする. この動作を繰り返すことにより, 直流電源から交流電圧・電流が得られる. この周期を短くすることによって

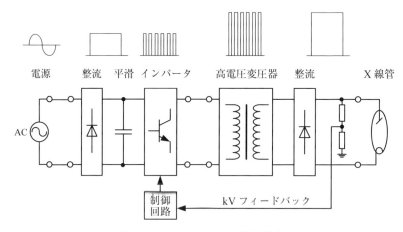

図1.76 インバータ式の基本構成

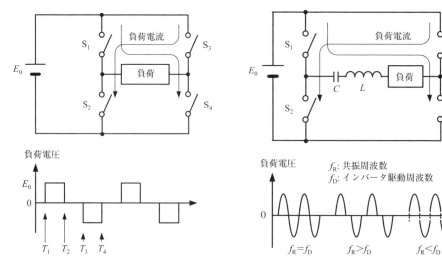

図1.77 方形波インバータの基本回路と動作原理　　**図1.78** 共振型インバータの基本回路と動作原理

高周波の交流電圧・電流が得られる．

　一方，図1.78に示す共振型インバータ（resonance type inverter）では，方形波型インバータに比べて負荷と直列に共振用コイルと共振用コンデンサが挿入されている．インバータの各スイッチは方形波インバータと同じ動作をするが，出力波形は正弦波状になる．共振周波数（resonance frequency）f_Rは以下のように表せられる．

$$f_R = \frac{1}{2\pi\sqrt{LC}} \quad [\text{Hz}] \tag{1.85}$$

インバータ駆動周波数をf_Dとすると，図中下部に示すように，f_Rとf_Dが一致させたときに最も大きな出力が得られ，双方がずれるに従って出力は小さくなる．通常はインバータ周波数は共振周波数以下で使用されている．

　高電圧発生装置の高電圧変圧器の動作仕様と，印加された交流の電圧Eには以下の関係がある．

$$E = k \cdot f \cdot n \cdot B \cdot S \tag{1.86}$$

ここで，k: 定数，f: 周波数，n: 巻線の巻数，B: 磁束密度，S: 鉄心の断面積

　通常，印加電圧Eは使用するX線管の最高管電圧値に従って決まり，また磁束密度Bは変圧器として動作するための適正値に設定されるため，周波数fを高くすれば巻数nまたは鉄心の断面積Sを小さくすることができる．従来の単相・3相変圧器方式の周波数は商用電源周波数の50 Hzまたは60 Hzであるので，たとえば周波数fを50 kHzまたは60 kHzまで高くすると，上式の$n \cdot S$を1/1000にまで小さくすることができる．巻線の巻数nおよび鉄心の断面積Sは理論どおり小さくすることが可能であるが，実際には絶縁のための沿面距離が必要であること，フィラメント変圧器，ケーブルレセプタクルおよび高圧切替器など他の部品の大きさが変わらないため，高電圧発生装置自体の質量や容積は周波数の変化ほどは小さくできない．しかしながら，インバータ式は高電圧発生装置の小型化に非常に有効である．

5.2.5.2　インバータ式の分類

　インバータ式は図1.79のように大きく変圧器形とエネルギー蓄積形に分類される．変圧器形は撮影時に直接電源設備から電力供給され，エネルギー蓄積形はコンデンサまたは蓄電池から電力供給される．変圧器形は据置型で用いられ，従来の変圧器式装置（単相全波，3相全波整流式）に相当し100 kWクラスのものまで製作されている．エネルギー蓄積型は移動用に用いられ，蓄電池エネルギー蓄積形はバッテリを電源として高電圧を発生させるもので，撮影時の電源設備が不要な回診用X線装置を中心に15〜50 kWクラスまで製作されている．コンデンサエネルギー蓄積形は，一次側に数十mFの電解コンデンサを用い，このコ

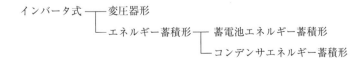

図1.79　インバータ式の分類

ンデンサに蓄積されたエネルギーを用いて高圧を発生させるもので，出力は5kW程度で胃部，胸部集団検診用などに用いられている．

また，インバータ式は，変換された交流波形が，方形波であるか正弦波であるかの2種類にも分類される．方形波インバータ式では，インバータ回路の出力電圧および電流ともに方形波となる．回路構成が簡単であるがスイッチ素子の発熱が大きく周波数を高くできないなどの問題がある．共振形インバータ式では，インバータ回路の出力電圧または電流が正弦波となる．

さらに，インバータの制御方式には周波数固定方式であるか周波数可変方式であるかの2種類にも分類される．周波数固定式では，インバータの周波数を固定にし，インバータ回路の前段にDC-DCコンバータが挿入され，インバータ入力電圧を制御することで出力制御される．周波数可変方式では，インバータの周波数を制御することにより出力制御する．この場合インバータ前段のDC-DCコンバータが不要である．

これらの分類を組み合わせた形で装置構成がなされるが，たとえば，一般撮影用では変圧器形／共振形／周波数可変方式，回診用装置では蓄電池エネルギー蓄積形／共振形／周波数可変方式が一般的である．

5.2.5.3　管電圧制御

インバータ式の管電圧制御には，前述したように周波数固定方式と周波数可変方式がある．図1.80に周波数固定方式を用いた方形波インバータ式の基本原理図を示す．管電圧値をフィードバックして，設定値になるようにDC-DCコンバータの出力電圧V_1をチョッパ素子のパルス幅で制御する．インバータ部の周波数は一定である．ただし，チョッパでの電力損失が比較的大きいという問題がある．高電圧変圧器の出力電圧は高電圧整流器で全波整流されるが，インバータ駆動周波数が高いとX線高電圧ケーブルの浮遊容量により平滑化され，リップル百分率が数％の定電圧に近い管電圧波形が得られる．

図1.81に周波数可変方式を用いた共振型インバータ式の基本原理図を示す．管電圧はインバータ駆動周波数にて制御される．共振回路を利用して高電圧変圧器に入力される高周波交流電圧を制御し，これを高電圧変圧器で巻数比に従って昇圧し，必要な管電圧を得る．インバータに入力される電圧は，商用電源交流を整流回路にて直流に変換されたV_0がそのまま印加される．インバータ駆動周波数を変えることにより出力を制御するので，DC-DCコンバータの部分は必要ない．

5.2.6　X線制御装置

（1）基本機能

X線制御装置では，X線露出条件である管電圧，管電流および撮影時間の3要素の制御が基本となる．X線制御装置は高電圧発生装置の方式により大きく依存し，また，パワーエレクトロニクスなどの回路素子の発達とともに変化してきた．IGBT（insulated gate bipolar transistor）やMOS-FET（metal oxide semiconductor field effect transistor）など半導体素子あるいは半導体応用機器の発達によって，リレー，マグネットスイッチのような機械式開閉器や電子管で構成された制御回路は姿を消した．また，コンピュータ制御により，操作者とのマンマシンインターフェイスが充実して操作性が向上し，X線管装置の定格管理，撮影条

第1章　X線撮影・透視

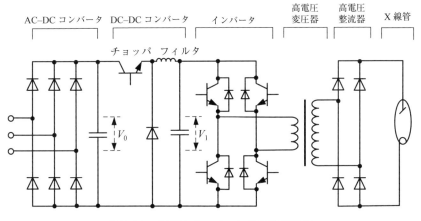

図1.80　方形波インバータ式の基本回路

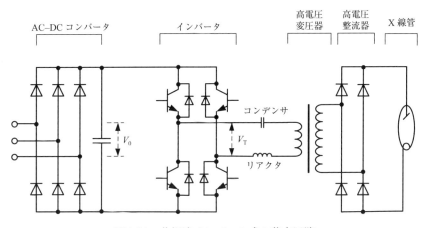

図1.81　共振波インバータ式の基本回路

件の記憶，被ばく線量の管理などが行えるようになった．ディジタルX線システムでは画像処理装置と連動して，撮影と画像処理が集中して制御できるようになった．

(2) 管電流制御

　管電流の制御はX線管フィラメントの加熱電力を制御することにより行われる．図1.82は管電流制御回路の基本的な構成で，現在は図のようなインバータ式が主流である．交流電源を整流・平滑し，インバータによって高周波の交流に変換してフィラメント変圧器に加える．フィラメントに流れる電力は，フィラメント変圧器の一次側で検出・フィードバックされ，方形波インバータの場合は平滑電圧の制御を，共振型インバータではインバータ駆動周波数を変えることによって所定の電力に制御する．フィラメントはX線管陰極と同じ負の高電圧の電位になるので，フィラメント変圧器の一次側の電流を検出して，フィラメント電流を制御する．フィラメント変圧器は，高電圧変圧器，高電圧整流器とともに高圧トランス部内に封入されている．

77

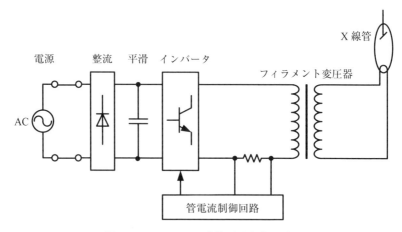

図1.82　インバータ式管電流制御回路

(3) 撮影時間制御

撮影時間制御については，高電圧変圧器の一次側を開閉する方法と，二次側を開閉する方法に分けられる．単相全波整流式および3相全波整流式は，一次側を制御する方法であり高電圧変圧器に加加する通電時間をサイリスタ (thyristor) や電磁開閉器にて開閉することで行われる．一次側制御法では，高電圧変圧器の偏磁現象が起きないように，交流の位相をばく射終了時と逆位相から印加したり，ばく射開始に低電圧を短時間だけ印加してから本来の電圧を印加するなど，投入方法に工夫がされている．テトロード式ではテトロード管に，コンデンサ式はX線管のグリッドに印加するバイアス電圧のオン・オフにて撮影時間の制御が行われ，これらは二次側制御である．インバータ式は一次側制御法であり，インバータの発振を開始あるいは停止することによって撮影時間の制御を行う．X線透視ではパルス透視が多用されるが，パルス幅は数msである．透視領域ではフィラメントの加熱が低く，高電圧ケーブルの浮遊容量に蓄積された電荷の放電が遅く，X線パルスの後の波尾が生じる．この波尾は軟X線が多く，画像に寄与せず被ばくの問題もある．格子型X線管を用いてグリッド制御により波尾の部分でX線が生じないようにするか，または高電圧発生装置内に配置された高電圧スィッチで強制的に遮断する場合もある．

5.2.7　精度と性能

1980年代のディジタルX線システムの開発に伴い，X線高電圧装置にも精度，再現性に対する要求が厳しくなってきた．たとえばDSA (digital subtraction angiography) 装置では，血管内への造影剤の注入前後の画像を減算して，コントラスト強調して，腫瘍の薄い陰影をみるが，X線出力の変動があると，画像の背景に影響を与え，連続画像がちらついて（フリッカ）みにくくなる．たとえば心臓用X線診断装置では，大電流・短時間の連続X線パルスが必要であるが，被写体の厚さ，体位の変化などに応じてX線出力を素早く制御されることが望まれる．管電圧，管電流の精度，再現性の確保にはフィードバック制御が必須である．この要求には従来の単相全波整流式，3相全波整流式は応えられず，テトロード方式，インバータ方式はディジタルX線システムからの要求に従って開発されてきたといえる．そして

いまやインバータ式の性能の向上，低価格化によりテトロード式はもう存在しない．単相全波整流式，3相全波整流式からインバータ式までの精度，性能の差について以下に記す．

(1) 管電圧の脈動

単相全波整流式のリップル百分率は100％，3相全波整流式では3相6ピーク式では13.4％，3相12ピーク式では3.4％が理論上の値である．実際は高電圧変圧器のインダクタンスなどの影響により，これらの値よりは大きくなる．テトロード式は管電圧の脈動のない波形が得られ理論的にはリップル百分率は0％であるが，実際にはテトロード前段の平滑コンデンサ電圧の脈流の影響で1〜2％ある．インバータ式は，インバータ駆動周波数や高電圧整流器の後の平滑コンデンサの有無によって異なるが，2〜10％である．

(2) 管電圧，管電流の精度，再現性

単相全波整流式，3相全波整流式では，管電圧の制御を単巻変圧器の出力タップあるいは摺動子により，電圧を加減して行う（図1.65参照）．そのため電源電圧の変動の影響を受け，一般撮影程度であれば実使用上は問題とならないにしても，精度，再現性がよいとはいえない．X線ばく射中のフィードバック制御が可能なテトロード式，インバータ式の装置は高い精度，再現性が得られる．

同様に，管電流制御として商用電源を電力抵抗の調整にて行う装置（図1.65参照）では，電源電圧の変動を受けるため，管電流の精度，再現性がよいとはいえない．また選択できる管電流の設定数にも制限が生じ，画像データの微妙な調整には不向きである．X線管フィラメントをインバータ式にて加熱している装置では（図1.82参照），フィラメント電流のフィードバック制御が可能であり，高い精度，再現性が得られる．またより緻密な管電流設定が可能である．

(3) 撮影時間

単相全波整流式，3相全波整流式では半導体SCRタイマにてX線のばく射を開閉するため，撮影時間は電源周期に依存する．そのため，任意の時間で遮断を要求される自動露出制御による撮影では，安定した画像データが得られにくい問題がある．胸部撮影のような短時間領域では特にその影響が大きくなる．これに対して，テトロード式，インバータ式の装置では，任意の時点にて遮断が行えるため短時間領域での画像データが安定する．短時間パルスによる高速連続撮影が主体のディジタルX線システムではインバータ式が必須である．

（柴田幸一）

第6節　画像センサと表示装置

6.1　増感紙-フィルム系

X線管装置のX線出射窓などX線管装置の構造上のフィルタ（固有フィルタ）と人体で吸収されるような低エネルギーのX線を除去するための意図的に追加したフィルタ（付加フィ

医学物理学教科書：放射線診断物理学

表1.4 代表的な増感紙とX線画像のセンサとして用いる蛍光体の一例

蛍光体名	組成	発光ピーク 波長 (nm)	発光色	用途
タングステン酸カルシウム	$CaWO_4$	425	青	レギュラーフィルムと組み合わせる増感紙
酸硫化ガドリニウム・テルビウム	$Gd_2O_2S : Tb$	545	緑	オルソフィルムと組み合わせる増感紙や蛍光板
フッ化臭化バリウム・ユーロビウム	$BaFBr (I) : Eu$	390	紫	computed radiography で用いる輝尽性蛍光体
臭化ルビジウム・タリウム	$RbBr : Tl$	360	紫	computed radiography で用いる輝尽性蛍光体
フッ化ヨウ化バリウム・ユーロピウム	$BaFl : Eu$	410	紫	computed radiography で用いる輝尽性蛍光体
ヨウ化セシウム・タリウム	$CsI : Tl$	540	紫	間接変換型 flat panel detector (FPD) で用いる蛍光板

文献1より引用改変

ルタ，材質は銅やアルミニウムなど）を通過して放出されたX線は，人体の各部位で相互作用（診断領域のX線検査では光電効果とコンプトン散乱）を起こして減弱される．その減弱の程度は人体の各部位を構成する原子組成に応じて変化する．人体を透過したX線を可視画像とするために用いられる代表的な検出器（X線センサ）には増感紙がある．X線写真の歴史はレントゲンによる写真乾板で始まった．その翌年の1896年にはX線写真専用に感度を上げた乾板が発売されている．X線フィルムだけでX線画像を得ることも可能ではあるがフィルム乳剤（AgBrに微量のAgIを混ぜたハロゲン化銀）のX線に対する感度は高くないために被ばく線量を減少させる観点からは望ましくない．そこでX線吸収効率がフィルムよりも高い蛍光体（$CaWO_4$や$Gd_2O_2S:Tb$（表1.4））を塗布した増感紙を組み合わせて撮影することで大幅に被ばく線量を低減できる．このようなシステムを増感紙-フィルム系といい，世界中で長年にわたり利用されているアナログのX線画像撮影システムである．

増感紙-フィルム系ではX線が増感紙の蛍光体で吸収されるとそのエネルギーに比例した蛍光が発光する．この光をフィルムに感光させて，現像・定着・水洗・乾燥の処理後にX線の分布を黒化銀の粗密で表現する．増感紙-フィルム系のフィルムには薄い青色に着色したフィルムベース（polyethylene terephthalate: PET 製）の片面，あるいは両面に乳剤を塗布しており，前者は1枚の増感紙，後者は2枚の増感紙に密着させて（図1.83）遮光性のある容器（カセッテ：材質はアルミニウムまたはカーボンファイバ強化プラスチック（CFRP））に入れて用いる．カセッテの裏蓋の内側には薄い鉛はく（100～150 μm）を貼り，後方散乱X線の影響を軽減している．

1枚の増感紙と片面だけに乳剤を塗布したフィルムを用いるシステムは片面乳剤システムと呼ばれ，X線に対する感度は両面乳剤システムよりも低いが鮮鋭度は高い．このシステムは主に高いコントラストのフィルムと組み合わせて主に乳房X線写真（mammography）で使用されてきた．片面乳剤システムではX線入射側にフィルムを配置している．この理由は増感紙のX線入射側でより多くのX線が吸収されることを利用している．増感紙のX線入射側で吸収して発光した光を入射側の乳剤で検出することで，増感紙内での光の拡散が少ないX線像をフィルムに感光できるために高鮮鋭な画像が得られる．

80

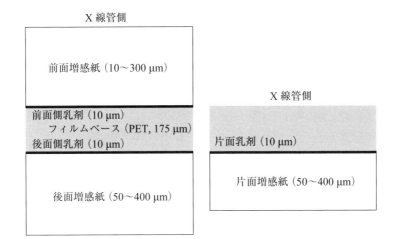

図1.83 増感紙-フィルム系の断面概略図
（左：両面システム　右：片面システム）

　増感紙とフィルムの組合せは，使用する増感紙の発光波長に合わせた感光波長域のフィルムを選択する必要がある．$CaWO_4$ にはレギュラークロマティックフィルム，$Gd_2O_2S:Tb$ など520 nmよりも長い波長成分の光も発する希土類蛍光体には，乳剤にシアニン色素などの分光増感色素を加えて感光波長域を広げたオルソクロマティックフィルムを使用する．長年にわたり増感紙やフィルムに対して継続的な改良が加えられた結果，撮影部位や目的に応じた多種多様な画質やX線に対する感度の選択もできるシステムが発売されてきた．

　1980年代に入り富士フイルムが開発したCR (computed radiography) の成功により本格的なX線写真のディジタル化が始まり，2014年の時点で国内の大多数の医療用X線撮影は増感紙-フィルム系によるX線写真からディジタルX線画像へ移行しており，今後もその普及が進むことは間違いない．したがって，増感紙-フィルム系に関する知識はこれまでほど重要ではないが，長い歴史を持つことから多くの系統的な研究と開発がなされてきたのでX線画像の形成の理解や画質の理解，そして撮影部位ごとの被ばく線量の変遷をたどるうえでは無視することができない．また，最近ではCRと競合してFPD (flat panel detector) が普及している．FPDにはX線像を光に変換することなしに電気信号として取り出す直接変換型と，増感紙-フィルム系で実績がある蛍光体を採用してX線像を光に変換する間接変換型がある．これらについては次項以降を参照いただきたい．

（杜下淳次）

6.2　イメージングプレート (IP)

6.2.1　輝尽性蛍光体とは

　物質に種々の外的な刺激を与えたとき，その物質から光が放出される現象は，すでに紀元前1500年以前もの昔に中国において記述されているという．この物質は，蛍光物質，あるいは蛍光体と呼ばれている．しかし，この現象が学問として興味を持たれるようになったのは，1603年のイタリアにおける光る石，ボローニャ石の発見以降のようである．19世紀の後半に

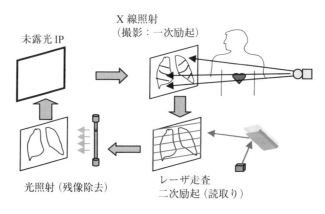

図1.84 イメージングプレートの原理
記録→読取り→消去でのサイクル

なると，さらに紫外線などによって刺激され，発光した物質がその後，赤外線などを照射すると再び光り出す現象が発見された．この現象は輝尽発光（photo stimulated luminescence: PSL）と呼ばれている．PSLを示す物質は輝尽性蛍光体と呼ばれ，硫化亜鉛，アルカリハライド，あるいは酸化物系化合物などが知られている．

PSL現象によって，最初の刺激（一次励起）の情報がその物質中にメモリされ，その後の光（二次励起）により最初の情報を読み出すことができる（図1.84）．

IP（イメージングプレート：imaging plate）に用いられているPSL現象を示す輝尽性蛍光体としては，多くの物質を合成，探索した結果，二価のユーロピウムイオンを微量に含有させたバリウムフロロハライド化合物（BaFX: Eu^{2+}, X = Cl, Br, I）の結晶が採用された．この物質は合成のプロセスをコントロールすることにより従来知られていた物質の中では最も強いPSLを示す．

この化合物は，X線や紫外線などを，長時間照射すると着色することが知られていた．これは色中心（F中心）と呼ばれる可視光領域の特定波長の光を吸収するイオンの抜けた位置（空格子点と呼ばれる）に電子がとらえられた状態が生じることによって起こる．微量に固溶させているユーロピウムイオンは付活剤と呼ばれ，蛍光体合成の際にBaFX結晶中のバリウムイオンと置換して固溶し，いわゆる発光中心を形成する．この色中心と発光中心がX線情報をメモリする重要な働きをしていることがわかっている．

図1.85は，BaFX:Eu蛍光体（Xはハロゲンを表す）の輝尽発光メカニズムを表現したエネルギー準位図である．この蛍光体では，X線による一次励起（撮影）時の吸収エネルギーに対応した数の電子が伝導帯に解放される．それらはすぐに発光中心であるEu^{2+}（二価ユーロピウム）の励起状態からの発光（瞬時発光）を起こすものと，蛍光体中に最初から形成されているハロゲンイオンの空格子点にトラップされて準安定状態である色中心を生成するものに振り分けられる（後者により，X線画像情報がメモリされたことになる）．次に，この色中心が吸収する波長の可視光（二次励起光，読取り光）を照射すると，色中心に捕獲されていた電子は再び伝導帯に解放されてEu^{2+}の励起状態からの発光が起こる（輝尽発光）．このことにより，X線画像情報が読み取られる．

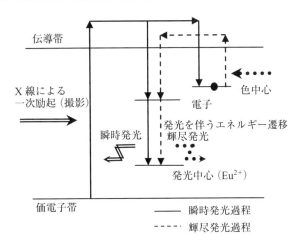

図1.85 輝尽性蛍光体のPSLメカニズム

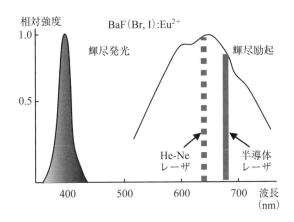

図1.86 IPの輝尽励起・発光スペクトル

以上が現在のところ考えられている輝尽発光メカニズムの主要部分であるが，この図ですべてが説明されているわけではない．

6.2.2 発光特性

6.2.2.1 発光スペクトルと輝尽励起スペクトル

IPに用いられている輝尽性蛍光体は，図1.86に示すように青紫色の光を発する．この発光は蛍光体中に微量に含まれている発光中心の二価のユーロピウムイオンによるものである．この発光強度は，X線撮影後にIPに照射される光の波長によって変化する．この輝尽発光強度の波長依存性は，輝尽励起スペクトルと呼ばれる．すなわち，輝尽発光は600 nm付近の赤色光で最も効果的に得られる．輝尽励起スペクトルは，X線照射により生じた蛍光体中の色中心の光吸収スペクトルともよく一致しており，色中心が輝尽発光の原因であるとする重要な根拠のひとつとなっている．

IPを用いたCRシステムではX線情報を持っている輝尽発光の波長と輝尽励起光の波長とが光学的に分離できるように十分離れていることが必要である．かつ画像のS/N比を高める

ために，輝尽発光スペクトルのピークが発光を検出する光電子増倍管（photomultiplier tube: 以下PMT）の検出効率の高い400 nm付近にあることが必要である．図1.86に示した2つのスペクトルは，この条件を満たす好ましい特性となっている．

6.2.2.2 発光の時間応答特性

X線照射されたIPにHe-Neレーザなどの輝尽励起光を照射すると，直ちに輝尽発光が生ずる．照射を中止すると発光も停止する．しかし，直ちに発光が0になるのではなく，輝尽性蛍光体の発光プロセスに応じた発光の減衰特性を示しながら徐々に消えていく．この減衰特性は，高速でIPからX線像情報を読み取ろうとするCRシステムにおいて特に重要な意義を持っている．なぜなら，減衰が遅い場合は，レーザ光がある画素単位を照射しながら走査しても，その画素部分の発光（X線像情報）ばかりでなく，それ以前の画素部分でなお光っている他の発光（ノイズ）を検出してしまうことになり，それによって画質の低下を引き起こすことになるからである．短時間で高精細の読取りを行うためには，減衰特性がマイクロ秒以下になっている必要がある．

6.2.2.3 ダイナミックレンジ

IPにX線を照射したとき，X線照射量に対するIPからの発光量の依存性を図1.87に示す．4桁以上の広い範囲のX線量に対して，よい直線性を示していることがわかる．このようなダイナミックレンジは，従来の増感紙-フィルム系法では得られないもので，IPを用いたCRシステムの大きな特徴のひとつである．CRシステムでは，IPの輝尽発光をPMTで電気信号に変換しているため，IPの持つ4桁にわたるダイナミックレンジをすべて有効な診断情報として利用できる．

6.2.2.4 フェーディング

フェーディングとは，X線照射によってIP中にメモリされたX線情報が，撮影後読み取られるまでの経過時間に従って減衰していく現象をいう．これは輝尽性蛍光体結晶中でX線などの一次励起により光電子が発生し，この電子が結晶中の色中心に捕獲されている状態のときに，時間経過とともに熱的に解放されてしまい，輝尽発光に寄与しなくなることに対応する．X線照射後，X線像を読み取るまでの経過時間に対する輝尽発光強度の減衰を図1.88に示す．読み取るまでの経過時間がたとえば8時間の場合，発光量は約25％減少する．フェーディングは時間が長く，保管温度が高いほど大きくなる．フェーディングは輝尽発光

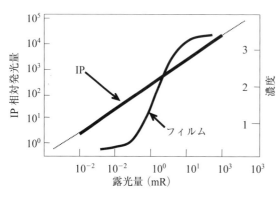

図1.87 IPのダイナミックレンジ

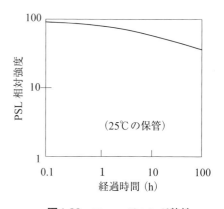

図1.88 フェーディング特性

第1章　X線撮影・透視

現象を利用している限り不可避であるが，フェーディング量を少なくすることは可能であり，これが輝尽性蛍光体改良の重要なポイントのひとつである．

6.2.2.5　自然環境放射線の影響

IPは，X線ばかりでなく，紫外線，γ線などの電磁波，α線，β線，電子線などの粒子線にも感度を有しており，それらのエネルギーを蓄積し，画像として検出することができる高感度のセンサである．しかしこの特性は，IPの置かれている建物の壁や器物，あるいはその地域の地殻中に含まれている自然放射性元素や，地球上に降り注いでいる宇宙線などの影響をも受けることを意味している．実際に，十分に消去されたIPを長時間放置しておき，そのままCRシステムで画像化すると，放置時間に依存した数の微少な黒点がランダムに現れてくる場合がある．この黒点は，IP自身に由来するもの（蛍光体中に含まれる極微量の放射性同位元素から出る放射線を，IP自身が記録したもの）と，上述した自然環境放射線に由来するものとに分けられるが，IP自身の影響は原料のコントロールによって防止可能である．

6.2.3　IP系でのノイズ要因

IPの画質に影響するノイズは，固定ノイズ，X線量子ノイズ，光量子ノイズで構成される．

6.2.3.1　固定ノイズ

固定ノイズは，蛍光体層内での蛍光体の空間的な分布の不均一性に伴って，発光量の面的不均一性が生じることに起因する．このノイズは，蛍光体粒子サイズ分布（粒子サイズに対する統計的分散状態）が大きく関与し，その低減には蛍光体の微粒子化が有効である．

6.2.3.2　X線量子ノイズと光量子ノイズ

蛍光体微粒子化によって固定ノイズの低減を図ることができるが，単に微粒子化しただけでは，蛍光体自体の発光量（発光輝度）の低下と，蛍光体層内での蛍光体充填密度の低下を招く．発光輝度の低下は光量子ノイズ増加，蛍光体充填密度の低下はX線量子ノイズ増加の原因となる．微粒子化しても発光輝度と充填密度が低下しないようにすることがIP性能向上に重要である．

（大前徳宏）

6.3　X線平面検出器（FPD）

6.3.1　概要

フラットパネルディテクタ（flat panel deleclor: FPD）は，ディジタルX線装置における，I.I., CRに代わる新しいX線検出器として1980年代後半から開発が始められた．米国のミシガン大学を中心としたグループなどにて基礎研究がスタートしている．研究の当初は画素サイズも大きく，撮影視野サイズも10×10 cm以下と小さなものであったが，それ以降技術的に大きな進展が遂げられ，一般撮影用，透視・撮影兼用，マンモグラフィ用などに実用化された．FPDの特長をI.I.と比較すると，周辺部のひずみがない，検出器のサイズがコンパクトになる（特に奥行き方向)，地磁気の影響を受けない，X線感度の劣化がないなどが挙げられる．また，CRと比較して，画像読出しがリアルタイムであり，即時に画像表示が可能

である．動画撮影が可能であるなどの利点がある．FPDは優れた空間解像力と良好なS/N特性を兼ね備える優れたX線検出器である．

6.3.2 X線変換層の構造と特徴

FPDのX線変換方式には直接変換方式（direct conversion type）と間接変換方式（indirect conversion type）の2種類がある．図1.89に両者の外観図，図1.90にX線変換方式を比較して示す．

（1）間接変換方式

間接変換方式はX線を希土類蛍光体，ヨウ化セシウム（CsI）蛍光体などにより，いったん蛍光に変換し，それをさらにフォトダイオードにより電気信号に変換する方式である．いったん光に変換するプロセスが含まれているため間接変換方式と呼ばれる．変換の過程で蛍光の拡散が生じて空間分解能の劣化を生じることやハレーションによる画像のにじみを生じることが指摘されている．蛍光の拡散を最小限に抑えるため，CsIの柱状結晶構造が採用

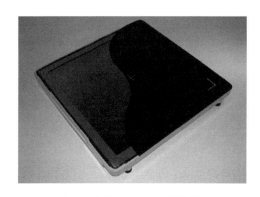
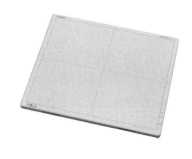

（a）直接変換方式FPD（据置形）　　　　（b）間接変換方式FPD（コードレス，回診装置用）

図1.89 43 cm角FPD外観図
（データ提供：（株）島津製作所）

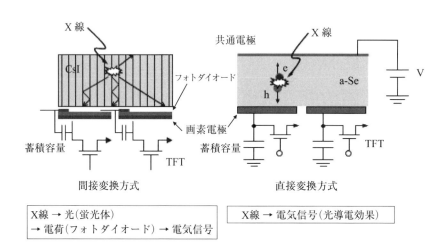

図1.90 X線変換方式の比較

されている．感度向上を目的としてCsIでの発光点とフォトダイオードの距離を短くするために，TFT側からX線を入射させるFPDもある．間接変換方式は，構造が比較的簡単であるため，従来のフィルムカセッテと同じ形状にして，既納のX線装置にレトロフィットで使用可能のものもある．また回診用X線装置をターゲットとして，電源を内蔵し無線でデータ転送する，コードレスFPDもある．

(2) 直接変換方式

直接変換方式は，入射X線をX線変換層で直接電気信号（電子，正孔）に変換する方式である．X線変換膜の材料として，a-Se（アモルファスセレン）変換膜を用いたFPDが実用化されている．X線変換膜はTFTパネル上に成膜されたa-Seとa-Se表面の共通電極から構成される．共通電極には直流高電圧が印加されている．入射X線によりa-Se層で電子と正孔の対を生じ，共通電極に印加された高電圧により，電子，正孔対の正孔が画素電極に収束される．発生した電荷の拡散を生じないことから，高い空間分解能が得られる．これが直接変換方式の最大の特長である．現在，実用化されているa-SeのX線変換膜は，厚さ500〜1000 μm，印加高電圧は数kV〜十数kVである．ただ，構造上比較的複雑であることなどから，据置型として用いられる．

FPDは，高い空間分解能，広いダイナミックレンジ，広い視野でかつひずみがなく透視，連続撮影などの高速収集が可能であるなどの特長を有する．これらの特長は，計測に加え，複数の画像から画像再構成する臨床応用アプリケーションには非常に重要な要素である．

6.3.3 FPDの動作原理

FPDは，入射X線を電気信号に変換するX線変換層と，信号電荷を蓄積し画像化するための薄膜トランジスタアレイ（thin film transistorアレイ：以下TFTアレイ）で構成される．直接変換方式と間接変換方式ではX線変換層，各画素構造が異なるがTFTアレイによる電気信号の読出し原理は同じである．図1.91にTFTアレイと周辺回路の構造図を示す．TFTアレイ上では個々の画素は，電荷収集電極，蓄積コンデンサ，TFTで構成される．ゲートラインとデータラインが格子状に配線され，そのおのおのに各画素が接続されている．ゲートラインにはTFTのオン／オフを制御するゲートドライバが接続されている．データラインの端には読み出された電荷を増幅，ディジタル化する回路が接続されている．FPDの画素数はFPDの使用用途とX線検出面サイズによって異なるが，血管造影検査などに適した30 cm角のサイズでは400万画素，胸部撮影などに適した43 cm角では約1,000万画素クラスのFPDが使用されている．

X線変換層で吸収された入射X線は，そのX線透過強度に比例した信号電荷を生成し，TFTアレイマトリックス内の画素電極に蓄積される．ゲートラインをオンすることでゲートラインにつながる画素の信号電荷がデータラインに読み出され，データライン線に接続されている増幅回路，A/D変換回路によりディジタル化される．ゲートラインを順次オン，オフ対応するラインを順次読み出すことを繰り返すことで全画面データが得られる．複数のゲートラインが同時にオンして複数ラインの信号電荷が積分されて読み出される方法もある．これはビニングと呼ばれ，特に画像データを減らして画像収集速度を上げるために，またノイズの低減のためにも行われる．

ピクセルサイズはFPDの空間分解能を決定する重要な要素である．FPDが搭載されるシステムの用途，対象部位により最適なピクセルサイズのTFTパネルが選択されている．マンモグラフィ用のTFTアレイではピクセルサイズ100 μm以下，一般撮影装置，X線テレビ装置，循環器撮影装置では，ピクセルサイズ140〜200 μmである．各画素面積に対する電荷収集電極の面積の割合（開口率）はX線収集効率を高めるためできるだけ高いほうがよい．

6.3.4 補正処理

FPDから出力された画像データは，図1.92に示すように各種補正処理を施される．透視

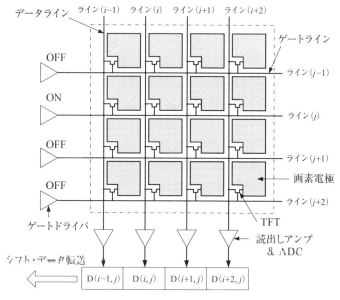

図1.91 TFTアレイの構造と読出し制御

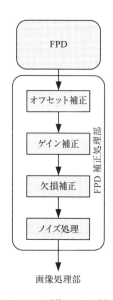

図1.92 FPD画像データ補正処理

撮影用対応FPDではX線透視の画像収集速度に対応するリアルタイム高速補正処理が必要である．

(1) オフセット補正

X線変換層，TFTパネル，増幅回路のダーク電流を補正する．補正処理では，X線非照射の画像を複数フレーム収集し，その加算平均データをオフセットテーブルとして入力データに対し減算処理を行う．

(2) ゲイン補正

入射X線強度分布のムラ，X線変換層の感度のばらつき，増幅回路のゲインのばらつきを補正する．補正処理では，ある一定条件のX線をFPD全面に照射し，その画像を複数フレーム収集して加算平均データをゲインテーブルとして処理に用いる．

(3) 欠損補正

X線変換層の製造工程の不具合などが原因で，入射X線量に対し正常に出力しない画素が生じる場合がある．画像上では白点，黒点などとなって現れる．数百万画素のすべてが正常画素であることは現実的にはなく，これらの欠損画素を周辺の正常画素で補間処理する手法が一般的に用いられている．

(4) ノイズ処理

X線グリッドとピクセル格子との干渉によるモアレパターンの除去，外部からの誘導による横縞パターンノイズなど，縞状ノイズなどの除去を行う．

6.3.5 FPDの進化

FPDの進化について，図1.93に示す．

(1) ワイヤレス化

FPD装置では，従来のフィルムカセッテと同等の操作性を追求すべく，コードレス化が進められた．FPDに電源を内蔵し，画像データは無線送信で行うことで対応されている．FPDの形状はフィルムカセッテと同形状に設計され，重量も軽量化が進められた．ワイヤ

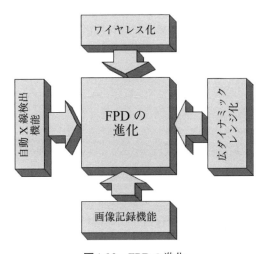

図1.93　FPDの進化

レス化は特に回診用に有用である.

(2) 自動X線検出機能

通常FPDシステムでは，FPDとX線高電圧装置との連動がとられており，FPDではX線高電圧装置からX線が発せられたというX線ばく射信号を受けて，FPDの読取り動作を開始する．本機能はこのX線ばく射信号を待つのではなく，実際に，ばく射されたX線自体を検出してFPDの読取りを開始する機能である．X線高電圧装置と何ら接続する必要がなく，既設の古いX線装置でもレトロフィットでFPD化できるメリットがある.

(3) 広ダイナミックレンジ化

TFTアレイ上で，各画素の蓄積容量を2種持ち，用途によって切り替える仕組みを有するFPDがある．コーンビームCTやトモシンセシス対応のためとし，画像データの18 bit化を実現している.

(4) 画像記録機能（複数）

FPDに複数フレームの画像メモリを内蔵させ，連続画像記録機能を持たせることにより，長尺撮影，トモシンセシスなどの臨床応用アプリケーションに対応可能となる.

(柴田幸一)

6.4 X線イメージインテンシファイア

X線イメージインテンシファイア（x-ray image intensifier: X線I.I.）は入射されたX線像をそれに相当する明るい可視光像に変換する機能変換デバイスである．1948年にJ. W. ColtmanがX線I.I.の動作原理を発明し[1]，1968年にC. W. Bates Jr.[2]が入力蛍光面にヨウ化セシウム（CsI）膜を採用したX線I.I.を発表以降，広く使用されるようになった．東芝は1974年にCsIを採用したX線I.I.の製品化に成功した．現在では，X線が入射される領域（入射野）の直径が100 mmから400 mmまで製品化されている.

X線I.I.で作り出された可視光像はその後，光学系を介してフィルムやTVカメラに取り込まれ，医療や非破壊検査などに用いられる．X線I.I.は信号増幅機能によりX線量，つまり，被検者や術者の被ばく線量を減らすことを可能にし，また，実時間でX線画像を供給できる．X線画像システムでのX線I.I.は最初のX線検出器であるので，その特性が最終画質に与える影響はきわめて大きい.

6.4.1　X線I.I.の動作原理と構造

X線I.I.の構造を図1.94に示す．X線I.I.は大型電子管であるX線I.I.管をX線漏洩防護用の鉛板と外部磁気を遮蔽する磁気シールド含む管容器の中に設置し，X線I.I.管内部の各電極へ高電圧を供給するための高圧電源を備えている．X線I.I.管は入力窓に主にX線透過率の高いアルミニウムを使い，出力窓はガラスで構成される．X線I.I.は以下の過程を得て，X線を可視光に変換する.

(1) 被写体を透過したX線像は入力蛍光面に入射し，X線強度に応じた蛍光像に変換される．入力蛍光面の蛍光体には光電面の分光感度に合わせるためヨウ化セシウム（CsI: Na, 発光波長420 nm）が使用され，真空蒸着法で成膜される．その結晶は図1.95に示

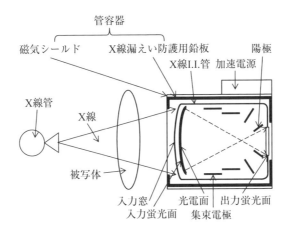

図1.94　X線I.I.の構造

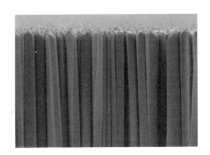

図1.95　入力蛍光面の断面構造

すように側面から光が拡散することを防ぐ柱状構造を有する．
(2) 蛍光像は入力蛍光面の表面にある光電面[3]で，その蛍光強度に比例した電子を放出する．光電面はアルカリ金属（Cs, Cs-K, Cs-K-Na）とアンチモン（Sb）の化合物からできている．電子は光電面に到達した光子の約10％が光電効果によって生成される[4]．光電面はX線I.I.管自身を真空にしてから成膜され，SbとCsは化合してCs_3Sbとなる．
(3) 電子は，X線I.I.管内に設置された集束電極および陽極で構成される静電電子レンズ系によって光速の約1/3まで加速集束され，出力蛍光面上に縮小された電子像を作る．
(4) 電子像を作っている電子は出力蛍光面上に形成されている蛍光体に衝突し，可視光に変換される．出力蛍光面の蛍光体は，適度な残光（数ms）を有し，フィルムやTVカメラの分光感度に合う発光波長540 nmを有する硫化亜鉛と硫化カドミウムの混晶（$(Zn, Cd)S/Ag$）や環境への配慮からCdを含まない硫化亜鉛（ZnS/Ag）が使用される．

このようにX線を直接，光に変換するのではなく，一度，電子に変換することにより，X線I.I.に入射される量子数の10^5程度の増幅と像の縮小が可能になる．像の縮小はTVカメラとの光学接続を可能とし，実時間でのX線像の観察を実現する．

6.4.2　X線I.I.の特性指標[5)-7)]

X線I.I.の特性指標は国際電気標準会議（International Electrotechnical Commission: IEC）

表1.5　X線I.I.のIEC規格とJIS規格対応

		IEC規格 規格番号	発行年	JIS規格 規格番号	発行年
入射面視野寸法	entrance field size	61262-1	1994	Z 4721	7.2	2000
輝度分布	luminance distribution	61262-2	1994	Z 4722	7.4	2000
変換係数	conversion factor	61262-3	1994	Z 4723	7.3	2000
像歪	image distortion	61262-4	1994	Z 4724	7.6	2000
量子検出効率	detective quantum efficiency	61262-5	1994	Z 4725	7.9	2000
コントラスト比	contrast ratio	61262-6	1994	Z 4726	7.7	2000
変調伝達関数	modulation transfer function	61262-7	1995	Z 4727	7.10	2000
限界解像度	limiting resolution	NA	NA	Z 4728	7.8	2000

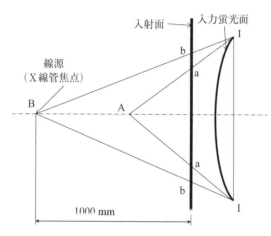

図1.96　入射面視野寸法定義

および日本工業規格（Japanese Industrial Standard: JIS）によって規定されている（表1.5）

(1) 入射面視野寸法（entrance field size）

入射面視野寸法はX線管とX線I.I.の幾何学的位置関係により決定され，X線I.I.の中心軸に対し垂直でX線I.I.の最も線源に近い平面（入射面）の位置における入射野の大きさで表す．線源がBの位置にある場合の入射面内の最大入射野はb-b, Aの位置にある場合の入射面内の最大入射野はa-aである（図1.96）．線源がX線I.I.から無限大に離れたときはI-I（公称入射面視野寸法：nominal entrance field size）となり，幾何学的に計算で求められる．X線I.I.の入射面視野寸法をいうときには一般にI-Iを指すことが多いが，I-Iは実用的ではなく，b-bをそのX線I.I.の有効入射面視野寸法（useful entrance field size）としている．

(2) 輝度分布（luminance distribution），輝度不均一度（luminance non-uniformity）

X線I.I.の入力蛍光面が凸型構造をしているため，中心に比べ周辺のX線密度が薄くなり，出力像の輝度は中心より周辺で暗くなる．輝度分布は入力蛍光面のX線吸収に依存するので，X線の線質に強く依存する．管電圧が100 kVから50 kVまで下がると輝度不均一度は約2倍低下する．したがって，線質はアルミニウム半価層7.0 mm ± 0.2 mm（変換係数の測定と同一の線質）と定義している．X線I.I.に入射されるX線量の不均一度が2%を超えた

場合には補正する.

(3) 変換係数（conversion factor）

変換係数 Gx は，入射面にX線線量率（μGy/s）を照射したときの出力蛍光面での輝度密度（cd/m^2）で表現される．変換係数は入力蛍光面の発光効率，光電面での効率，陽極印加電圧，電子レンズの拡大率で決定される．同一の入射野を有するX線I.I.では，出力像径の二乗に反比例する．しかし，出力蛍光面全体の光を集光できるレンズを採用することができれば，CCD上での明るさは出力像径に依存せず，同じにすることができる．

(4) 像歪（image distortion）

X線I.I.によって得られる出力像の幾何学的形態は相当する入力像に対して完全に比例していない．この現象を像歪という．像歪にはX線I.I.の構造自身から生じる歪と外部環境（特に磁界）による歪の2種類があり，後者は特にS字歪と呼ばれる．

図1.97に示すように大きさの等しい対象物を入射面内の中心O-O'と周辺P-P'に設置するとその大きさは入力蛍光面上ではそれぞれS1-S2, T1-T2となり，X線I.I.の入力蛍光面上では中心より周辺での像のほうが大きくなる．その結果，正方形の入力像は糸巻型の歪を持つ出力像が生じる．像歪は，X線管焦点-入射面間距離を1000 mmにして測定する．像歪の数値は，有効入射面視野寸法の90％位置での拡大率と中心の拡大率との比で表現する微分歪（differential radial image distortion）と中心の拡大率と有効入射面視野寸法の90％の間の微分歪の値の積分（平均化）した積分歪（integral image distortion）とがある．積分歪の数値は微分歪より小さい．

(5) 量子検出効率（detective quantum efficiency: DQE）

X線I.I.のDQEは入射するX線のS/Nに対する出力像のS/Nの低下で定義され，

$$DQE = [(S/N)_{\text{out}}]^2 / [(S/N)_{\text{in}}]^2 \tag{1.87}$$

で表現される．X線I.I.の入力蛍光面での量子吸収効率（quantum absorption: A_Q）と蛍光ノイズ因子を含めた雑音等価吸収効率（noise equivalent absorption: A_N）がR. K. Swankによって計算されている[8]．量子ノイズは画像構成量子の時間的ゆらぎであるので，X線I.I.内でのさまざまな画像変換過程においてX線，光子，電子などの画像構成量子の個数や強度分布が変化することのより量子ノイズは増加する．X線I.I.内での変換過程において量子ノイズの増加に寄与する要素は次の3つである[9]．

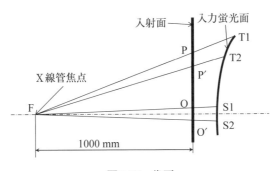

図1.97　像歪

医学物理学教科書：放射線診断物理学

（1）入力窓，CsI膜を生成するための基板（入力基板）など金属でのX線透過率 T

（2）入力蛍光面での量子吸収効率 A_Q

（3）入力蛍光面での蛍光過程でのノイズ因子 I

測定にはX線管電圧80 kV前後のX線が人体を通過してX線I.I.に入射するときの線質に近い放射性同位元素 ^{241}Amの γ 線（59.5 keV）が使われる．DQEの計算は

$$DQE = A_Q I \tag{1.88}$$

で与えられる．入力窓や入力基板等の金属により蛍光体に入る入射X線量子数が減少する場合にはその透過率 T をかければよい．CsIの厚さによる I の変化は少なく，A_Q が大きく変化するので，DQEは A_Q によってほぼ決定される．

（6）コントラスト比（contrast ratio: CR）

コントラスト比は入射面上に何もない状態での出力像の中心の輝度 A と入射面上の中心にX線に対して不透明な鉛円板を設置し，同じ線量率で同じ中心点で得られる輝度 B との比と定義される．CR が20とは5％，33とは3％の光が残っていることを示す．ベーリンググレア指数（veiling glare index: VGI）はCRの逆数で，

$$CR = A/B = 1/VGI \tag{1.89}$$

の関係がある．測定に用いる鉛円板の径は10 mmと入射野の10％の面積に相当する直径の2種類である．円板の直径が小さくなるとX線I.I.の出力部での光の散乱が増えるのでCRは小さくなり[10]，管電圧が高くなるとX線I.I.の入力窓での散乱X線の増加により，CRは小さくなる[11]．測定にはアルミニウム半価層2.5 mm ± 0.5 mmである管電圧50 kV程度の線質を使用する．

（7）変調伝達関数

単位長さ当たりに白黒（放射線画像評価では鉛板の有無など）のペア（空間周波数，単位：Lp/mmまたはLp/cm）があるパターンを入力信号とする．振幅は同じであるが空間周波数の異なる信号を入力したときの出力信号を図1.98に示す．入力信号の振幅は同じであるが，出力信号の振幅は入力信号の振幅と異なる．ここで変調 M を

$$M = \frac{A-B}{A+B} \tag{1.90}$$

と定義する．入力信号をそのまま出力したときは，$B=0$ であるので，$M=1$ となる．出力信号が全く入力信号を再現できなければ $A=B$ により，$M=0$ である．このように空間周波数によって M の値が変化する．空間周波数と変調度の関係を変調伝達関数（modulation transfer function: MTF）という．

実際のMTF測定は，入力信号として理想的なインパルス $\delta(x)$ としてスリットを用い，その出力像となる線広がり関数（line spread function: LSF）$f(x)$ をフーリエ変換して得られる．X線I.I.のMTFはフィルムやレンズのMTFの場合と次の点が異なる．

（1）出力面での光のフレアが大きい

（2）光電面以外の電極からの電子の放出がある（迷走光：stray emission）

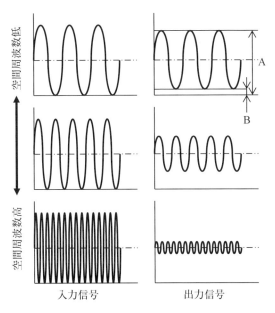

図 1.98 変調伝達関数の定義

(3) 入力蛍光面での光の散乱がある
(4) X線I.I.自体がX線に対して散乱体である

特に(4)はX線I.I.の構造（X線I.I.の真空を保つ）に起因するものでなくすことはできない．Kühl[12]は，これらが原因である低空間周波数帯域のMTFの低下（low frequency drop: LFD）があることを示した．LFDはCRの低下の原因であり，相互に強い関連がある[13), 14]．

(8) 限界解像度

限界解像度（limiting resolution）は単位長さ当たり矩形の空間と棒状の組合せパターン[15), 16]を別々に識別できる最も高い数値（単位：Lp/mmまたはLp/cm）として定義され，矩形パターンと顕微鏡で測定できる．しかし，測定値には測定者による主観的要素が入るため，測定者間で不一致がみられることがある．

(斉藤啓一)

6.5 CCD

6.5.1 CCDの動作原理[17]

CCD（charge coupling device: 電荷結合素子）は撮像管と比較して，高空間分解能，広ダイナミックレンジ（DR），低残像，低消費電力でかつひずみがなく，磁界の影響も受けないという利点を持つ．一般的なCCDはSi基板上にSiO_2膜を形成し，その上にAl電極をつけたMOS（metal oxide semiconductor: 金属酸化膜半導体）構造となっている（図1.99）．p型（正孔が多い）Siの場合，Al電極に正電位を印加すると，電極近傍から正孔が除去されSi基板とSiO_2膜の間で空乏層が形成される．Si基板に入射した可視光像の光の強度に応じて発生した電子が蓄積され，電荷像を形成する．各電極の電位を変化させることで電子を1

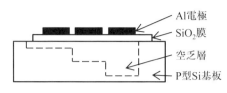

図1.99　CCDの構造

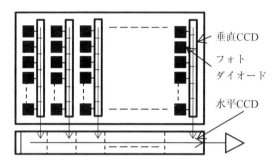

図1.100　interline transfer CCD

ステップずつ移動させて電荷像を転送する．

6.5.2　走査方式

CCDの走査方式にはIT（interline transfer）型やFT（frame transfer）型などがある．IT型はフォトダイオード（PD）で光電変換する（図1.100）．PDに蓄積された電荷は垂直CCDの各セルに同一タイミングで転送され，同時にPDは次の蓄積動作を開始する．垂直CCDの各セルの電荷は1段分，水平CCDにすべて転送される．水平CCDでは電荷を順次，信号検出部へ転送し，1走査線の出力を得る．同様の動作を最終走査線まで繰り返す．IT型はホームビデオカメラなどに利用される最も代表的な走査方式であるが，撮像部の面積に占める受光部の面積（開口率）が小さく（30～50％），光の利用効率は低い．

FT型では，垂直CCDが光電変換素子となる（図1.101）．受光部の垂直CCDで蓄積された電荷は垂直走査周期ごとに高速でメモリ部に転送される．その後のIT型と同様な転送を行い，出力を得る．FT型はCCDの伝送路を受光部としているため構造が簡単で，また，開口率がほぼ100％であり感度が高い利点がある．しかしメモリ部のCCDが追加されるため高価であり，形状も大きくなる欠点がある．

現在，医療用で使用されているCCDはIT型で順次走査（progressive scan）が可能な100万程度の画素数を有するものが普通である．小さい画素は光学系の設計には有利であるが，光電変換領域が小さくなるため感度が低下しやすい．CCDに入射する光をPD上に効率よく集光させるため，マイクロレンズを用いる．また，X線I.I.の出力像が円形であるため，縦横比を1：1でかつ，機器のディジタル化を行うために画素配列が正方格子であるCCD[18]を採用する．

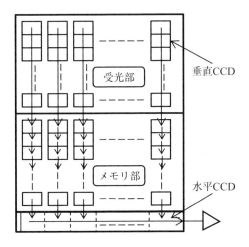

図1.101 frame transfer CCD

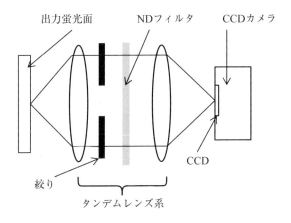

図1.102 X線TVカメラ系

6.5.3 X線TVカメラ系

　X線I.I.の出力像をCCDカメラで撮像し，電気信号として出力するシステムをX線TVカメラ系（XTV）という．XTVの一例を図1.102に示す．X線は，人体を透過すると造影剤を含めて最大で$1/10^3$〜$1/10^4$に減衰するので，XTVで画像信号のDRは最低10^4必要である．X線I.I.のDRは10^4〜10^5あるが，CCDカメラのDRは10^2〜10^3程度であるため，この差を光学系等で補償する必要がある．タンデムレンズ系内に減光（neutral density: ND）フィルタや絞り（diaphragm）を設け，CCDに伝送するX線I.I.の出力像の輝度を調節する．NDフィルタは光透過量を0.05から0.1程度の固定値で減衰させ，絞りはレンズ内の光の透過する口径を縮小させて光透過量を可変させる．絞りは構造上，絞りすぎると光透過量精度が低下するため，絞り開度には限界がある．

　CCDカメラから出力される電気信号をA/D変換してディジタル信号に変換し，その信号を減算処理，空間フィルタ処理，時間分解能処理（recursive filter）など画像処理を行った後，実時間でTVモニタに表示し，記録装置に記録することができる．このCCDカメラからの

ディジタル信号を用いて実時間でのディジタル画像を扱う手法がX線I.I.-DRである．X線I.I.-DRの例として，ひとつのCCDで7.5 f/s（毎秒7.5フレーム）で400万（2,048×2,048）画素の高精細撮影と30 f/sで100万（4×4画素加算した1,048×1,048）画素の高速透視出力ができるXTV[19]がある．

X線I.I.は経時変化を伴う．特に経時変化が著しいのは変換係数である．X線I.I.の変換係数が低下するとXTVで光学系絞り，CCDカメラの利得などを調整し，XTV全体の入射X線に対する画像信号出力を一定にする補償[20]が行われる．

（斉藤啓一）

6.6　LCDモニタ

6.6.1　構造と原理

図1.103にLCD（liquid crystal display，液晶ディスプレイ）の基本構造を示す．LCDは，2枚のガラス板の間に分子構造的に異方性を持つ液晶分子を封入し，電圧をかけることによって液晶分子の配向変化を透過光量変化に変換し輝度を制御することで，像を表示する構造になっている．現在主流のLCDは，アクティブマトリックス駆動のTFT（thin film transistor）方式であり，背面にバックライトを付設した透過型LCDである．画素数に応じて必要な液晶セルを集合させ，各液晶セルにそれぞれ独立したスイッチング素子を設けている．液晶の配列方法によってTN（twisted nematic），VA（vertical alignment），IPS（in plane switching）などに分類される．

代表的であるTN方式は，偏光板（偏光フィルタ）を直交させて液晶層をガラス基板ではさんで設置し，電界を印加することにより透過率を制御するものである．液晶分子は両基板表面の配列方向に従ってねじれて配向している．下部偏光板を透過した光は液晶分子の光学異方性効果により液晶分子のねじれに従って回転（旋光）し，上部の偏向板を通過する（図1.104a）．液晶層に電界を印加すると，液晶分子のねじれ配向が解けた状態となり，偏光面を回転させる効果がなくなるため，入射光は上部偏光板に遮られる（図1.104b）．これらの

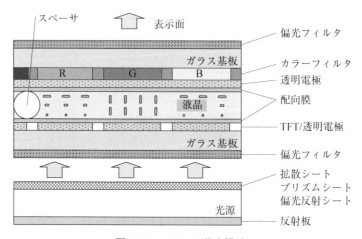

図1.103　LCDの基本構造

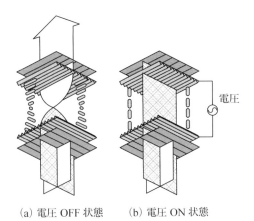

(a) 電圧 OFF 状態　(b) 電圧 ON 状態

図1.104　LCDの表示原理

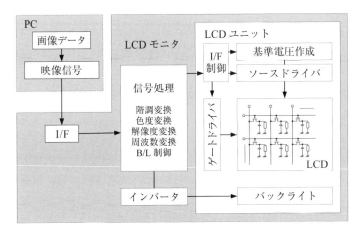

図1.105　LCDモニタの構成

動作の中間状態でグレースケールの表示が実現される.

　TN方式はガラス基板に対し，垂直に縦電界を使って液晶分子を動かすため，液晶分子が斜めに立ち上がった状態になると，見る角度によって光学特性が異なり視野角が狭い．これに対し，IPS方式では，横電界を利用し液晶分子をガラス基板に平行に回転させるため，見る角度によって光学特性が変わることがなく高視野角化を実現している．

　図1.105にLCDモニタの構成を示す．入力映像信号はすべてディジタル処理され，LCDや表示に対応したさまざまな映像信号処理を行う．階調変換，色変換，縦横変換，画像のサイズ変換やバックライトの輝度制御を行う．PCとの接続の基本はディジタル接続であり，PCの出力解像度とモニタの解像度を一致させる．

6.6.2　特性

(1) 解像度

　LCDは表示ピクセル（画素）が固定されている．1ピクセルの構造は3つのサブピクセルで構成されており，さらに1サブピクセルは複数の開口部によって構成されている．カラー

表1.6 LCDの解像度とサイズ例

呼称	解像度（縦置き）	画面寸法（mm）	画素ピッチ（μm）	空間周波数（lp/mm）
1 MP	1024×1280	301.0×376.3	290.4	1.72
2 MP	1200×1600	324.0×432.0	270	1.85
3 MP	1536×2048	324.8×433.1	211.5	2.36
5 MP	2048×2560	337.9×422.4	165	3.03

LCDの場合は，各サブピクセルにRGBが割り当てられる．また，各開口部間は，ブラックマトリクスにて光が遮断されている．ピクセルの形状はメーカー，サイズ，方式によってLCDごとに異なる．表1.6に標準的なLCDの解像度例とサイズを示す．撮影装置はさまざまな画像のピッチ，サイズの仕様があり，ピクセル等倍（画像データの1画素とモニタの1画素を1対1に対応させる）表示では，LCDモニタに表示される画像サイズは撮影装置ごとに異なる．

（2）輝度・コントラスト比

X線画像を表示する医用画像表示LCDモニタの最大輝度は，$400 \sim 500 \, \text{cd/m}^2$ が一般的である．最小輝度は，コントラスト比＝（最大輝度/最小輝度）より計算することができる．たとえば設定輝度$450 \, \text{cd/m}^2$，コントラスト比$600:1$の場合，最小輝度は$0.75 \, \text{cd/m}^2$ となる．コントラスト比の限界はLCDで決定される．

LCDモニタの経時的輝度劣化は，バックライトに使用されるCCFL（cold cathode fluorescent lamp）の経時変化特性に大きく依存している．CCFLの発光効率（輝度）は，周囲温度の影響を受け，低温でも高温でも低下する．長時間の使用では，電極の劣化，水銀の減少および蛍光体の劣化に伴う発光量低下と波長特性変化により緩やかに輝度と色特性が変化する．これらの影響を少なくするため，輝度安定化回路を設け，輝度をある程度抑えた状態で，その輝度を維持する．現在，より長寿命であるLED（light-emitting diode）が，CCFLに取って代わってバックライトの主流になりつつある．

（3）階調特性

モニタの階調特性はさまざまである．汎用モニタの場合は従来のCRT（cathode ray tube）モニタを踏襲して$\gamma = 2.2$を目標として設定されている．PACS（picture archiving and communication systems）で使用される医用画像表示モニタではGSDF（grayscale standard display function）が一般的である．GSDFとは，フィルムやモニタ間の輝度の異なる表示装置においても低階調から高階調領域まで同じような見え方となるように人間の識別閾を考慮して作成された関数である．

観察する画像には，モニタから発する光に室内光を反射した光が加算される．反射が大きくなると低輝度階調部のコントラストを下げることになる．よって，読影環境を考える場合は，部屋の明るさも重要な要素になる．

（4）階調数

表示階調数は，LCDモニタの場合8 bitが標準である．モニタの表示階調数を上げるには，表示階調数に対応したモニタ，ビデオカード，表示ソフトウェアが必要である．8 bitにてグレースケールを表示するとレベル変化の境界線がみえるが，10 bit以上では判別が難しく

なる．医用画像データは10 bit以上が多いが，放射線画像はノイズ成分が大きいため，8 bitとそれ以上の階調表示において有意な差は出ない．

(5) 色度

モノクロモニタの色度は，バックライトの分光特性とLCDの透過分光特性によって決定される．モノクロモニタでは，CCFLに使用されている蛍光体のばらつきが大きく，同じ機種でも色温度の差が大きい．読影では2面使用の形態が多いため，メーカーでは出荷時に同じ色味となるように組合せを行っている．

カラーモニタでは，色度，色域，色温度，階調特性など表示に対する要素がさらに増加する．その特性は，輝度と同様に機器ごとに異なる．同じ画像データを異なるモニタに表示した場合に，各RGBの色度座標や色温度が異なるため，輝度を同一にしても同じ見え方にはならない．また，同じモニタでも階調特性が異なれば，同じ色は再現できない．

(6) 鮮鋭度・粒状性

空間解像度に関して，LCDはピクセルが固定であり開口部がほぼ一様に発光しているため，MTF（modulation transfer function）はCRTと比較し高い値を示し，個体差や経年変化がほとんどない．粒状性に関して，LCDはブラックマトリックスの影響で周期的なスパイクが発生する．空間解像度や粒状性の測定・評価に関しては，標準化されていない．よって，評価方法によって結果が異なる場合があるので，機器の比較には注意が必要である．

(7) アーチファクト

LCDは微細な処理を行っており，精細度が高くなるといろいろな症状が現れやすくなる．代表的なのは，画素欠点といわれる輝点や黒点などの画素の動作不良である．また，信号線に起因するクロストーク，構造や材料に伴うムラや残像などが発生する．

6.6.3　今後

高品位の特性を持つLCDモニタが，医用画像の表示機器として主流となっている．LCDは現在もさまざまな材料や方式が研究されており，性能改善が進んでいる．将来的なデバイスとしてOLED（organic light-emitting diode）の開発が進んでいるが，医用画像表示の大型／高輝度／高解像度パネルが実用化されるには時間がかかると予想される．

（橋本憲幸）

第 7 節　一般X線撮影装置

7.1　CR方式一般撮影装置

7.1.1　CRの画像形成の仕組み

X線露光されたIPに半導体レーザからの励起光を照射することで，輝尽発光させる．IPは駆動モーターで精密に搬送され，レーザ光はポリゴンミラーで走査される．この操作で

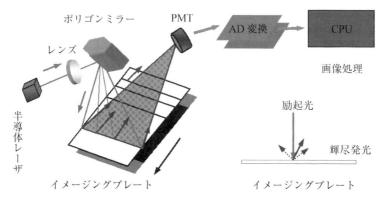

図1.106　CRの画像形成の仕組み

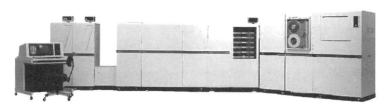

図1.107　世界初のCR装置　富士フイルム社製FCR101

IPの座標に対する発光を集光ガイドを通して集められPMT（光電子増倍管）で電気信号に変わる．AD変換器を通ることで信号はディジタル化される．ディジタル信号はCPUで画像処理が施され，最終信号に変換される（図1.106）．

7.1.2　CRの歴史と技術課題

　CRの技術課題は，(1) 質の高い画像の提供，(2) 装置のサイズの小型化，(3) IP処理の高スループット化であった．世界初のCR装置は1983年に発売された，富士フイルム社製のFCR101（図1.107）であるが，それ以降の富士フイルム社製CR装置は以下のような変遷をたどっている（図1.108）．

　1983　FCR101発売　　　　　　　　　　　　　　（第1世代）
　1985　FCR201発売，ビルトインタイプ501発売（第2世代）
　1988　FCR7000シリーズ，AC-1発売　　　　　　（第3世代）
　1993　FCR9000シリーズ，AC-3発売　　　　　　（第4世代）
　1998　FCR5000シリーズ発売　　　　　　　　　（第5世代）
　2000　両面集光タイプFCR発売

　FCR101は，画素サイズは200 μmでB4フィルムに2種類の画像処理を行った画像を出力する方式を採用し，45枚/時の処理能力を持っていた．横幅8090 mmと非常に大きな装置であったが大学や研究機関を中心に40施設で採用された．

　FCRの歴史の中で最初の大きな転換点となったのはFCR9000である．当時，間質性肺炎の診断において200 μmという画素サイズでは細かな変化をとらえにくいという課題があり，胸部放射線科医とともに増感紙-フィルム（F/S）システムと同等の診断情報を有する画

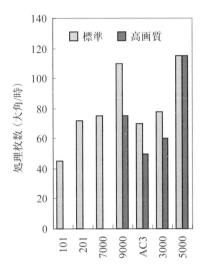
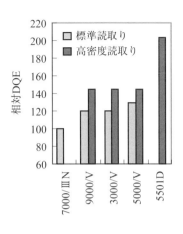

図1.108 富士フイルム社製CR装置の処理能力と画質向上

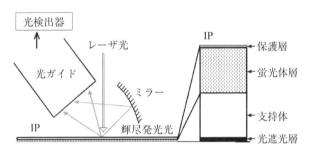

図1.109 片面集光方式

素サイズはどの程度であるかについて検討が行われた．その結果，FCR9000では，画素サイズを100 μmという現在のFCRで採用されている高精細読取モードが実現した．

2度目の大きな進化は，2000年に登場したFCR5501Dである．FCR5501Dでは，これまでのCRの常識を打ち破りIPを両面から読み出すことで高感度化を行うことに成功した．両面読取方式の実現のために両側の画像を合成し1枚の画像に仕上げる周波数別画像合成技術，IP組成の改良などを行い，従来の1.4倍の高感度化を実現した．

7.1.3 両面集光方式CR

以下，CRの画質を大幅に向上させた，IP両面集光読取技術について詳述する．

7.1.3.1 両面集光方式の基本的な考え方

最も画質に影響するX線量子ノイズを改良するためには，X線の吸収量を実質的に増加させることである．「実質的に」とは，吸収されたX線のエネルギーを，検出可能なIPの輝尽発光量に変換するということである．

X線吸収量を増加するために，IPの蛍光体層の膜厚を厚くしても，片面IP読取システム（図1.109）では，実質的なX線の利用効率の向上は小さい．これは，レーザ励起側から遠

い輝尽性蛍光体層の内側部分での発光は，散乱体である蛍光体層を通過して表面側の検出器に到達しなくてはならいので，検出器で検出される確率は小さくなるためである．

一方，両面集光方式（図1.110）では，IPの支持体を透明にするとともに，支持体側から発光する蛍光を検出するために，支持体側にも検出器を設けている．それぞれの検出器で検出された画像データは最適な加算比で加算されて最終的な画像データとして用いる．この方法により，レーザ励起側から遠い蛍光体の内部で吸収されたX線の情報に対応する発光も，支持体裏面の検出器から効率よく検出することが可能となり，表面側の検出器からの情報と合わせて利用することで，より多くの情報を利用することが可能になり，厚い蛍光体層でより多く吸収されたX線信号を実質的に画像信号に取り出すことができる．

7.1.3.2 画像加算による画質の向上

図1.111に，IPの表面画像（X線入射側）と裏面画像（支持体側）のNEQ（雑音等価量子数）を示す．表面画像のNEQは片面IP読取システムとほぼ同様な空間周波数依存性を示す．一方，裏面画像のNEQは低空間周波数領域では表面画像とほぼ同等のNEQであるのに対し，高空間周波数領域では急速に低下する．この事実より，裏面画像の情報を用いることにより，特に低空間周波数領域における画質改善に効果があることが期待できる．しかし，単純な加

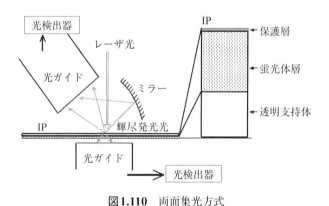

図1.110　両面集光方式

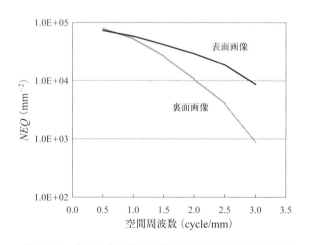

図1.111　表面画像と裏面画像のNEQ空間周波数依存性

算では，すべての空間周波数領域では良好な結果は得られないと予想される．

図1.112に，空間周波数成分ごとに加算比率を変化させた加算画像のNEQを示す．低空間周波数領域では裏面信号を多くし，高空間周波数領域では裏面信号を少なくした加算で，最適な加算ができ画質の向上効果があることがわかる．

図1.113に，空間周波数に応じて加算比率を最適化した両面集光方式CRのNEQを示す．ここには，同時に0.5 cycle/mmと3 cycle/mmのそれぞれにおいてNEQが最大となる単純加算の場合も示した．空間周波数に応じて加算比率を最適化することにより，すべての周波数にわたって，NEQが向上し，片面集光IP読取方式に比べて大幅に画質が改善されていることがわかる．

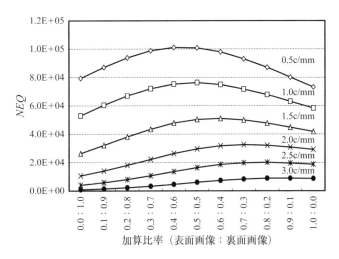

図1.112 表面画像と裏面画像の加算比率を変えたときの各空間周波数におけるNEQ

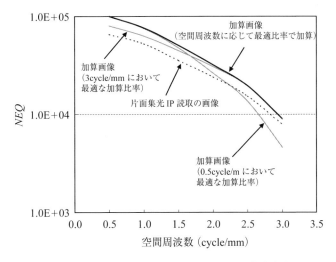

図1.113 空間周波数に応じて加算比率を最適化した両面集光方式CRの画質向上効果

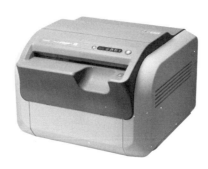

図1.114 富士フイルム社製 小型CR装置FCR PRIMA T

7.1.4 さらなるCRの進化

近年,ディジタル一般撮影装置は,CRからDRへの移行が急速に進んでいる.一方で,クリニックやエマージング市場においては,依然としてF/Sシステムが使用されており,これらの領域でのディジタル化が求められている.このような市場の要請に応えるべく,近年各社からテーブルトップタイプの低価格なCR装置が発売され始めている(図1.114).

1983年のFCR101と最新の小型CR装置に至るこの30年の進歩をみると,まさに隔世の感がある.このような小型/低価格CR装置によって,市場のあらゆる一般撮影のディジタル化が,近い将来現実のものとなろうとしている.これにより,クリニックやエマージングのディジタル化による一般撮影の品質の底上げ,画像データがディジタルとなることによる病診連携の進展,遠隔読影の普及など,これからもCRが医療の質の向上に果たす役割は大きいと考えられる.

(大前憲宏)

7.2 FPD方式一般撮影装置

FPD搭載型の一般撮影装置と回診用装置および臨床応用アプリケーションについて述べる.

7.2.1 FPDの特長

FPD搭載型一般撮影装置は,大視野FPDを搭載した立位スタンド・臥位テーブルと,ディジタル画像を即時表示する画像処理装置,X線管球保持装置・X線高電圧発生装置から構成される.その外観例を図1.115に示す.X線一般撮影は画像診断の7割を占め,高画質,低被ばくは当然として,被検者へのケア向上,検査時間の短縮などの観点からワークフローの改善,画像の即時表示が要求される装置である.

(1) 大視野FPD

一般撮影装置では通常,大視野の直接変換方式,または間接変換方式FPDを搭載している.直接変換方式FPDでは,入射X線をアモルファスセレン(s-Se)の変換層で電子-正孔対に直接変換することにより,電荷を拡散することなく画素電極に収集でき,優れた空間分解能特性が得られる.間接変換方式FPDではCsIなどのシンチレータの発光をフォトダイ

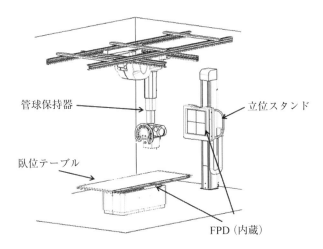

図1.115 FPD方式一般撮影装置の外観例

オードによって電気信号に変換する方法で，光の拡散により直接変換方式ほどの解像度は得られないが，構造が比較的簡単で電気的に安定したセンサである．有効視野は43×43 cmまでと広い撮影範囲を有し，体格の大きい被検者にも十分に対応できる．

(2) 装置間連動（通信ネットワーク）

FPD搭載型一般撮影装置のように最新の装置では，主要コンポーネントがすべて通信ネットワークにより接続されており，撮影条件や機械的な装置の位置情報あるいは患者情報といった各種の情報を通信することにより各種の装置関連動作を可能としている．

撮影を行う場合，まず画像処理装置で撮影部位の選択を行う．X線高電圧発生装置は通信ネットワークを通じて撮影部位情報を受け取り，X線条件を設定する．X線高電圧発生装置で設定された撮影条件は管球保持装置付属の操作パネルにも表示され，操作者は，検査室内にあるこの操作パネルからも撮影条件の変更を行うことが可能である．

画像処理装置で登録された患者情報は，通信ネットワークを介して管球保持装置に送られる．管球保持装置では，操作パネルの液晶モニタにこの患者情報を表示することができ，検査室内での患者確認をサポートする．

画像処理装置から撮影部位に応じて，あらかじめ設定されたX線照射野サイズが管球保持装置に送られる．管球保持装置では，コリメータリーフを送られてきたX線照射野サイズに自動設定し，検査のスループットの向上を図っている．

立位スタンド・臥位テーブルに搭載された運動グリッドは，X線高電圧発生装置からの撮影時間情報に応じてその運動速度を決定している．また，装着されたグリッドの種別は管球保持装置に送られ，その操作パネル部の液晶ディスプレイに表示される．

7.2.2 システム構成

システムを構成する各コンポーネントの機能について示す．

(1) 画像処理装置

撮影後から画像表示までの時間（画像表示時間）は，短時間での画像確認，患者のケアの実施のために重要である．また撮影から次の撮影までの時間（撮影サイクル時間）は，病院

での救急や検診での検査時間の短縮に有効である．画像表示時間は2秒，撮影サイクル時間は4秒という装置が実現されている．

検査部位・撮影方向ごとに各種条件を登録できる機能について述べる．この機能によりオート階調処理やγカーブ，エッジ強調といった画像処理条件を登録しておくことができ，検査部位・撮影方向ごとに最適な画像を即時に出力することができる．また，X線高電圧装置やX線管保持装置と連携して検査部位ごとに撮影条件や絞りサイズなどを自動設定でき，操作の簡略化が図れる．

臨床では複数の撮影を決まった組合せで実施することがよくある．これに対応する機能として，事前に各種撮影の組合せを装置に登録しておき，検査時には撮影条件の組合せを呼び出すだけで，その後は，撮影が行われるごとに自動的に撮影条件を切り替える機能があり有用である．

撮影後のX線照射領域を自動認識し，画像切出し範囲を自動的に設定し，切出し範囲の変更も行えることも有用である．

医用機器の情報交換の規格であるDICOM規格に対応するのが標準であり，院内ネットワークを介して，同規格に対応した画像サーバおよびレーザイメージャへの撮影画像の送信を行うことができる．また，放射線科の情報システムとの検査情報の交換が可能となっている．これらの機能により，病院内に構築された情報ネットワーク内で撮影装置としての役割を担い，一般撮影分野での電子化を支援する．

(2) FPD搭載型立位スタンド

立位での頭頂部から下肢下端までの広い撮影範囲が要求される．FPD，X線管球にはある程度の大きさはあるので，床面までの撮影範囲は実現しにくいが，低い部分では最低膝関節撮影までは要求される．FPDの中心が床から380〜1865 mmの範囲で可動という仕様例がある．さらにFPDの検出面上端からあごまでの距離をできるだけ短くして（例として39 mm），胸部撮影で患者に無理な姿勢を強いることなく肺野上部まで視野を確保することができる工夫がされている．

四肢の撮影や撮影距離の異なる検査部位でグリッドを交換する場合，またグリッドなしの撮影を想定して，ワンプッシュ操作のグリッド着脱機能が必要である．これにより撮影距離や撮影部位に応じたグリッドの装着を容易に行うことができる．図1.116にその例を示す．

FPD搭載部を−20°〜＋90°まで15°ごとにチルティングする機構も要求される．これにより撮影角度の厳しい撮影を容易に行うことができるとともに，車いすでの上腕部の撮影も容易に行うことができる．

(3) FPD搭載型臥位テーブル

図1.117にFPD搭載型臥位テーブルの外観例を示す．いわゆるエレベーターテーブルと呼ばれテーブル面の高さを調整することができる．この機能により，患者の乗り降りを容易に行うことができるとともに，術者に最適な高さで患者の位置決めができ作業負荷を軽減できる．仕様例としてはテーブル面の最低高さ390 mm，最高高さ940 mmがある．

X線管保持装置との連携により，リンク機構を持たない電動式のディジタル断層撮影を行う機能も要求される．FPDの高分解能と精密な動作制御により，2.5 lp/mmの高い分解能を達成されている．本機能は後述するトモシンセシスにも用いられる．

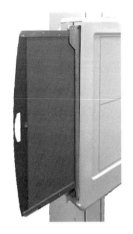

図1.116 FPD搭載立位スタンド・グリッド
着脱機構
（写真提供：島津製作所）

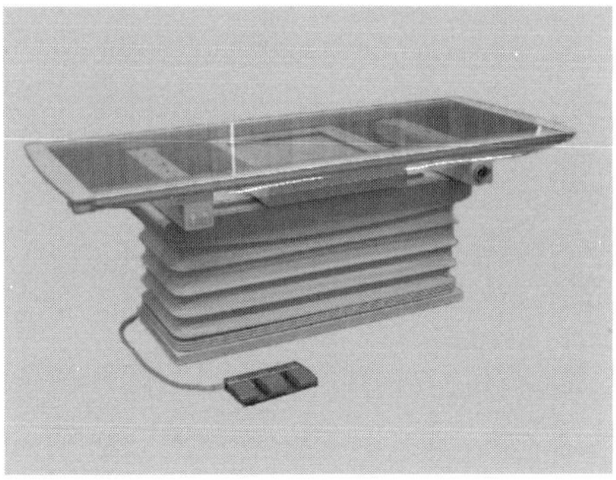

図1.117 FPD搭載型臥位テーブル
（写真提供：島津製作所）

上記断層撮影機能搭載時には，管球保持器の長手位置および管球角度を常時検出し，ブッキー部が常に照射野に合致するように自動的にポジショニングを行う．この機能により，斜入撮影時のX線管球とブッキー部の位置合せをきわめて簡単に行うことができる．斜入時の位置合せでは，X線の斜入による広がりを計算し，X線照射範囲が常にFPD受光面に収まるように補正する．

(4) X線管保持装置

被写体の位置決めの際に軽快な操作性が要求されるX線管球保持装置には，広い撮影範囲と優れた操作性を持ち，液晶タッチパネルや上下連動機能，オートコリメーション機能などが要求される．操作盤面は液晶タッチパネル式で，X線管の位置情報だけでなく，通信ネットワークにより患者情報やグリッド情報の表示，撮影条件の変更，照射野サイズの設定が行える．

立位スタンドとの組合せによる上下連動やオートコリメーションでは，連動基準位置をFPDの上辺，中心，下辺に切り替えることができる．この際，照射野の基準位置を固定するようにX線管球保持装置が上下動するため，たとえば，胸部撮影を行う場合などは上辺基準で上下方向の照射野を絞れば，肺尖区や気管支を撮影範囲に保ちながら，生殖腺部分の不要な被ばくを抑えることができる．

(5) X線高電圧発生装置

最高周波数 50 kHz 程度の周波数可変式・高周波インバータ搭載のX線高電圧発生装置が用いられるのがほとんどである．通信ネットワークによる画像処理装置からの撮影条件設定が可能であると同時に，手動での撮影条件変更も素早く行うことができる．

7.2.3　可搬型FPD搭載回診用X線撮影装置

回診用X線撮影装置は，X線撮影室まで移動させるのが困難な患者のX線撮影や，手術室および救急処置室でのX線撮影を目的とした移動型のX線撮影装置である．図1.118にワイヤレスタイプFPDを搭載した回診用X線撮影装置の外観例を示す．本体前面に置かれた

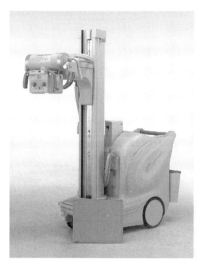

図1.118 可搬型FPD搭載回診用X線撮影装置の外観例
（写真提供：島津製作所）

FPDはワイヤレスFPDである．電動パワーアシスト走行する台車にX線発生器，X線管球，可動絞り，ディジタル制御部，液晶モニタ，ワイヤレスFPDを搭載して構成される．本体とFPDをつなぐケーブルをなくしたことで，従来のカセッテと同等の優れた操作性を実現している．FPDの外形寸法はカセッテと同じで薄型である．ケーブルがないことで，ポジショニング時の操作性の向上だけでなく，従来必要であったケーブルの取り回し・後片づけが不要となることや，FPDのセッティングが回診車の位置や姿勢に制限されないことから，ワークフローの改善も実現している．たとえば，まずFPDだけを被検者の下にセッティングした後に，回診車をベッドサイドに移動させてX線管装置の位置決めを行うといったことが可能である．有線タイプのFPDの場合は，回診車を先にベッドサイドに位置決めしてからでないと，ケーブルの取り回しが決まらないため，FPDのセッティングを先に行うことができないが，このようにセッティングの自由度が大幅に向上しているため，ワークフローが改善されている．また，従来の回診業務だけでなく，救急やICUにおいても，ケーブルが人や他の機器に接触することがないため衛生的であり，より使い勝手のよい取り回しが可能である．

7.2.4 臨床応用アプリケーション

（1）エネルギーサブトラクション

図1.119にエネルギーサブトラクション（energy subtraction）の臨床例を示す．いわゆる2回撮影方式で高電圧撮影と低電圧撮影を撮影後，骨像と軟部組織像を抽出したものである．従来の高電圧撮影と軟部組織像，骨像の比較を示す．結節陰影等の病変の見え方が軟部組織像のほうが優れており，エネルギーサブトラクションにより正確に診断を支援できるといえる．軟部組織像は骨などの障害陰影を除去するので，より胸部CADとの結合に有利である．高電圧X線パルス，低電圧X線パルスを連続的に交互に発生させることによって動的なエネルギーサブトラクション，エネルギーサブトラクショントモシンセシスも可能である．

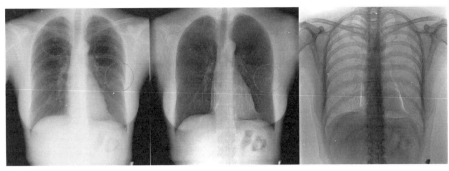

(a) 高電圧画像（140kV）　　(b) 軟部組織像　　(c) 骨像

図1.119　エネルギーサブトラクション像
・軟部組織像：高電圧画像ではみえない腫瘤陰影が観察できる．
・骨像：高電圧画像でみられる陰影が骨片であることがわかる．
（データ提供：島津製作所）

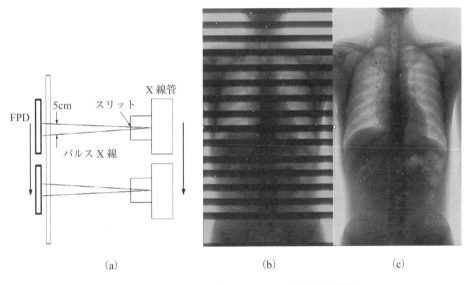

(a)　　　　　　　(b)　　　　　　　(c)

図1.120　スロットラジオグラフィによる長尺画像
(a)　撮影原理図（X線管，FPDを同時に移動し連続撮影する）
(b)　連続撮影画像（短冊状の画像の連続撮影，黒い部分は重複部）
(c)　合成画像
（データ提供：島津製作所）

(2) スロットラジオグラフィ

スロットラジオグラフィ（slot radiography）の撮像の原理を図1.120に示す．FPDとX線管の対向位置関係を固定したまま，下方へ映像系を全体的にスライドさせながら連続撮影する．画像はスリット部分のみを収集して，映像系移動速度から算出された画像間の移動距離分，画像メモリ上でシフトしながら画像結合処理を行っていくわけである．スロットラジオグラフィによる長尺撮影は，従来の長尺カセッテを使った撮影より，より平行光に近いX線ビームで撮影できるので画像ひずみが少なくより正確な計測が行える．またスロット状のファンビームによる撮影のために，散乱線が少なく，コントラストの高い画像が得られる利

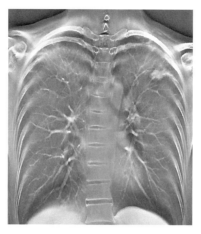

図1.121　胸部トモシンセシス画像（肺がん）
(データ提供：島津製作所)

点がある．

(3) トモシンセシス

ディジタルトモシンセシスは1回のスキャンで多くの異なった断層面を再構成し，また画像処理により障害陰影のない画像を提供する撮影法である．トモシンセシス（tomosynthesis）の再構成処理には，断層撮影とコーンビームCTとの類似性があり，平行平面式断層撮影がコーンビームのCT走査の一部であるととらえことによって，CT再構成の代表的手法であるフィルタ逆投影法（filtered back projection method：FBP法）を拡張した再構成手法が導入された．コーンビームCTと比較した場合，平行平面式断層走査では，理想的な一周分のデータを得ることができず，断層像上のアーチファクト（障害陰影）となって現れることになる．FBP法では再構成関数の投影角度による調整により障害陰影の低減を行っている．

さらには逐次近似法により再構成も開発されている．逐次近似法（iterative approximation method）では，スライス厚さがより薄く，金属アーチファクトがより少ない利点がある．

トモシンセシスは原理上，画像を積分するのと同じ効果があるので，投影像1枚1枚が線量の十分にあるSNのよい画像である必要はない．したがって撮影の総X線量は少なくてよく，低線量での撮影が可能であり，肺がん検診への可能性も十分ある．

図1.121は胸部でのトモシンセシスの例である．肺がんの例で，左肺部に腫瘤陰影が明瞭に観察できる．一般撮影では方向合せが必要で位置決めに時間を要するが，トモシンセシスは，正確な位置決めが不要であるのでワークフロー改善に貢献するといえる．

(柴田幸一)

第8節　乳房用X線撮影装置

　乳癌は，他の癌に比べて比較的若年齢（40歳代後半から50歳代）に罹患者が多く，罹患率や死亡率の増加が大きな問題となっている．そのため乳癌診断においては，早期発見による救命効果や予後の改善，外科的手術の主流となっている乳房温存術のための正確な癌の広がり診断が求められる．

　乳腺疾患の画像診断には，乳房X線撮影（以下，マンモグラフィ：mammography），超音波検査といった，視触診とともに乳癌診療の3本柱として用いられている検査のほか，良悪性の鑑別や広がり診断を目的としたCT, MRI, PET検査などが用いられている．その中でマンモグラフィは，検査方法が簡便で検査時間が短く，乳房全体を1枚の画像に表示することが可能なこと，他のモダリティと比較して空間分解能が高いこと，客観性があり検出された所見に対する用語や判断基準が明確に示されていることなどから，無症状の人に対して行う乳がん検診や乳腺診療のファーストステップとして重要な役割を担っている．

　マンモグラフィの目的は，乳房内病変のX線による吸収差や微細な変化，病変の発生に伴う組織の，異常所見を画像上に描出することである．特に乳癌所見として認められる腫瘤や微小石灰化の辺縁や形状などの特徴が明瞭に描出されることが求められる．しかし，乳房は，乳腺組織，脂肪組織，乳腺繊維や間質組織などの軟部組織で構成されており，組織間の線減弱係数の差が小さいため十分な被写体コントラストが得られない．また，若年者では乳腺組織が乳房の大部分を占めるが，加齢とともに乳腺組織は退縮し乳房のほとんどが脂肪組織になるという内部構造の複雑な変化があり，かつ同一年齢層でも人種や個人によって差があることから，これらすべての乳房に対して診断価値の高い画像を得る必要がある．

　したがって，乳房用X線撮影装置は，乳房を構成する組織や発生する疾患の特徴から，一般X線撮影装置とは異なる特徴を持ち，乳房撮影用X線管，撮影台（Cアーム，圧迫板，受光部，グリッドなど），高電圧発生装置から構成されている．

　本節ではこれら乳房用X線撮影装置の構成品の特徴および画質に与える影響，マンモグラフィの新しい技術，装置の精度管理について述べる．

8.1　乳房用X線管

　X線画像の画質は一般に，コントラスト，鮮鋭度，粒状性（ノイズ）で評価される．臨床においては，大きな濃度（輝度）変化があり明瞭に描出されている異常所見であれば，検出することは容易である．マンモグラムのコントラストは，X線管の陽極（ターゲット），付加フィルタ，撮影管電圧，圧迫，散乱線，受像器の特性などに依存する．また鮮鋭度は，焦点サイズや検出器の特性，幾何学的配置などが影響する．高コントラスト，高鮮鋭度が求められるマンモグラフィでは画質を決定するうえでX線管が果たす役割は大きく，マンモグラフィ用に設計された専用のX線管が用いられている．

8.1.1 X線管の構造

乳房用X線撮影装置では，X線管の管軸は胸壁に接する乳房支持台の縁（胸壁端）のラインに垂直で，焦点は乳房支持台の左右の中心で胸壁端のほぼ真上に位置している．ヒール効果を有効に利用し，被検者側へのX線管の張り出しをできるだけ少なくするために，胸壁側に陰極がある．また照射野の大きさは，ターゲット角度とX線管の焦点と受像器間の距離（SID: source image receptor distance）で決定される．ターゲット角度はターゲット本体の角度とX線管の傾きを合わせたものであり，24×30 cmの照射野を確保するために約22°のターゲット角度が必要である．そのため，陰極側がやや下になるようにX線管を傾斜（傾斜角約5〜6°）させて固定しているものもある．またX線管の放射口の窓は，線質硬化とX線のスペクトルの形状の変化を最小限にするため，0.03 mmのBe（ベリリウム）が使用されている（図1.122）．

ターゲットの材質は一般にMo（モリブデン）で，厚さ0.03 mmのMoフィルタと組み合わせて使用される．あるいは，0.025 mmのRh（ロジウム）フィルタを組み合わせる場合もある．またMoとRhやMoとW（タングステン）の二重軌道陽極X線管も実用化されている．焦点サイズは鮮鋭度に影響を与えるため，他のX線管に比べ小さい焦点サイズが使用されている．一般に大焦点（0.3 mm）と小焦点（0.1 mm）があり，大焦点は通常撮影に，小焦点は焦点によるボケの影響を考慮し，拡大撮影に使用される．2つの焦点サイズには，多くの装置で異なるターゲット角度が用いられている．

8.1.2 線質

ターゲットに用いられているMoは，画像コントラストが一応満足でき，被ばくも許容できるX線のエネルギー域にX線強度の大きい特性X線（K_α = 17.4 keV，K_β = 19.6 keV）が存在する．またMoは20 keVにK吸収端を持つことから，Moを付加フィルタとして用いて20 keV以上の高エネルギー成分と低エネルギー成分を除去することにより，特性X線を含む単色に近いスペクトルを得ることができる．RhフィルタはK吸収端のエネルギーがMo

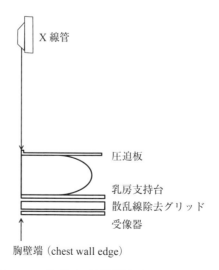

図1.122 乳房用X線撮影装置の幾何学的配置

より約3 keV高く（23.2 keV），Moターゲットと組み合わせることで20～23.2 keVの連続X線の高エネルギー成分が増し，同じ管電圧でも平均エネルギーは高くなる（図1.123）．

Rhターゲットは Moより特性X線のエネルギーが高い（$K_α$ = 20.2 keV, $K_β$ = 22.7 keV）ため，Rhフィルタを組み合わせることにより，さらに平均エネルギーは高くなり透過率を高めることが可能である．X線平面検出器を備えたマンモグラフィ装置では検出器の特性から，WターゲットとRhまたはAg（銀）フィルタを搭載した装置も使用されている．

撮影管電圧は，通常25～30 kV程度が使用されている．組織の線減弱係数はX線のエネルギーの関数であることから，低エネルギーほどコントラストは大きくなる．すなわち，管電圧が高くなると特性X線より高いエネルギー成分が増加し，被写体での吸収が減少する．しかし，管電圧が低くなれば軟X線の成分が増え被写体での吸収が多くなって，ある範囲を超えるとほとんど受像器には到達しない．また同じ管電圧では，被写体が厚くなると吸収が多くなり，線量の増大を招く．管電流は100 mA前後でほぼ一定であるため，線量が増えると被ばく線量が増えるだけでなく，撮影時間の延長による被写体の動きが問題となる．

文献によると，乳腺：脂肪の割合が50：50のファントムを管電圧27 kVで撮影すると，Mo／Moの組合せが最もコントラストが高く，Rh／Rhが最も低い．しかし，被ばく線量は逆にMo／Moが最も多く，Rh／Rhが最も少ない．ファントムが厚くなるとコントラストの差は小さくなり，逆に被ばく線量の差が増大する．また厚さが3 cmのファントムでは，管電圧が高くなるとコントラストの差は小さくなり，7 cmでは管電圧の上昇によりその差は逆転し，Rh／Rhのほうがコントラストが高くなる[1]．したがって，マンモグラフィでは常に画質と被ばく線量のバランスを考慮し，乳房厚や乳腺密度に適したターゲット／フィルタや管電圧の組合せが決定される．

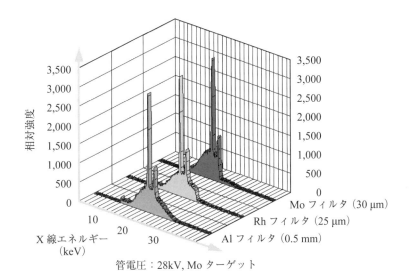

図1.123　X線スペクトル比較図

医学物理学教科書：放射線診断物理学

8.2 撮影台

8.2.1 Cアーム

撮影台は，X線管と受像器が一定の距離で対向し，Cアームの形状をなしている．SIDは60〜70 cmが多く，一般撮影と比べ短くなっており通常これを変えることはできない．上下動および左右に合わせて360°回転させることができ，任意の角度で固定して撮影が可能である．これにより，マンモグラフィの標準撮影法である頭尾方向（cranio-caudal: CC）撮影や内外斜位方向（medio-lateral oblique: MLO）撮影，病変に対する接線撮影などさまざまな方向での撮影に対応している．

また，微細石灰化の形状診断や腫瘤辺縁の変化をより明瞭に描出するため，拡大撮影が行われるが，拡大撮影用の乳房支持台をX線管と受像器の間に取り付けることにより，1.5〜1.8倍の拡大撮影が可能である．

8.2.2 圧迫板とグリッド

画質低下の要因として，被写体からの散乱X線によるコントラストの低下が挙げられる．一般撮影に比べ，乳房撮影に使用するX線のエネルギーは低く被写体も小さいため，当初は散乱X線の影響は低いと考えられたが，被写体厚や占める面積の増加により散乱X線が著しく増加することが多くの文献で報告されている．マンモグラフィでは散乱X線を低減する方法として，乳房圧迫による散乱X線の低減とグリッドの使用による散乱X線の除去があり，装置に圧迫板と散乱X線除去グリッドが装備されている．

8.2.2.1 圧迫板

乳房を圧迫することにより乳房厚は薄くなるが，面積は広くなる．しかし，厚さの減少による散乱X線の減少に比べて面積の増加による散乱X線の増加は少ないため，圧迫による有効性は大きい．また厚みの減少によりX線の透過する距離が短くなるため，X線の減弱が少なく線質硬化も減少するため，コントラストが上昇し内部構造も明瞭に描出される．それ以外に入射X線量の低減や撮影管電圧の低下，幾何学的不鋭の減少，固定による動きの抑制などにより，画質の向上が図られる．圧迫板には，X線の減弱が少なく，圧迫によってひび割れなどが起こらない，皮膚を傷つけない，などの理由から，主に材質はポリカーボネイト樹脂が使用されている．

通常の撮影に使用する圧迫板は，形状はフラットで胸壁端と左右の3辺に立ち上がり部を持ち，照射野をすべてカバーできる大きさである．立ち上がり部があることによりアーチファクトとなる圧迫板周囲の組織が画像に写り込まないようにし，圧迫板の辺縁で乳房が傷つくのを防いでいる．圧迫板は取り外しが可能で，追加撮影であるスポット撮影には9 cm前後の円形の圧迫板が用いられることが多い．

8.2.2.2 グリッド

乳房支持台と受光部の間に運動グリッドが装備されており，多くの場合照射開始に合わせて作動する[2]．通常，マンモグラフィでは一次X線の透過率を考慮して，中間物質としてカーボンファイバを使用し，グリッド比が4:1または5:1でグリッド密度が27本/cmまたは31本/cmの平行グリッドが使用されている．グリッドを使用することにより散乱X線を除去す

116

第1章　X線撮影・透視

ることが可能であるが，同時に一次X線も減弱する．そのため露出倍数はグリッドがない場合に比べて1.5～2倍となっている．グリッドの性能は，使用することによるコントラストの改善と線量の増加により相対的に評価される．被写体厚が厚くなるとコントラスト改善能は高くなるが，一次X線に対する散乱X線の割合は高くなる．またグリッド比が大きいほうが散乱X線除去率は高くなるが，その分，露出倍数が大きくなり，被ばく線量の増加につながる．

また，多方向からの散乱X線を除去できるクロスグリッドも実用化されている．一次X線の透過率を高めるため中間物質を空気としている．コントラスト改善能は通常の平行グリッドと比較し，高いという報告がある．

8.2.3　受光部

受光部は，乳房支持台の下にカセッテホルダ部を有するカセッテ撮影型と検出器を搭載した装置一体型に分かれる．カセッテ撮影型は，スクリーン（増感紙）／フィルムを用いたアナログシステムとCR（computed radiography）によるディジタルシステムがある．装置一体型は，平面検出器（flat pannel detector: FPD）を固定して使用する方式や結晶型シリコンセンサなどを移動させて使用する方式に分かれる．

8.2.3.1　受光システム

（1）スクリーン／フィルムシステム

マンモグラフィはこれまで，スクリーン／フィルムを用いたアナログシステムを中心として発展し，高コントラスト，高解像度のマンモグラフィ専用システムが用いられている．当初は増感紙を使用せず，工業用X線フィルムを使用したダイレクトフィルム法が行われていたが，被ばく線量の増大から増感紙が使用されるようになった．1972年に片面（バック側）にのみ乳剤を塗布した増感紙と片面乳剤フィルムとの組合せによる片面システムが開発され，クロスオーバー光をカットすることにより解像度が高まった．その後グリーン発光希土類蛍光体（Gd_2O_2S: Tb や $YTaO_4$ など）の使用により感度が向上し，さらに蛍光体層の着色や小粒子高分散化の技術で，高解像度を得ることが可能となった．

フィルムは，一般撮影に比べ高コントラストで粒状性を抑えた微粒子乳剤フィルムが使用されている．

（2）ディジタルシステム

一般撮影で用いられるディジタルシステムは，マンモグラフィに求められる解像度の要求には応えられないとしてディジタル化は進まなかったが，ピクセルピッチを小さくした大視野サイズのFPDの開発やマンモグラフィ用CRの技術開発により，アナログシステムからディジタルシステムへ大きく移行した．

（2-1）CRシステム

CRは，高解像度の要求に応えるため，読取りピッチを一般撮影用の約半分の 50 μm 程度としている．さらに蛍光体結晶を柱状構造にすることにより，輝尽発光光の層内散乱を抑え，解像度の向上を図っている[3]．またX線の吸収量を増加させるには蛍光体層を厚くする必要があるが，蛍光体層の厚みにより深部での発光は検出器で検出されにくい．そのため，検出効率向上により感度を高くする目的で，支持体側からも輝尽発光光を検出し，輝尽性蛍光体の両面から集光するシステムもある．

117

（2-2）DRシステム

CR同様，ピクセルピッチは小さく，50〜100 μmである．FPDは，a-Seを用いた直接変換方式とCsI:Tlを用いた間接変換方式がある．間接変換方式は，X線量を光に変換するため直接変換方式に比べ解像度は劣るが，蛍光体層を柱状結晶にして光の拡散を少なくする工夫がされている．

新しい技術として，フォトンカウンティング技術を用いたマンモグラフィ装置が実用化された[4]．これは，結晶型シリコンに入射したX線により電子・正孔対が発生する際に検出される電流パルス信号をカウントし画像化するもので，アナログ信号からディジタル信号への変換を必要とせず，検出効率が高い．また被写体の上下にコリメータを置き，X線管をスキャンさせて撮像することから，散乱X線の少ない画像を取得できる．

8.2.3.2　自動露出機構（AEC: auto exposure control）

乳房は個人によって組織の構成割合が異なり，同じ乳房厚でもX線の透過率は異なる．スクリーン／フィルムシステムでは，濃度は線量に依存するため，特にマンモグラフィに用いられる高コントラストなシステムにおいては診断の対象となる乳腺組織に適切な線量を照射するためAECは必須である．ディジタルシステムでは線量にかかわらず適正な濃度やコントラストが得られることから，従来の役割は変わりつつあるが，適正な線量で最高の画質を得るためにAECは重要である．

AECセンサには半導体検出器が用いられ，受光部の背面に位置し，受像器を透過したX線量で制御する[5]．センサは乳頭側に凸の蒲鉾（D）形で，装置により多少異なるがおおよそ10 cm^2の面積を有している．AECは多段階で調整可能で，多くは11段階で1段階当たりの変化量が10〜15%である．センサの位置は乳頭方向に移動可能であるため，乳房の大きさに合わせて最も乳腺の多く存在する位置を想定し，あらかじめAECの位置を設定して照射を行う．AECのモードには，照射時間のみを決定するモードや管電圧およびフィルタ（二重陽極の場合はターゲット／フィルタ）も自動で選択されるモードもある．

FPDを用いたDRシステムでは，検出器をX線量の制御のためのセンサとして使用することができるため，ばく射前にAECの位置を設定することなく乳腺組織に照射するX線量を制御可能である．撮影モードによっても異なるが，撮影前に短時間のX線照射（プレばく射）を行い，被写体を透過して検出器に入射したX線強度の違いから乳腺密度の最も高い部分を検出し，その部位の線量を制御する方法や，乳房厚と検出器に入射したX線強度から乳腺含有率を計算し，最も含有率が高い順にセンサの個数やパーセンテージを指定してX線量を制御する方法が実際に使用されている[6]．

8.3　位相コントラストマンモグラフィ

通常のX線画像は，物体との相互作用によるX線の吸収差を画像化したもので，生じる吸収差は一般に吸収コントラストと呼ばれる．一方，位相コントラスト（phase contrast）イメージングは，X線が電磁波であるという特性を利用して，X線が物体を通過する際に生じる屈折や干渉を位相コントラストとして画像化するものである．乳房のように吸収コントラストが得にくい構造において，位相コントラストの情報を付加することによる画質の向上

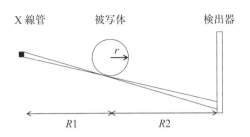

図1.124 位相コントラストイメージングの幾何学的配置

が期待されている（図1.124）．

　位相コントラストイメージングは，1990年代からシンクロトロンから得られる放射光X線を用いた研究が盛んに行われており，大きく分けて3つの手法が報告されている[7)-9)]．X線干渉計の原理を用いて干渉成分を抽出する方法，結晶角度アナライザを用い，位相のずれたX線をブラック反射で取り出す方法，微小焦点X線管を用いて，屈折による干渉縞を検出して輪郭を強調する方法であるが，装置や照射野の問題から実用化には至っていない．現在臨床で使用されているものは，微小焦点X線管の理論を小焦点X線管に応用したものである[10)]．

　これは，通常のマンモグラフィ装置に使用されているX線管の小焦点（0.1 mm）を用いる方法で，物体の辺縁におけるX線の屈折を利用している[11),12)]．すなわち，X線が物体を通過する際，物体の境界部で発生する屈折率の違いによるX線密度の変化を位相コントラストとしてとらえる．X線密度は，物体の境界部のすぐ外側では重なりにより上昇し，内側では逆に低くなり，結果としてエッジ強調画像として物体の境界線が強調される．ただしその屈折角は非常に小さいため，位相コントラストを得るために物体から検出器までの距離をとる必要があり，実際の装置では，乳房支持台と検出器を離して拡大撮影を行う．

　幾何学的配置であるが，小焦点X線管を使用した拡大撮影の場合，点線源ではなく焦点径を持つため幾何学的不鋭によるボケが生じ，鮮鋭度の低下をもたらす．エッジ効果の強さは，焦点被写体間距離$R1$，被写体検出器間距離$R2$，被写体の曲率半径r，被写体の屈折率（$n=1-\sigma$）などに依存するため，エッジ効果が得られる幾何学的配置を選択する必要がある．

8.4 乳腺トモシンセシス

　乳房X線画像（マンモグラム）は乳房を構成する組織の重積像であり，特にdense breastと呼ばれる乳腺組織が多く残存する乳房では良好なコントラストが得にくく，内部の明瞭な描出が困難である．また組織の重なりにより病変が描出されないことによる見落とし（FN: false negative）や逆に重なりによって生じた陰影を病変としてとらえてしまう（FP: false positive）ことにより，病変の検出感度や特異度が下がる場合がある．それを改善する手法として臨床で用いられるようになったのがトモシンセシスという技術である．1960年代から検討されていた技術であるが，大視野FPDの導入や再構成技術の進歩により実用化され，特に，整形外科領域で有用とされている．その技術が乳房用X線撮影装置にも搭載され，組

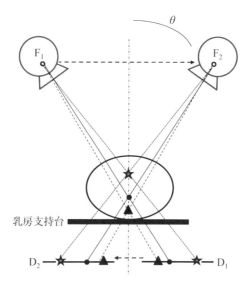

図1.125 トモシンセシスの原理図

織の重なりが少なく病変と組織が分離して描出された画像を得ることにより，FPやFNの減少が期待されている．

トモシンセシスとは，1回の断層撮影から得られた複数のプロジェクションデータをもとに，任意の高さのコロナル断層像を再構成する技術である．図1.125に示すようにX線管が±θの範囲で円弧上に移動する間に被写体を複数回撮影し，得られたデータを再構成することによりテーブル面に平行な任意の高さの断層像を得ることができる．従来，整形領域で用いられてきた断層撮影と異なる点は，得られた異なる角度の画像をデータとして再構成し，1回の走査で複数の断層面が得られることである．画像再構成法には，断層撮影の原理に基づくシフト加算法，X線CTの再構成に用いられているフィルタ逆投影 (filtered back projection: FBP) 法が主に用いられている[13),14)]．

乳腺トモシンセシスでは，乳房を圧迫板で固定し，X線管を胸壁に対して平行に移動させて撮像する．X線管移動角度や照射回数は装置によって異なっており，そのため得られる投影データ数や撮像時間も異なる．画像再構成間隔は1 mmまたは0.5 mmで，圧迫板に平行な断層像を得ることができる．得られる断層面を変えるには乳房を圧迫する方向を変える必要があるが，通常1回の圧迫で通常の撮影とトモシンセシスを連続して撮像する方法をとっているため，従来の2方向（CCとMLO）またはMLOのみで用いられている．被ばく線量は，ルーチンの撮影とトモシンセシス撮影を行う場合，当然高くなるが，ターゲット/フィルタをW/RhやW/Alにすることにより，低線量化を図っている[15)]．

8.5 精度管理

高品質なマンモグラムを得るには，撮影機器の性能，撮影技術，読影技術を合わせたシステムとしての性能の確保，およびこれらの技術の水準を維持するための品質管理が必要である．わが国の乳がん検診法であるマンモグラフィ併用検診の実施要件として，厚生労働省が

示したがん検診実施のための指針の中で，実施機関に対する読影技術，撮影技術を確保するための医師，技師に対する講習会の受講が推奨され，機器などの品質管理の実施が義務づけられている．

撮影技術，読影技術に関しては，NPO法人日本乳がん検診精度管理中央機構が中心となって，講習会の開催，実力判定試験の実施および5年ごとの更新講習会と判定試験を実施し，技術レベルの向上と維持を図っている．撮影機器の性能は，高コントラスト，高分解能が要求されるマンモグラフィにおいて画質を左右する重要な因子である．わずかな線質や線量の変化が画質に大きく影響を与えるため，最小限の被ばく線量で高品質の画像を得るために，性能の確保・維持は不可欠である．

マンモグラフィ装置にかかわる製品技術の国際的な標準化を行う機関として，国際電気標準会議（International Electrotechnical Commission: IEC）および国際標準化機構（International Organization for Standardization: ISO）があり，各国が国際的な基準に基づいてガイドラインを作成している．現在わが国では，IECおよび欧米のガイドラインをもとに乳房撮影精度管理マニュアル，ディジタルマンモグラフィ品質管理マニュアルが作成されている．

精度管理は，機器の性能確保のための受け入れ試験を行い，その後性能維持確認のために定期的に品質管理試験を行う．基本的には，前述の精度管理マニュアルの使用を推奨しているが，各施設で使用する撮影機器の性能やシステム，読影方法などが異なるため，施設ごとに要求事項に対応した最適な品質管理プログラムを構築し，計画的に実践していくことが求められる．

品質管理試験は，撮影機器を構成するすべての項目について行われなければならない．すなわち，マンモグラフィ装置，カセッテ，受像器，自動現像機，CR読取り装置，イメージャ，シャウカステンやモニタなどの観察装置である．また変動が予測される期間に応じて試験間隔は決められるべきであり，診断に影響を与えない期間，または試験で得られたデータの変動から劣化や故障を予測できる期間に設定すべきである．マニュアルでは，日常的に行う品質管理と定期的に行う品質管理に分けて項目を定めている．

主な精度管理項目には，ファントムを用いた視覚評価によるX線の発生から画像観察までの総合的な評価および装置の性能評価として，管電圧の精度と再現性，半価層の測定による線質の評価，平均乳腺線量の測定，AECの性能評価がある．また受像器の評価として，ディジタルでは，ダイナミックレンジの測定，空間分解能の測定，感度の測定などがある．

（西出裕子）

X線透視撮影装置

X線を医学利用する目的は，X線を透過させることによって被写体内部の情報を映像化することなので，透過X線情報を写真などに記録することがX線利用の基本である．これはX

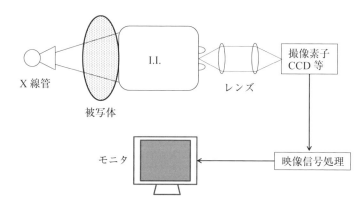

図1.126　X線テレビ装置のブロック図

線撮影と呼ばれる．しかし，動きを伴う器官を撮影するには，ベストな撮影タイミングを選ぶ必要がある．また，複雑な構造の器官を撮影するには，ベストな撮影角度を選ぶ必要がある．そのために開発されたのが，本節で説明するX線透視撮影装置である．X線透視撮影装置では，透視と呼ばれる連続画像収集で動画観察を可能としたので，術者は透視像を見ながらベストな撮影タイミングと撮影角度を選ぶことができる．

　X線透視撮影装置を考えるうえで注意しなければならないのは，被ばくの問題である．すなわち，動画として観察するためには，一瞬のX線照射で終了するX線撮影に比べて，ある程度長時間のX線照射が必要である．患者の被ばくを最小限に抑えるには，X線照射時間をできるだけ短く抑えることと同時に，単位時間当たりのX線照射量をできるだけ小さくすることが必要である．そのためには，X線検出手段として単純に蛍光体を使うだけでは信号量が不足して観察に適さないので，X線像の増倍が必須となってくる．このような理由から，実用的なX線透視撮影装置の登場は第6節第4項で説明したX線I.I.の登場を待たなければならなかった．

　X線I.I.の信号増倍機能を活用することにより，透視で使用される微弱なX線照射量であっても，観察に適する明るい透視画像が得られるようになった．透視像観察は，あたかもテレビジョン画像を見ているような環境を提供したことから，これらの装置はX線テレビ装置と呼ばれた．X線テレビ装置は，I.I.が登場した1950年代から徐々に開発が進み，途中FPD (flat panel detector) の登場によって検出器のI.I.からFPDへの置き換えが進みつつ，現在に至る．

　I.I.を使用した代表的なX線テレビ装置のブロック図を，図1.126に示す．

9.1　消化管透視撮影装置

　X線テレビ装置の主要な利用分野として，消化管検査が挙げられる．

　食道から大腸までの消化管は，周辺部とのX線吸収差が小さいので通常のX線撮影では映像化が難しいことから，空気注入下にバリウム造影剤を投与して撮影するという二重造影法が基本検査法となっている．造影剤は常に流動しているので，撮影のベストタイミングを知るためにX線透視が使われる．術者はX線透視下で造影剤の流れを追いながら，最も臨

第1章　X線撮影・透視

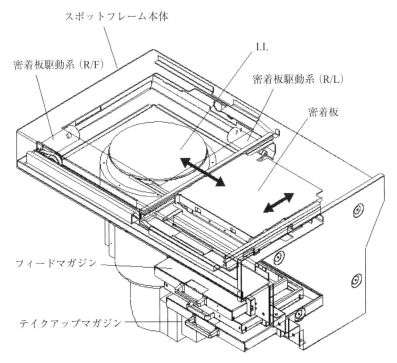

図1.127　カセッテレス自動フィルム搬送機構

床価値の高い時点で撮影スイッチを押すことができる．

　X線テレビ装置開発当初は，I.I.を使って透視画像を見ながら，撮影時にフィルムカセッテを挿入して撮影を実施していたが，1検査で何枚も撮影するので作業が煩雑であった．そこで，フィルムを自動的に撮影位置に搬送して撮影を実施し，撮影終了後にフィルムを自動回収する「カセッテレス自動フィルム搬送機構」が考案され，実用に供されてきた．この機構を使えば，検査中カセッテ交換に煩わされずに複数の撮影をスムーズに進めることができる．図1.127にその構造例を示す．図中，フィードマガジンに未撮影フィルムを数十枚装填しておき，撮影信号を受け取るとフィルムが引き出されて密着板のところで増感紙と密着される．その後，X線照射野に移動してX線照射が行われ，照射終了後にフィルムはテイクアップマガジンに回収される．このような過程で複数枚の撮影が終了した後，テイクアップマガジンを現像室に運んでまとめて現像することにより，撮影ごとに1枚1枚カセッテを交換する手間が不必要になった．

　図1.128に代表的な2タイプのX線テレビ装置の模式図を，図1.129にその外観図を示す．模式図では検出器としてI.I.を使用しており，外観図では検出器がFPDに置き換わっているが，2タイプの特徴に変わりはない．オーバーテーブルX線型の特徴は，X線管がテーブル（天板）の上に置かれるので，患者の観察や体位変換が容易である反面，検出器と患者の間にテーブルが配置されるので幾何学的拡大が避けられず，多少の解像度の劣化が発生することである．幾何学的拡大で解像度の劣化が発生する理由は，X線焦点サイズが約0.6〜1.2 mmと有限のサイズを持つからである．一方アンダーテーブルX線型では逆に，X線管がテーブル（天板）の下に置かれるので，患者を検出器に密着させることができ，オーバー

123

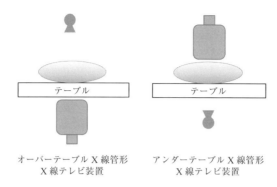

図1.128　代表的なX線テレビ装置の模式図

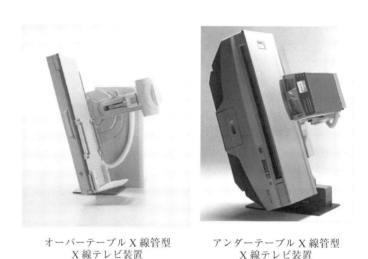

オーバーテーブルX線管型
X線テレビ装置

アンダーテーブルX線管型
X線テレビ装置

図1.129　代表的なX線テレビ装置の外観図

テーブル型に比べて解像度が優れている．しかし，患者の体位変換は容易ではなく，術者の介添えが必要になるので，検査中は術者が患者に近接して操作することが多い．日本ではオーバーテーブルX線型が主流である．

　X線テレビ開発当初は，透視はI.I.を使って動画観察し，撮影はフィルムで実施するという使い分けが普通に実施されていたが，I.I.や撮像素子の性能が向上してくると，撮影画像もI.I.を通じてディジタル画像として取得するということが行われるようになった．これには，I.I.や撮像素子の解像力が大幅に向上したこととともに，コンピュータによるディジタル画像処理技術の発展や，大容量のディジタル画像の保存が比較的安価・容易に行えるようになったことが大きく寄与している．撮影にフィルムを使わなくなると，術者はフィルムの現像処理から解放される一方，装置側もカセッテレス自動フィルム搬送機構のような複雑な機械装置が電子回路に置き換えられるので，装置信頼性の向上を図ることができる．近年ではI.I.と撮像素子の組合せからFPDへの移行が急速に進んでいるので，透視も撮影もFPDのみで実施できるX線テレビ装置が増えつつある．図1.130に，最新のFPDを搭載したX線テレビ装置で撮影した消化管の撮影画像例を示す．

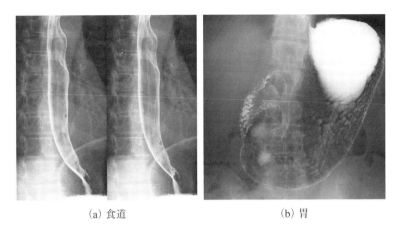

(a) 食道　　　　　　　　(b) 胃

図1.130 消化管の撮影画像例

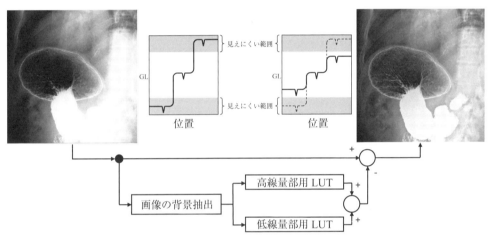

図1.131 ディジタル補償フィルタ

　撮影画像がディジタル化されると，ディジタル画像処理が可能になるので，従来のフィルム画像では困難であった処理が比較的容易に実施されるようになった．ここではその一例として，ディジタル補償フィルタを図1.131に示す．1枚のX線像の中には，X線量が多い部分と少ない部分が混在している．X線量の差が大きいと，1枚の写真の中ですべての部位を適正な観察濃度で表示することが難しい（図中，左端の写真）．そこでディジタル画像処理技術を活用することによって，局所的なコントラストを落とさずに，図中右端の画像のようにどの部位も観察可能な濃度に変換することが可能になった．この処理と同じ効果は，アナログ的にはX線補償フィルタを挿入することによって実現されてきたので，この処理はディジタル補償フィルタ（digital compensation filter）と呼ばれる．

（西木雅行）

9.2 循環器用X線診断装置

前項では，動画としてのX線透視像の利用分野として消化管透視撮影装置について詳しくみてきたが，X線動画像利用のもう一つの柱は循環器用X線診断装置である．循環器用X線診断装置においては，透視像はもとより，撮影像も連続撮影の動画として利用される．

血管内を流れる血液の主成分は水であるので，そのままでは周辺部とのX線吸収差が小さく，血管を明瞭に描出することができない．そのために血管内に造影剤を注入し，造影剤のX線吸収が大きいことを利用して血管内壁の形状を画像化するのが循環器用X線診断装置である．血管に注入する造影剤として，通常は，I（ヨウ素）を主成分とする薬剤が用いられる．

循環器用X線診断装置には，映像系を1セット持つシングルプレーン形（single plane type）と，映像系を2セット持つバイプレーン形（biplane type）の2種類がある（図1.132）．いずれの装置においても，患者の体位変換なしに透視・撮影角度を自由に変えられるように，映像系のX線管と検出器のペアはCアーム（"C"の形をしたアーム：C-arm）の両端に固定されて，術者の意のままに動かすことができるような構造となっている．バイプレーン形では，1回の造影剤注入で2方向からの透視・撮影が可能なので，造影剤使用量の削減や検査時間の短縮が図れる．しかし，装置価格はシングルプレーンに比べて割高となる．バイプレーン形が使われる領域は，血管の走行が複雑な頭部血管や，造影剤使用量に制限のある小児の心臓検査などである．

心臓以外の血管は動きが少ないので，造影剤の注入前後の画像間でディジタル的に減算処理をすると，血管以外の器官が消去されて血管形状の診断が容易になる．この手技をDSA（digital subtraction angiography）と呼び，現在では血管形状診断に不可欠の手技となっている．検出器としてFPDを使った場合のDSAの原理図を図1.133に示す．図中，造影前の画像をマスク像（mask image）と呼び，造影後の画像をライブ像（live image）と呼んでいる．ライブ像とマスク像の差分をとることにより，骨などの背景を消し去った血管のみの画像が得られる．これがDSA画像であり，背景が消えているので血管形状の正確な診断が可能になる．図ではマスク像もライブ像も1枚ずつであるが，通常は同一マスク像を使い造影剤注入中にライブ像を連続収集することによって，血流動態を示す複数のDSA像を収集することが多い．

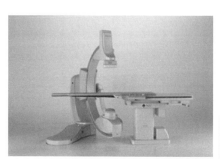 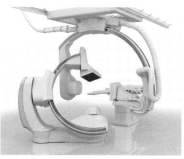

(a) シングルプレーン形　　　(b) バイプレーン形

図1.132 循環器用X線診断装置

第1章 X線撮影・透視

DSAにおいては，図に示すようにマスク像もライブ像もLog変換を経た後で減算処理される．この理由は，Log変換を経ずに直接減算すると，体厚の異なるところでDSA像中の血管コントラストが変化してしまうからである．Log変換後に減算すればこの問題は起きない．理由は，X線の減弱が $e^{-\mu d}$（μ：線減弱係数，d：物質の厚さ）という形で起きることに起因している．

DSA像の臨床画像例を図1.134に示す．DSAにはいくつかの発展型がある．図1.135に回転DSA（rotational DSA）と呼ばれる方法を示す．頭部血管のような複雑な構造を理解するには，一方向や二方向からだけの画像では十分ではないので，図に示すように映像系を回転させながらマスク像とライブ像を収集し，同じ角度で撮った画像同士で差分を行うことによって，血管像を回転させて撮ったような画像列を得ることができる．これを回転DSAという．回転DSAでは，1回の造影剤注入で多方向からのDSA像が得られるので，患者負担

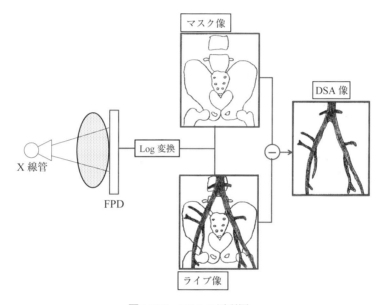

図1.133 DSAの原理図

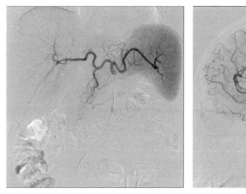
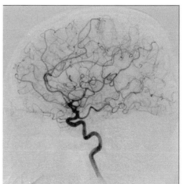

(a) 腹部血管　　　　(b) 頭部血管

図1.134 DSA像の例

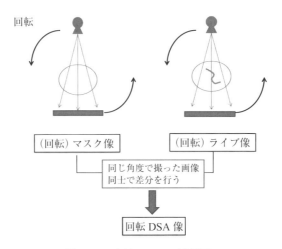

図1.135 回転DSAの原理図

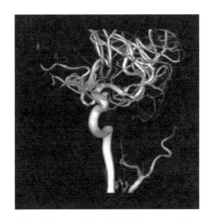

図1.136 3次元再構成された血管像

が少なくてすむ．さらに，これらのDSA画像列をCT再構成の原理を使って3次元再構成すると，図1.136のような3次元血管像を得ることもできる．この場合には，CT再構成に足るだけの十分な数の画像数が揃っていることが条件となる．

次に，ステッピングDSA (stepping DSA) と呼ばれる方法を図1.137に示す．ステッピングDSAは，1回の撮影ではカバーしきれない長さを有する下肢血管等の撮影に用いられる．映像系を平行移動させながら複数位置でマスク像とライブ像を収集し，同じ位置で撮った画像同士で差分を行うことによって，長い血管の画像を1回の造影剤注入で得ることができる．

以上述べてきたDSAの特徴をまとめると，次のようになる．

1. コントラスト分解能が高い．
2. 空間分解能は，検出器の画素ピッチで制限されるので，フィルムに比べて低い．
3. リアルタイムで画像観察ができる．
4. 視野は検出器サイズで制限される．
5. 体動，呼吸などの動きに影響される．

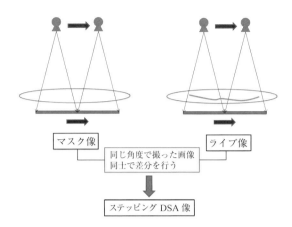

図1.137 ステッピングDSAの原理図

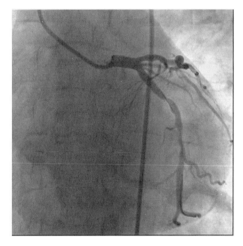

図1.138 左冠動脈の造影X線画像

6. 造影剤量を低減できる．
7. 撮影枚数が多くなりがちで，患者被ばくに注意する必要がある．

前記5.に関連するが，心臓は人体内で唯一動きの激しい器官なので，一般にはDSAは適用されない．

最近では，DSA像取得による血管の診断だけではなく，さまざまな種類のカテーテルを用い，バルーン（風船）により狭窄している血管を拡張したり，ステント（金属チューブ）を狭窄している血管に挿入したり，塞栓剤を注入して血管を閉塞させるなどの血管内治療をする手技（interventional radiology: IVR）が一般的に行われている．IVRは，外科手術による治療に比べて患者負担が大幅に軽減されるので，適用が急速に広まっている．ただ，外科手術でないと治療困難な病変は依然として存在するし，IVRの時間が長引くとX線被ばくの問題が無視できなくなることにも注意を払う必要がある．図1.138は，IVR施行中の左冠動脈の造影X線画像である．

（西木雅行）

医学物理学教科書：放射線診断物理学

9.3 X線造影剤

X線減弱係数の差により，病変や特定の解剖学的構造（血管など）と正常部のコントラストをつける薬剤である．造影剤（contrast medium）の種類には大きく陽性造影剤（正常部より高吸収を示す）と陰性造影剤（正常部より低吸収を示す）があるが，陽性造影剤がほとんどである．X線検査に用いられる造影剤には表1.7の種類があるが，使用頻度が高いものは，造影CT，尿路造影，血管造影に使用する水溶性ヨード造影剤と，消化管検査に使用する硫酸バリウム製剤であり，この2種類について概説する．本項では，MR造影剤，超音波造影剤については割愛する．

9.3.1 水溶性ヨード造影剤

ヨード造影剤の基本骨格はトリヨードベンゼン環の誘導体で，ベンゼン環の6個の炭素原子のうち3個にヨード原子，残り3個に水溶性にするための基や側鎖を結合したものである．ヨードが結合していない1個の炭素原子にカルボキシル基（-COOH）を結合させ，水酸化ナトリウムで処理してCOO^-Na^+とし，ナトリウム塩とすることで溶解度を高めたものがイオン性ヨード造影剤である．水酸基を多く含む側鎖を結合させ，イオンに電離せずに水溶性としたものが非イオン性造影剤である．また，2個のベンゼン環を結合させて1分子としたものがダイマー型，結合していないものがモノマー型である．

造影剤の副作用の頻度には電荷と高浸透圧が関係しており，造影剤のコントラスト（ヨード原子の数）を減らさずに，分子の数を減らす必要があるが，イオン性ヨード造影剤は溶液

表1.7 X線検査に用いる造影剤

	投与方法	検査目的	
硫酸バリウム	経口，経管	上部消化管造影 経口小腸造影 経管小腸造影 下部消化管造影（注腸造影）	
ガストログラフィン	経口，経管	上部，下部消化管造影	バリウムが禁忌の場合（腸閉塞など）に用いる
水溶性非イオン性 モノマー型ヨード造影剤	経動脈，経静脈	血管造影	
	経静脈	CT	
	経静脈	経静脈性尿路造影	
	経管	逆行性尿路造影	
	経管	内視鏡的逆行性胆道膵管造影	
	経管	経皮経肝胆道造影	
水溶性非イオン性 ダイマー型ヨード造影剤	腰椎穿刺，関節穿刺， 経管	脊髄撮影，CTにおける脳室， 脳槽，脊髄造影，関節造影， 子宮卵管造影	
水溶性イオン性 ダイマー型ヨード造影剤	経静脈	経静脈性胆道造影	
油性ヨード造影剤	経管	リンパ管造影	
	経管	卵管造影	

第1章 X線撮影・透視

に溶解すると、イオンに分離して高浸透圧となる。この問題を解決するために、造影剤分子を連結したダイマー型、溶液中でイオンに電離しない非イオン性造影剤が開発された。現在ではイオン性ヨード造影剤は、経静脈性胆道造影以外では血管内投与の適応はない。造影CTや尿路造影、血管造影などで血管内に使用されているものは、非イオン性モノマー型である。非イオン性ダイマー型も開発されているが、これは等浸透圧で、CTでの脊髄造影、脳室造影、脳槽造影、関節造影や、脊髄造影、子宮卵管造影に使用される。

（1）非イオン性ヨード造影剤の使用目的

・血管の状態の診断（拡張、狭窄、閉塞、血栓、動脈解離の有無など）

・臓器の血流状態の把握（虚血や梗塞の診断）

・腫瘍性病変の質的診断（多血性か乏血性、間質の多寡、壊死などの変性等、組織学的特徴の推測）

・病変の検出能向上（特に肝、腎などの実質臓器において正常部とのコントラストをつける）

（2）投与後の排泄

95％以上が腎から尿中に排泄され、尿以外では胆汁、唾液、汗、涙などに排泄される。

（3）使用する際の注意

①禁忌（使用してはならない患者）：

ヨードまたはヨード造影剤に過敏症の既往歴のある患者

重篤な甲状腺疾患のある患者

②原則禁忌（投与しないことを原則とするが、特に必要とする場合には慎重に投与する）：

全身状態の極度に悪い患者、気管支喘息のある患者、重篤な心障害のある患者、重篤な肝障害のある患者、重篤な腎障害（無尿など）のある患者、マクログロブリン血症の患者、多発性骨髄腫の患者、テタニーのある患者、褐色細胞腫のある患者およびその疑いのある患者

③併用注意（以下の薬剤を使用している患者に対しては、注意して投与する）：

糖尿病内服薬のビグアナイド系薬剤を服用している患者では、ヨード造影剤投与により一過性に腎機能が低下し、乳酸アシドーシスを起こす可能性があり、造影剤投与前2日から投与後2日まではビグアナイド系薬剤を使用しない。

（4）副作用

副作用の頻度は、軽症なものを含めて2〜3％と報告されている。検査中や検査直後に生じるもの（即時性副作用）と検査後数時間から数日後に生じるもの（遅発性副作用）に分類される。

①即時性副作用

ほとんどは、投与から5〜10分後に起きる。最も多いのが悪心で約1％、その1/3に嘔吐を認める。皮疹、掻痒感がそれぞれ約0.5％、くしゃみ、紅潮、咳嗽（せき）がそれぞれ0.15〜0.25％に生じる。

重症（呼吸困難、急激な血圧低下、心停止・意識消失のいずれかにより治療を要したもの）は0.03〜0.04％、重篤（死亡もしくは後遺障害・副作用により入院治療したもの）は0.004％。

②遅発性副作用（投与後1時間以降から7日までに起こる副作用）

発疹が最も多く、感冒様症状が続く。即時性に比べて軽症が多いが、まれに血圧低下など

重篤な副作用の報告もある．

9.3.2 硫酸バリウム製剤

バリウムイオンと硫酸イオンのイオン結晶性化合物であり，組成式 $BaSO_4$ で表される．水と混合し，濃度を調節して投与する（上部消化管で120〜200 W/V％，下部消化管で60〜100 W/V％）．

(1) 使用目的

内服あるいは経管的に投与し，上部消化管（食道，胃，十二指腸），下部消化管（直腸，結腸），小腸の形態，粘膜面の状態，憩室・狭窄・潰瘍・腫瘍などの有無を評価する．

(2) 禁忌

・消化管の穿孔またはその疑いのある患者（消化管外に漏れることにより，バリウム腹膜炎などの重篤な症状を引き起こすおそれがある）

・消化管に急性出血のある患者（出血部位に穿孔を生ずるおそれがある）

(3) 副作用

1954〜2005年の約50年間（年間約1750万人）でショック18例，消化管穿孔27例（うち死亡4例）の報告である．硫酸バリウム製剤は消化管粘膜からほとんど吸収されずに排泄されるため，副作用の頻度はヨード造影剤と比べて非常に少ないが，硫酸バリウムでも同様の副作用を来すことがある．

①ショック，アナフィラキシー様症状：まれに，ショック，アナフィラキシー様症状（じんましん，全身浮腫・紅潮，嘔気・嘔吐，喉頭浮腫，呼吸困難，血圧低下など）が現れることがある．

②まれに消化管穿孔，腸閉塞，腹膜炎を起こすことがある．

（藪内英剛）

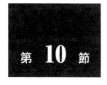
第10節 CAD

10.1 基礎概念

画像診断の領域では，いまや"画像の洪水"の時代となっている．画像形態もアナログ（いわゆるフィルム）からディジタルに大きく変わってきており，コンピュータで画像が容易に取り扱える時代である．このようななかで，医師の診断を支援するコンピュータ支援診断への期待は大きい．

コンピュータ支援診断の定義は，放射線画像をはじめとする医用画像に対して，コンピュータで定量的に解析された結果を「第2の意見」（second opinion）として利用する「医師による診断」である[1),2)]．ここで，注意すべき点の一つは，最終診断は必ず医師が行うものであり，医師をコンピュータによって置き換えようとするいわゆる自動診断（automated diagnosis）とは全く異なる概念や目的であることである.

最近では，病変部の検出支援（存在診断支援）と病変部の鑑別支援やリスク評価に関するものを区別して，以下のように表現することが多い.

コンピュータ支援検出　CADe: computer-aided detection

コンピュータ支援診断　CADx: computer-aided diagnosis

ここで，CADeでは，コンピュータで自動検出された病巣の候補位置を，液晶モニタなどの表示画像上にマーカー（たとえば，▲（微小石灰化クラスター病変の候補）や＊（腫瘍候補）のような印，あるいは関心領域を囲む）などで医師に示すことによって，医師が気づかない病巣やうっかりミスに対して，これらの見落としを減少させることが期待される．これは診断の正確度の向上につながる．特に，集団検診のような大量の画像読影の現場では，効果がより大きいと思われる．また，医師の読影経験の相違による病巣検出の読影結果の医師間のばらつきも減少させ，より高いレベルに診断を維持できるという期待もある.

CADxでは，画像による病巣の良悪性鑑別のような病変部の質的診断が難しい場合に，コンピュータにより分析された定量的なデータ（確率のような数値データ）を医師に提示することによって医師の客観的な判断を可能にし，診断の正確度を向上させることが期待される．また，リスク評価（computerized risk assessment）として，乳房X線写真（以下，マンモグラフィ）から乳腺濃度を計算して乳がんリスク評価を推定する，あるいは画像から骨粗しょう症のリスクを推定する研究などが行われている．広義の解釈では，医師の目視判断を援ける，あるいは手作業を省略するために，画像から腫瘍の体積や血管径を計測するなどの定量解析（computerized quantification または measurement），同一患者の異なる時期に撮られた画像中の変化をとらえる経時差分処理なども含まれる.

このように，コンピュータ支援検出/診断（CADe/CADx）には，画像読影に対する診断の正確度の向上や再現性の向上，さらにはシステムの性能が向上すれば，読影時間の短縮，すなわち生産性の向上も可能になると期待される.

10.2　CADの歴史

コンピュータによる医用画像解析の研究は1960年代に始まったが，当時の研究は「自動診断」の概念に基づくものであった．その後，1980年代にシカゴ大の土井らにより，「支援診断」の視点からマンモグラフィにおける微小石灰化の検出，胸部単純X線画像における肺結節の検出，血管造影画像における血管解析などの研究が始められた.

世界で最初に商用化されたCADシステムは，米国のベンチャー企業であったR2 Technology社（のちにHologicが買収）が開発したもので，1998年に米国FDA（食品医薬品局）の認可したマンモグラフィによる乳がん画像診断のためのCADeシステムであった．これを皮切りに，これまでに複数の企業が開発したCADシステムがFDAの認可を得ている．さらに2001年からは，CADeを用いてマンモグラフィの読影を行った場合に保険点数が加算されることとなり，臨床での利用が急速に広まった.

このほかにも胸部単純X線画像とCT画像による肺がんの画像診断，およびCTコロノグラフィによる大腸がんの画像診断のためのCADeシステムがFDAの認可を得て実用化され

医学物理学教科書：放射線診断物理学

ている．これらのシステムは，前述したようにがんの所見となりうる異常陰影の位置を示すことにより，医師の再考を促すものである．

これに対して良悪性鑑別を支援するCADxシステムとしては，乳房MRIの画像診断システムがCADxシステムと位置づけられているが，これは悪性度の判断材料となる病変部の造影剤の取込量などを可視化する診断支援ツールである．良悪性鑑別診断システムの実用化はそれほど進んでおらず，現在各社はCADeの追加機能として，検出された病変が悪性である確率を判断する材料となるべく特徴（たとえば，微小石灰化の数，形，分布など）を表示するシステムを開発している．また，マンモグラフィでは乳腺濃度を指標化するソフトウェアもすでに販売されている．最近の研究としては，良悪性鑑別診断に役立てるため，過去に診断された画像データベースの中から類似した画像を検索し，参照画像として提示するシステムの開発も行われている[2]．

10.3　CADの評価法

開発したCADシステム単体の評価は，はじめに研究用のために収集されたすでに診断のついているデータベースを用いて評価する．このとき，システムの学習（training）に用いる症例と評価（test）に用いる症例を分けることが大切であり，データベースを2つに分け，一方を学習，もう一方を評価に用いることを繰り返す交差検定などにより評価される．症例数が十分でないときには，データベースから1症例を除いた残りの症例を学習に使用し，除いた症例を評価に用いることをすべての症例に対して繰り返すleave-one-out法が用いられる．評価にはCADeでは検出率[*1]や偽陽性数[*2]など，また，CADxでは真陽性率[*3]や偽陽性率[*4]などの指標が用いられる．

CADの実用化に向けた重要なステップとして，観察者実験による評価がある．しかし，CAD研究の難しいところは，性能が高ければ必ずしも臨床で役立つとは限らないことである．もちろん性能は高いことが望まれるが，反対に，必ずしも性能が完璧でなくても臨床的に有用である可能性もある．これは医師とコンピュータの間の相乗効果や補完効果という利点をCADが持つためである．

そこで，CADを使用しない場合とした場合に，医師の感度（sensitivity）[*5]と特異度（specificity）[*6]がどのように変化するのか，観察者による読影実験を行い，ROC（受信者動作特性）解析を用いて評価する．ROC解析は，もともと第2次世界大戦中にレーダ技術者らにより開発された信号検出理論に基づく解析法で，現在では診断テストの評価などに多く用いられている．一般的に，異常と診断するための判断基準を緩くした場合，感度は高く特異度は低くなり，逆に判断基準を厳しくした場合，感度は低く特異度は高くなる．したがってROC解析は，判断基準の閾値を変化させることにより得られる真陽性率（true positive fraction: TPF，感度）と偽陽性率（false positive fraction: FPF，1−特異度）の関係をプロットした曲線を用いて，総合的な評価を可能とする．

たとえば，乳がんの検出のためのCADeでは，システムによる検出個所が示されないときと示されたときのそれぞれで，観察者は画像にがんが存在するかどうかを連続確信度で記録する．これを実際にがんが存在しない画像と存在する画像を複数用いて実験を行うと，確

134

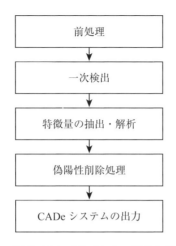

図1.139　CADeアルゴリズムの一般的な処理の流れ

信度が一定値以上の画像をがんと診断した場合の真陽性率と偽陽性率が得られる．この閾値を変化させることによりROC曲線が得られる．

　このROC解析はいわば実験室内での評価であるが，最終的に臨床応用された場合，前向き調査（prospective study）による評価が行われる．実際，マンモグラフィの商用CADeシステムに関する臨床評価は多数発表されており，おおむねCADeは乳がんの検出に有用であるという評価結果が報告さている[3),4)]．一方，過去の症例に遡り，CADeを用いて評価する後ろ向き調査（retrospective study）により，がんが見つかった1年前のマンモグラフィでコンピュータががんを指摘できる可能性についてなどの報告もある[5)]．

10.4　CADeの一般技術

　CADeの一般技術として，胸部単純X線写真（以下，胸部画像，図1.140（a））とマンモグラフィ（図1.141（a））とにおける病巣検出を例に挙げて代表的な処理法を紹介する．ここに挙げるのはごく一部で，すべてを網羅できないことはご了解いただきたい[2),6)]．

　CADeアルゴリズムの一般的な処理法の流れを図1.139に示す．はじめに，目的とする病変（ここでは，胸部画像上の結節やマンモグラフィ上の腫瘤や微小石灰化）を検出しやすくするために，画像の「前処理」を行う．次に，候補となる領域を「一次検出（初期検出）」する．この時点ではなるべく多くの異常を検出できるように，検出感度を高めに設定する．続いて，各候補領域の「特徴量の抽出・解析」を行い，それらをもとに「偽陽性削除処理」を行う．最終的に残った領域を「CADeシステムの出力」として矢印などで表示する．

10.4.1　前処理

　前処理には画像のマトリックスサイズの調節，濃淡値（ピクセル値，画素値，輝度値）やコントラストの調節，ノイズ除去などが含まれる．胸部画像やマンモグラフィと一言でいっても，それぞれ撮影機器の種類やその製造メーカーは多数あり，画像の性質（特に画質）は大きく異なる．このような機種依存性を避けるためには，なるべく同じ条件で検出処理を行

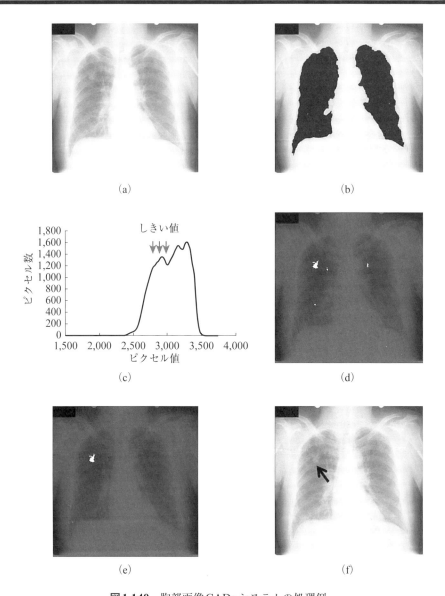

図1.140 胸部画像CADeシステムの処理例
(a) 原画像, (b) 肺野領域（黒で塗りつぶされた部分）, (c) 肺野領域の輝度値のヒストグラム（矢印は多段階閾値処理で用いられたしきい値）, (d) 一次検出結果（白で示された領域）, (e) 最終候補, (f) 最終出力結果.

えるようにするために，画像の"規格化"を行う場合が多い．例としては，各画像のピクセル寸法を一定にするための補間（最近傍補間：nearest neighbor, 双一次補間：bilinear, 双三次補間：bicubic）処理，一画素当たりの階調数（ビット数）を揃えるための濃淡値縮小（gray-level downscaling）処理，明るさを一定にするためのヒストグラム均一化（histogram equalization），コントラスト強調（contrast enhancement），ガンマ補正（gamma correction），トレンド補正（trend correction）処理などがある．

そのほかにも，処理時間を短縮するために補間処理を行い，画像サイズを縮小することが

第1章　X線撮影・透視

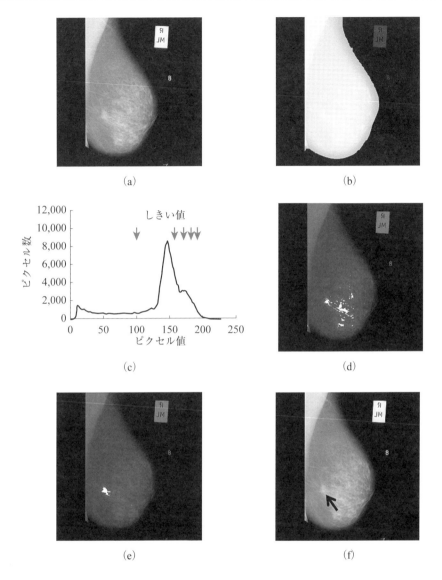

図1.141　マンモグラフィCADeシステムの処理例
(a) 原画像，(b) 乳房領域（灰色で塗りつぶされた部分），(c) 乳房領域の輝度値のヒストグラム（矢印は多段階の大津の閾値処理で用いられたしきい値），(d) 一次検出結果（白で示された領域），(e) 最終候補，(f) 最終出力結果．

ある．たとえば最近のディジタルマンモグラフィはピクセル寸法が0.05 mm以下であることが多いが，腫瘤（5～30 mm程度）を検出するためにはこのような細かい解像度は必要なく，逆に処理に時間がかかる．反対に微小石灰化（0.1～0.3 mm程度）などの非常に小さいものが対象で，画像にそこまでの解像度がない場合に，内挿により画像を拡大することもある．また，正規化のためだけでなく，微小石灰化のように比較的濃淡値が高いものなど，対象物の濃淡値がある程度わかっている場合に，その部分のコントラストを選択的に強調することもある．

医学物理学教科書：放射線診断物理学

ノイズ（雑音，粒状性ともいう）には一般的な画像ノイズ（量子ノイズ，構造ノイズ，電気系ノイズなど）が挙げられるが，対象物と関係のないもの，または間違えやすいものも"ノイズ"と考えることができる．X線画像ノイズの主たる量子ノイズや，突発的なごま塩ノイズの軽減には，各種ノイズ除去フィルタが用いられる．例としては，線形フィルタである平滑化（smoothing）フィルタ，ガウス（Gaussian）フィルタ，非線形フィルタである中央値（median）フィルタ，バイラテラル（bilateral）フィルタ，周波数フィルタであるローパス（low-pass）フィルタや，ウィーナー（Wiener）フィルタなどが挙げられる．各フィルタ処理については文献2）を参照されたい．

　検出対象物と関係ないものを誤検出することを防ぐ手段として，対象物の存在位置があらかじめ限定できる場合，処理を行う領域を絞り込むことができる．たとえば，胸部画像CADeの場合は肺野のみに，マンモグラフィCADeの場合は乳房領域のみに限定できる．これは処理時間の短縮にもつながる．単純な手法としては2値化（thresholdingまたはbinarization）処理である．肺野領域は肺野を囲む肋骨，筋肉，横隔膜などより比較的濃淡値が低いが，外側に近づくほどその差は小さくなるため，簡単にはいかない場合がある．一方，乳房領域は背景領域より濃淡値が高いため，2値化処理により比較的簡単に分割できる．

　図1.140（b）と図1.141（b）に，それぞれ適当なパラメータを用いて2値化，closing（膨張，収縮），ラベリング処理後，最大面積を持つ領域（肺野の場合は2領域）を肺野領域，乳房領域とした例を示す．

10.4.2　一次検出

　一次検出では，はじめに対象物を検出しやすくするためのフィルタ処理を行う場合が多い．対象物の形がだいたいわかっている場合，それらを強調する処理が行われる．たとえば，胸部結節は5～30 mm程度の比較的円形で周囲より濃淡値が高い性質を持っているのに対し，障害となる肋骨は横方向に線状のエッジを持っているため，円形パターンの強調フィルタなどを用いて選択的に強調する．微小石灰化も同様に周囲の乳腺より比較的高い性質を持つため，注目ピクセルと周囲の背景ピクセルとの差を出力するリングフィルタやトップハットフィルタなどを用いることがある．また，乳がんのように周りの組織を引き込み，腫瘤の中心から放射状の線状陰影（スピキュラ）がみられる場合，線強調またはエッジ強調処理と組み合わせて，線構造の集中の程度を出力する集中度フィルタなどを用いることも可能である．

　原画像，またはフィルタ後の画像を用いて一次検出が行われる．単純な手法としてはしきい値処理である．閾値処理には，一定値を用いる方法，ヒストグラムの上位一定率を用いる方法（p-tile法），各画像でヒストグラムを2分する最適値を求める方法（大津法），局所領域でしきい値を動的に決定する方法（adaptive thresholding）などがある．また，一つのしきい値で精度よく検出できない場合には，多段階で閾値処理を行う方法（multilevel thresholding）もある．

　図1.140（d）に，胸部画像CADeで3段階のしきい値（図1.140（c））を用いて得られた領域に対して，サイズと円形度の基準をクリアしたもののみ候補として残した結果を示す．図1.141（d）にマンモグラフィCADeで多段階の大津閾値処理を用いて（図1.141（c）），得られた領域内の濃淡値の分散値が一定値以下になるまで処理を繰り返した場合の結果を示す．

10.4.3 特徴量の抽出・解析

候補領域の初期検出に続き，それらを真陽性と偽陽性に分類するための特徴量を計算する．特徴量にはさまざまなものがあり，医学的知見に基づくものや，より物理的な性質を表したものなどがある．たとえば，形状（大きさや円形度など），輝度値（コントラストや分散など），エッジ（スピキュラの有無など）に関する特徴量は，医師が対象病変の診断で考慮するポイントに基づくものが多い．一方，偽陽性候補となりやすい正常組織，たとえば胸部画像CADeでは肋骨の重なり，マンモグラフィCADeでは乳腺の重なりなどに特異的な特徴量を考案することもある．そのほか，実際の腫瘍やモデルを用いたテンプレートと候補領域との類似度をもとに，分類を行うことも可能である．

より物理的な性質をとらえるものとして，特徴的なパターンを検出するテクスチャ特徴量なども用いられる．これらは一つひとつの特徴が何を表しているのか理解ができにくい場合もあるが，人間の目では気づきにくい，画像に隠された特徴をとらえることができる可能性がある．テクスチャ特徴量には，co-occurrence matrix, gray level run length matrix, Haar-like feature, local binary pattern を用いた手法などがあるが，一般的に特徴量数は膨大なものになる．

10.4.4 偽陽性削除処理

これらの特徴量を用いて偽陽性削除が行われる．ある特徴量に対して単純なしきい値を設けるルールベース法や，複数の特徴量を用いて真陽性と偽陽性のグループに分類することのできる識別器により分類する方法がとられる．識別器も多種多様で，比較的単純なものでは，一次または二次関数により境界面を決定し，その境界面からの距離により2クラスに分類する線形判別分析（linear discriminant analysis）や二次判別分析（quadratic discriminant analysis）法などがある．出力すべきもの（この場合，実際に真陽性であるのか偽陽性であるのか）を与えず，データ（特徴量）のみで学習を行う「教師なし学習法」（unsupervised learning）としては，特徴量空間を複数のクラスに分類できるクラスタリング法（k-means clustering, fuzzy c-means clustering, hierarchical clustering など），次元削減法（principal component analysis など），ニューラルネットをモデルとした自己組織化写像（self-organizing map）などがある．そして，最もよく用いられる手法として，出力すべき値を教師信号として与え，反復学習により教師信号と出力値の差を減少させていく「教師あり学習法」（supervised machine learning）があり，人工ニューラルネット，サポートベクターマシン，k近傍法（k nearest neighbor），AdaBoost，Random Forest など新しいものも含め多数存在する．各識別器の詳細については文献2）などを参照されたい．

ここでは例として，単純なサイズや円形度などの特徴量を用い，ルールベース法により偽陽性削除を行った結果，残った最終候補を図1.140(e)と図1.141(e)に示す．

10.4.5 CADeシステムの出力

最後に，結果の出力を行う．図1.140(f)と図1.141(f)に最終出力の例を示す．ここでは黒の矢印で，1カ所のみの候補位置を示している．判別器から出力される結果は，多くの場合連続値である．そこで，どこに閾値を設けるかが重要である．検出のシステムであれば，

検出の難しさ，偽陽性の難しさ，医師の技量と好みにも左右される．簡単な病巣ばかり検出しても意味がないが，あまりにも偽陽性数が多いと医師はCADeの結果に信頼をおかなくなる可能性がある．反対に，病変によっては偽陽性が医師にとって容易に判断することが可能で，ある程度の偽陽性数が存在しても感度を高く保つことが望まれる場合もある．また，特にCADxのシステムでは，その表示法（数値で示す，色で示すなど）も検討が必要である．

なお，本項ではCADeについて説明した．CADxではあらかじめ読影者やコンピュータにより指摘された病変に対し，特徴量の抽出・解析を行い，識別器などにより悪性病変と良性病変に分類する．つまり，基本的な処理の流れはCADeと似ているが，一次検出は行わず，真陽性と偽陽性の分類（偽陽性削除）処理では，CADeでは病変と病変以外のものに分類するのに対し，CADxでは悪性病変と良性病変に分類することとなる．

10.5 まとめ

本節ではCADの基礎概念と，肺がん検出を対象とした胸部画像CADeと乳がん検出を対象としたマンモグラフィCADeを例に挙げ，主にCADeの一般的な技術について紹介した．マンモグラフィにおける腫瘤と微小石灰化の検出のCADeは，米国ではすでに日常的に使用されており，約90%の放射線科医がCADeを使用した経験があるといわれている．現在，CADの開発はさまざまな疾患や画像モダリティを対象としており，病変の検出のみでなく，良悪性の鑑別，病変の種類の分類，リスク評価，計測補助など多岐にわたる．CADの商品化にはFDAや薬事承認などの高い壁があるが，今後これらのCADシステムが臨床で用いられるようになり，医師の診断を支援し，患者のQOLに貢献することが望まれる．

（村松千左子，藤田広志）

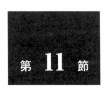

第11節　放射光イメージング

11.1　放射光の発生

放射光はシンクロトロン光（synchrotron radiation）とも呼ばれ，高速に加速された電子等の荷電粒子が加速度運動を行うとき，軌道接線方向に放出される光子のことである．放射光は1946年に最初に観測され，高輝度で指向性が高く，従来得られなかった広いエネルギースペクトルを有するなどの特徴をもつ光源として注目され，その後世界中に多くの専用施設が設置された．

初期の施設は図1.142に示すような円形加速器に沿って電子軌道を曲げるための偏向電磁石（bending magnet）から発生する放射光が用いられ，高輝度放射光の発生に最適な設計とはなっていなかった．現在では，図1.143に示すような電子蓄積リング内の電子軌道をより強く蛇行させるウィグラー（wiggler）やアンジュレータ（undulator）と呼ばれる挿入光

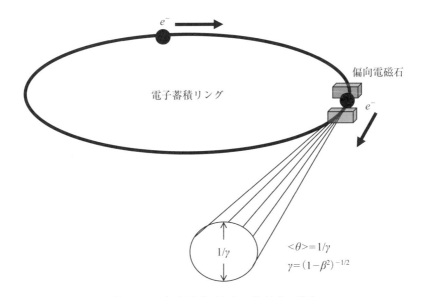

図1.142 偏向電磁石からの放射光の発生

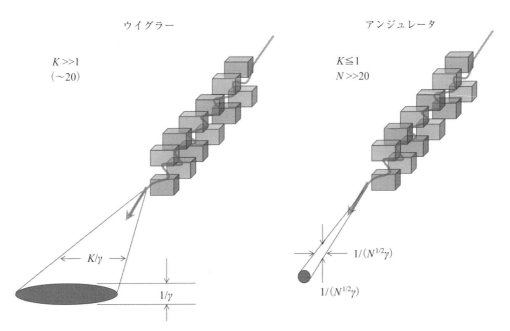

図1.143 ウィグラーとアンジュレータからの高輝度放射光の発生

源(insertion device)を利用する施設が主流となっている．初期に数個の磁極対を用いたウィグラーが開発され，現在では磁極数は20～数百以上となり，より高輝度で干渉性の高い光源が得られている．

電子の蛇行の大きさを示す偏向パラメータKの値が$K \gg 1$のものをウィグラー，$K \leq 1$のときアンジュレータと呼ばれている．放射光の強度を表す場合，通常のX線スペクトルなどで用いられる光子束密度（photons/(dE・mm^2・sec)）ではなく輝度（brilliance）が用いられる

141

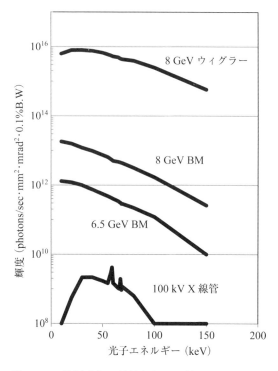

図1.144 放射光とX線管からのX線スペクトルの比較

ことが多い．輝度は，単位時間，単位立体角，光源サイズ，単位エネルギー当たりの光子数（photons/sec/mrad^2/mm^2/0.1%bandwidth）で，発光点からの距離がわかれば輝度から光子束密度等を計算で求めることができる．

図1.144に偏向電磁石（BM），およびウィグラーから放射される放射光のエネルギースペクトルを示す．基本的な発生原理は，X線管ターゲット中での制動放射と同様であり，J. Schwinger [1] によって初めて理論計算が行われた．X線管と異なり真空の加速管内で発生するため，ターゲット内での吸収がなく，軟X線から硬X線までの広いエネルギー範囲にわたって連続分布となる[1]．ウィグラーを用いることによって，より高エネルギー，高輝度のX線を得ることができる．

また，放射方向は電子ビームの軌道接線方向に集中し，輝度は装置の規模にもよるが通常のX線管の2桁〜4桁以上高く，単色化してもなお人の診断に十分な光子強度が得られる．比較のために代表的なタングステンターゲットX線管のスペクトルが示されている．また，放射光には干渉性があり，X線の波動としての性質を利用することによって，従来は不可能だった新しい診断画像が得られることが明らかとなってきた．日本には，世界最大の放射光専用蓄積リングであるSpring-8や，筑波の高エネルギー加速器研究機構（KEK）などで医学利用研究が行われている．

11.2 放射光の単色化

放射光を用いれば，これまでのX線管では得ることのできなかった，大強度，高純度の単

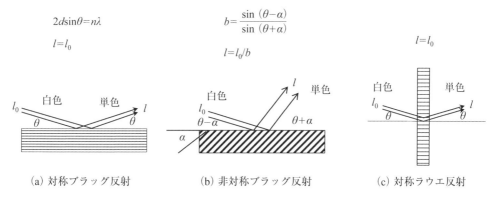

図1.145 結晶モノクロメータの種類とX線の単色化

色X線が得られる．偏向電磁石やウィグラーからの一次白色X線から単色X線を得るためには図1.145に示すようなSi, Geなどの単結晶モノクロメータを用いる結晶回折法が主として用いられる．最も基本となるものは（a）の対称ブラッグ反射であり，よく知られたブラッグ条件が成立するとき，各格子面からの反射波が同位相になり，強め合って単色化される．結晶モノクロメータのブラッグ角θを変化させることによってX線エネルギーを連続的に変化させることができるが，反射波の大きさlは入射ビームの大きさl_0と同じである．

偏向電磁石や横型ウィグラーからの放射光は横に広がった形状をしているが，これは（b）に示す非対称ブラッグ反射で縦方向に広げることができる．この図で，αは格子面と結晶表面の角度，bは非対称因子である．

これらの結晶モノクロメータは種々の組み合わせて用いられ，特に位相・屈折コントラストイメージングにおいてはブラッグ反射に加えてラウエ反射による結晶透過X線が巧妙に利用されている．

11.3 放射光イメージング

（1）K吸収端差分法（K-edge subtraction imaging）

この研究は1980年代初めにスタンフォード大学のE. Rubenstein[2]らによって始められ，はじめて静注法による人の心臓血管撮影を行い，その後の世界の放射光の医学利用研究[2,3]の流れを作った点で歴史的にも重要である．人の造影撮影に用いられるヨード，バリウム，およびガドリニウムなどでは，原子番号が高いため，減弱係数には吸収端による不連続性が存在する．

造影剤のK吸収端のわずかに上と下のエネルギーの単色X線によって得られた2枚のX線像を比較すると，骨と軟部組織については2つのエネルギーにおける減弱係数にほとんど差がないため，ほぼ同じ濃度の映像が得られる．一方，造影剤については吸収端の両側で減弱係数が大きく変化するため，その映像濃度は両画像間で大きく異なる．

したがって，両画像間に減算を施せば，骨，軟部組織の映像は消去され，造影剤のみの映像が得られる．これをK吸収端差分法と呼び，単色X線を利用することによって特定の元素のみを選択的に，またきわめて高感度に描出することを可能とする．米国，ドイツ，日本

などで計数百例の臨床試験が行われたが，現在ではX線CTやMRIなど，他のモダリティが著しく発展したことによってその意義を失い，臨床利用は行われていない．

(2) 単色X線CT（monochromatic x-ray CT）

K吸収端差分法とほとんど同時にスタンフォード大学のA. C. Thompsonら[5]のグループらによって研究開発が開始された．その後，世界中で多くのグループにより多種多様な目的の装置が開発され，ミクロンオーダーの空間分解能が得られている．

単色X線を用いる利点は，被写体によるビームハードニングが起こらないため，被写体の線減弱係数分布を定量的に求めることができる点にある．また，複数のエネルギーの単色X線を用いることにより，原子番号の同定もある程度の精度で可能であり，従来のX線CTでは精度に問題のあった放射線治療計画に必要な電子密度分布をより高精度に求められる可能性がある．

しかしながら，投影データを収集するためには被写体を回転する必要があること，人体などの大きな被写体に対して高空間分解能を得るためにはボクセル数増加に伴い，被ばく線量がきわめて大きくなるなどの本質的困難がある．検体試料や動物の高空間分解能測定などの基礎研究については今後多くの発展が期待される．

(3) 位相コントラスト法（phase contrast imaging: PCI）

最近，最も注目を集めているものとして位相コントラスト（PCI），あるいは屈折コントラスト（diffraction enhanced imaging: DEI）と呼ばれるイメージングがある．これは，X線の波動としての特性を利用したものであり，粒子としての吸収・減弱を利用した従来の方法とは原理的に異なる．

物質の屈折率nは以下の式で表される．

$$n = 1 - \delta - i\beta \tag{1.91}$$

この式の虚数部分$i\beta$はX線の物質による吸収，実数部分$1-\delta$は物質による位相変化を表す成分である．δはきわめて小さな量であり，近似的に以下の式で表される．

$$\delta = 1.35 \times 10^{-6} \rho^3 \lambda^2 \tag{1.92}$$

ここに，ρは密度（g/cm^3），λは波長（Å）である．

可視光に対する屈折率は，真空（$n=0$）に対して空気（1.000293），水（1.33），ガラス（1.5〜1.8）と，1よりも大きくなる．これに対して，X線領域ではたとえば密度1，波長1Åでは$\delta = 1.35 \times 10^{-6}$となり，あらゆる物質に対して$n$は1よりもわずかに小さくなる．光とX線について，屈折の様子を図1.146に示す．点線は物質がない場合（屈折しない場合）のX線の経路を示しており，球状物体の端を通過すると，X線の進路は物体の中心とは反対側に偏向することがわかる．

位相コントラストイメージングの代表的なものにPBI（propagation-based imaging）とDEI（diffraction enhanced imaging）およびABI（analyser-based imaging）などがある．PBIとは，単に被写体と検出器の距離を遠ざけることにより，X線の屈折効果を強調する方法である．

この方法は，S. W. Wilkinsら[6]によって，微小焦点X線管の発散ビームを用いて最初に行われ，従来にない高コントラストのエッジ強調画像が得られることから大きな注目を集めた．画像のコントラストは，X線管焦点と被写体，および検出器間の距離に依存し，従来のよう

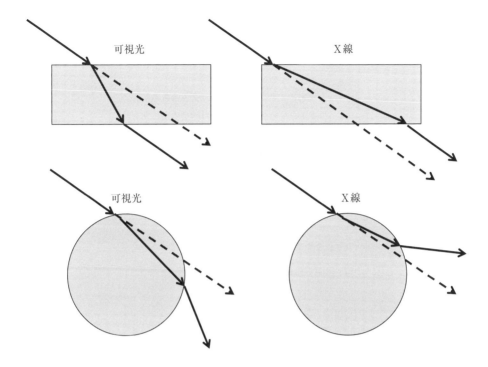

図1.146　可視光とX線の物質による屈折

にX線が粒子のように直進するとしたのでは説明できない．X線の波動としての性質がこのようなエッジ強調効果をもたらしたと考えられることから，このような方法を従来の吸収コントラストイメージングに対して位相コントラストイメージングと総称するようになった．

X線ビームがほぼ平行な放射光においては，被写体検出器間距離を長くとることができ，より理想的な条件でイメージングができることから，彼らの研究は放射光イメージングの新しい流れを作るきっかけとなった．図1.147に放射光とX線管によるPBIの原理を示す．X線が屈折することにより，直進した場合（点線）の境界よりも外側に境界の像ができ，結果としてエッジ強調されることがわかる．

被写体透過後のX線を結晶アナライザで回折させた後に検出する方法はD. Chapmanら[7]によって開発され，DEIと呼ばれている．図1.148にその概念図を示す．この方法はPBIに似ているが，アナライザ結晶のブラッグ角を調整することにより，経路の曲がったX線を選択的に検出することができ，また散乱X線のほとんど混じらない状態で測定できるので屈折コントラストを向上させることができる．

これらの方法とは全く異なる方法として，干渉計（interferometer）を用いることにより，X線の位相を直接検出する方法ABIがある．U. Bonseら[8]によって1960年代に提案され，百生ら[9]により発展させられたこの方法では，シリコン結晶のラウエ反射を利用した干渉計を用いて，異なった位相の2つのX線を干渉させ，位相を検出することによってイメージングを行う．

図1.149にシステムの概念図を示す．等間隔に並んだ3枚のシリコン結晶板は一体のシリコン結晶から切り出されており，X線の一部は透過，一部はラウエ反射し，干渉計として働く．

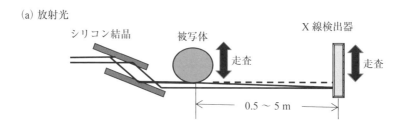
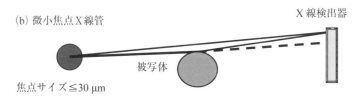

図1.147　PBI（propagation-based imaging）の概念図

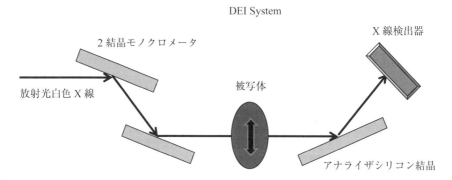

図1.148　DEI（diffraction enhanced imaging）の概念図

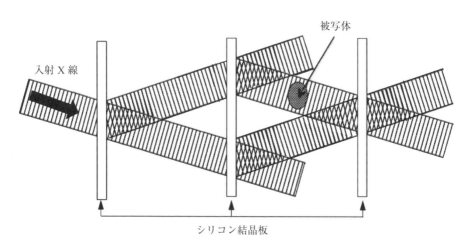

図1.149　ABI（analyser-based imaging）の概念図

位相コントラスト，屈折コントラストなどの用語については，多様なイメージング技術ごとに国内外で種々の用語が用いられている．また，位相・屈折イメージングをX線管を用いて行う方法[10] が開発，市販されている．放射光のような巨大施設を用いず，医療施設に設置できるコンパクトで先端的診断装置の開発は今後ますます重要になるものと思われる．

放射光の医学利用は，1980年代初め米国のスタンフォード大学で開始され，約30年あまりが経過した．これまでに臨床試験が行われたものは主として心臓血管造影と乳房撮影（マンモグラフィ）である．放射光を臨床イメージングに用いることは，大規模施設が必要などさまざまな困難があるため，残念ながら世界的にも一時ほどの勢いはない．しかしながら，光源，検出器などの技術の進歩は著しく，生体試料や動物実験については，高輝度光源を用いた分子イメージングをはじめとして様々な研究開発が進展しており，今後さらなる発展が期待される．

（豊幅不可依）

第1章の文献

第2節
参考文献
- 岡部哲夫，他：診療画像機器学．2008，医歯薬出版，東京
- 石田隆行，他：よくわかる医用画像工学．2008，オーム社，東京

第3節第1項
参考文献
- 岡部哲也・藤田広志編，医用画像工学，1997，医歯薬出版，東京
- 桂川茂彦編：医用画像情報学，2007，文光堂，東京
- 杜下淳次：日放技学誌　**60**: 34, 2004

引用文献
1) Doi K, et al.: Modulation transfer function of screen-film systems. ICRU Report 41, 1986, International Commission on Radiation Units and Measurements. Bethesda, Maryland
2) Morishita J, et al.: Med. Phys. **22**: 193, 1995
3) Giger ML, et al.: Med. Phys. **11**: 287, 1984
4) Fujita H, et al.: Med. Phys. **12**: 713, 1985
5) Fujita H, et al.: IEEE Trans. Med. Imag. **11**: 34, 1992
6) Samei E, et al.: Med. Phys. **25**: 102, 1998
7) IEC 62220-1 Ed. 1.0, Medical electrical equipment—Characteristics of digital X-ray imaging devices—Part 1: Determination of the detective quantum efficiency. 2003, International Electrotechnical Commission, Geneva.

第3節第2項
引用文献
1) Dainty J C, et al.: Image science, 1974, Academic Press, London
2) ICRU report 54 Medical imaging—The assessment of image quality, 1996
3) IEC 6220-1-2 Medical electrical equipment—Characteristics of digital X-ray imaging devices—Part 1-2: Determination of the detective quantum efficiency—Detectors used in mammography, 2007
4) Rossmann K: J. Opt. Soc. Am. **52**: 774, 1962

第3節第3項
参考文献
- Swets JA, et al.: Evaluation of diagnostic systems: methods from signal detection theory, 1982, Academic Press, New York
- Hanley JA, et al.: Radiol. **143**: 29, 1982
- Ohara K, et al.: Med. Phys. **13**: 304, 1986

・　Shiraishi J, et al.: Radiol. **253**: 822, 2009

引用文献

1）　土井邦雄：日放技学誌　**43**: 694，1987
2）　Rose A: Vision, human and electronic, 1974, Plenum, New York
3）　Thijssen MAO, et al.: Neuroradiol. **30**: 561, 1988
4）　Goodenough DJ, et al.: Radiol. **110**: 89, 1974
5）　Metz CE: ICRU News **6**: 7, 1997
6）　Dolfman DD, et al.: Investig Radiol. **27**: 723, 1992

第3節第4項
引用文献

1）　Gray JE, et al.: Quality contriol in diagnostic imaging. 1983, University Park Press, Baltimore
2）　Chida K, et al.: Tohoku. J. Exp. Med, **190**: 169, 2000
3）　Chida K, et al.: Acta Radiol. **46**: 810, 2005
4）　Chida K, et al.: Am. J. Roentgenol. **193**: 1680, 2009
5）　JIS Z 4752-1：医用画像部門における品質維持の評価及び日常試験方法（2001）
6）　良質な医療を提供する体制の確立を図るための医療法等の一部を改正する法律の一部の施行について
（医政発第0330010号），平成19年3月30日
7）　医療機器に係る安全管理のための体制確保に係る運用上の留意点について（医政指発第0330001号，
医政研発第0330018号），平成19年3月30日
8）　JIS Z 4921: 1994 X線管電圧測定器
9）　千田浩一　他，日放技学誌　**53**: 265, 1997
10）　JIS Z 4702医用X線高電圧装置通則1999
11）　日本画像医療システム工業会：医用画像表示用モニタの品質管理に関するガイドライン，JESRA
X-0093-2005
12）　Chida K, et al.: Am. J. Roentgenol. **183**: 1111, 2004
13）　Chida K, et al.: Am. J. Roentgenol. **186**: 774, 2006
14）　Koenig TR, et al.: Am. J. Roentgenol. **177**: 3, 2001
15）　International Commission on Radiological Protection. ICRP publication 85: avoidance of radiation
injuries from medical interventional procedures. Ann ICRP 2001; 30/2: Publication 85.
16）　Chida K, et al.: Am. J. Roentgenol. **197**: W900, 2011
17）　Wagner LK, et al.: J. Vasc. Interv. Radiol. **11**: 25, 2000
18）　Medical electrical equipment—Particular requirements for the safety of X-ray equipment for
interventional procedures. IEC 60601-2-43, 2000
19）　JIS Z 4751-2-43; IVR用X線装置—基礎安全及び基本性能 2012
20）　Chida K, et al.: Radiol. Phys. Technol. **4**: 189, 2011
21）　放射線防護分科会：日放技学誌　**60**: 1035, 2004
22）　Chida K, et al.: Health Phys. **104**: 97, 2013
23）　芳賀喜裕，他：映像情報メディカル　**45**: 19, 2015

第4節
参考文献

・　青柳泰司，他：放射線機器工学（1），コロナ社
・　日本画像医療システム工業会：医用画像・放射線機器ハンドブック

第5節
参考文献

・　青柳泰司，他：放射線機器工学（1），コロナ社
・　日本画像医療システム工業会：医用画像・放射線機器ハンドブック
・　笠井俊文，他：診療画像機器学，オーム社
・　医用X線高電圧装置通則　JIS Z 4702
・　辻久男，他：島津評論　**45**: 4, 1989

第1章　X線撮影・透視

第6節第1項
引用文献
1) 高橋正治編著：図解　診療放射線技術実践ガイド，増感紙-フィルム系，2002, 文光堂

第6節第3項
参考文献
・ 足立晋，他：MEDICAL NOW **53**: 20, 2004：
・ 笠井俊文，他：診療画像機器学，オーム社

第6節第4項～第5項
引用文献
1) Coltman CW: Radiol. **51**: 359, 1948
2) Bates Jr CW: Adv. Electrom Electron Phys. **28A**: 451, 1969
3) Sommer AH: Photoemissive materials. 1968, John Wiley & Sons, Inc. USA
4) Rome M: J. Appl. Phys. **26**: 166, 1955
5) International Electrotechnical Commision: 61262-1 to 6, 1994
6) International Electrotechnical Commision: 61262-7, 1995
7) 日本規格協会：医用X線イメージインテンシファイア JIS Z 4721, 2000, 日本規格協会，東京
8) Swank RK: J. Appl. Phys. **44**: 4199, 1973
9) Rowlands JA, et al.: Med. Phys. **10**: 786, 1983
10) Luhta R, et al.: Med. Phys. **17**: 913, 1990
11) 斉藤啓一，他：東芝レビュー　**50**: 791, 1995
12) Kühl W: Electronic Imaging, 309, 1979, Academic Press, USA
13) Fujita H, et al.: Investig. Radiol. **22**: 328, 1987
14) 斉藤啓一，他：日放技学誌　**52**: 518, 1996
15) 日本規格協会：X線用解像力テストチャート JIS Z 4916, 1997 日本規格協会，東京，
16) National Electrical Manufacturers Association: Test methods for x-ray equipment, XR3, 1970
17) Holst GC eds, CCD arrays cameras and displays, 65, 1996, SPIE, USA
18) Kodak, device performance specification KAI-01050 Image sensor
19) Takahashi F, et al.: SPIE **3032**: 364, 1997
20) 日本画像医療システム工業会：被ばく低減のためのエックス線I.I.劣化推定指針の調査研究, 31, 2003

第6節第6項
参考文献
・ 堀浩雄，鈴木幸治，カラー液晶ディスプレイ，2001, 共立出版
・ 橋本憲幸：日放技学誌　**59**: 21, 2003
・ DICOM PS3.14, Digital Imaging and Communications in Medicine（DICOM）– Part 14: Grayscale Standard Display Function

第7節第2項
参考文献
・ 荒木立哉，他：島津評論　**61**: 161, 2005
・ 中原忠彦，他：島津評論　**68**: 11, 2011
・ 柴田幸一：日放技学誌　**6**: 821 2009.

第8節
参考文献
・ 日本放射線技術学会放射線撮影分科会：放射線医療技術学叢書（14-4）乳房撮影精度管理マニュアル，2012, 日本放射線技術学会，京都
・ マンモグラフィガイドライン　第3版　（社）日本医学放射線学会／（社）日本放射線技術学会，2010, 医学書院
・ Haus AG, et al.: Syllabus. Physical Aspects of Breast Imaging Current and Future Considerations. RSNA, 1999
・ Pissano ED, 他：デジタルマンモグラフィ，2005, オーム社
引用文献
1) Wu X, et al.: Radiol. **193**: 83, 1994

2) Rezentes PS, et al.: Radiol. **210**: 227, 1999

3) 柳多貴文，他：画像通信　**32**: 43, 2009

4) Aslund M, et al.: Med. Phys. **34**: 1918, 2007

5) Frederick EE, et al.: Radiol. **178**: 393, 1991

6) 辻久男：医用画像情報学会雑誌　**23**: 55, 2006

7) Yagi N, et al.: Med. Phys. **26**: 2190, 1999

8) Takeda T, et al.: Radiol. **214**: 298, 2000

9) Pisano ED, et al.: Radiol. **214**: 895, 2000

10) Stutman D, et al.: Phys. Med. Biol. **56**: 5697, 2011

11) 本田凡：医用画像情報学会雑誌　**21**: 230, 2004

12) Matsuo S, et al.: Med. Phys. **32**: 2690, 2005

13) Wu T, et al.: Med. Phys. **31**: 2636, 2004

14) Zhang Y, et al.: Med. Phys. **33**: 3781, 2006

15) 五味志穂，他：日放技学誌　**68**: 757, 2012

第9節第3項

参考文献

· Hans H. Shild著，西江昭弘　日本語監修：造影剤これだけは知っておこう，2012，バイエル薬品，大阪

· 桑鶴良平監修：超実践　知っておきたい造影剤の副作用ハンドブック，2010，ピラールプレス，東京

第10節

脚注

＊1　すべての病変のうち正しく検出した個所の割合．真陽性率ともいう．

＊2　画像あたり，またはCTなどの複数の画像が存在する場合は症例あたりの，間違って病変として検出した個所の数．

＊3　すべての病変症例（もしくは画像）中，正しく病変と診断した症例（画像）の割合．

＊4　すべての病変でない症例（画像）中，誤って病変と診断した症例（画像）の割合．

＊5　すべての病変症例（画像）中，正しく病変と診断した症例（画像）の割合．真陽性率と同等．

＊6　すべての病変でない症例（画像）中，正しく病変でないと診断した症例（画像）の割合．1－（偽陽性率）．

引用文献

1) Doi K: Comput. Med. Imag. Graph. **31**: 198, 2007

2) 藤田広志，石田隆行，桂川茂彦監修．実践医用画像解析ハンドブック．オーム社，2012

3) Freer T W, et al.: Radiol. **220**: 781, 2001

4) Khoo L A K, et al.: Radiol. **237**: 444, 2005

5) Birdwell R L, et al.: Radiol. **219**: 192, 2001

6) 日本医用画像工学会監修．医用画像工学ハンドブック．日本医用画像工学会，2012

第11節

引用文献

1) Schwinger J: Phys Rev **75**: 1912, 1949

2) Rubenstein E, et al.: SPIE 1981: **314**: 42, 1981

3) Thomlinson W: Nucl Instr and Meth in Phys Res **A319**: 295, 1992

4) Akisada A, et al.: Nucl Instr and Meth **A246**: 713 1986

5) Thompson A C, et al.: Nucl Instr and Meth in Phys Res **222**: 1208, 1984

6) Wilkins S W, et al.: Nature **384**: 335-, 1996

7) Chapman D, et al.: Rev Sci Instr **67**(9): CD-ROM, 1996

8) Bonse U, et al.: Appl Phys Lett **7**: 99, 1965

9) Momose A, et al.: Med Phys **22**: 375, 1995

10) 本田凡，他：医学物理　**22**(**1**): 2, 2002

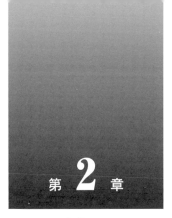

第2章

X線CT

第1節 X線CTの原理と歴史

1.1 X線CTの原理

X線CT（X-ray CT）はX線を用いて，人体の横断面を撮像する装置である．図2.1はその原理を示したものである．図のようにX線管と検出器を人体の周りを1回転させ，横断面に対してX線の透過強度分布をデータとして収集する．収集されたデータはコンピュータに送られ，データ処理される．その結果，横断面のX線の線減弱係数の分布が復元される．その値をグレースケール（大きな値は白，小さい値は黒）に変換し，画像として表示する．この画像をCT画像（もしくはCT像）という．データ処理の方法については2.2～2.4で詳しく述べる．また，2.6以下において装置や画質特性について述べる．

1.2 X線CTの歴史

X線CTの歴史は，よく知られているようにHounsfieldによるEMIスキャナの開発に始まる[1]．しかしながら，その前史において日本人が大きな功績を残していることは必ずしも広くは知られていない．CT前史における日本人の貢献から歴史の記述を始めたい．

X線画像は1895年のRöntgenによるX線の発見直後から医療に利用されるようになったが，そこで撮影される画像では3次元の構造が重なり合って2次元の平面に表現されるため，十分な情報が得られない場合があった．X線撮影が盛んになるにつれて，重なり合いを分離してより詳細な情報を得たいという要求が大きくなってきた．

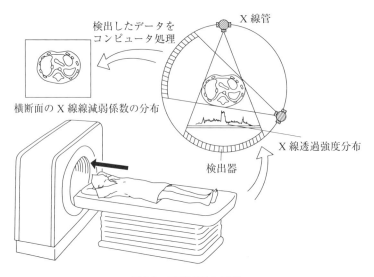

図2.1　X線CTの原理

第2章　X線CT

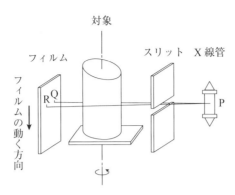

図2.2　回転横断撮影法の原理

この問題の解決に先駆的な業績を残したのが高橋である[2]．彼の方法は図2.2に示すとおりである．すなわち，細いスリットを通し人体の横断面をフィルム上に撮影し，それを各方向から繰り返す．このような線状の像を元の方向に逆に戻すことにより横断像を復元する．復元は最初，作図により，後には透過光で別のフィルム上に焼き付けることにより行われた．これは，原理的には現在のCTと非常によく似ているが，検出素子としてフィルムを用いている点と復元法が異なっていた．

その後，放射線検出器を用いた研究がOldendorf[3]やCormack[4]により行われた．彼らの研究は，いずれも細い放射線ビームで対象の透過を測定することを基礎としているが，これに類似の研究は梅垣[5]によっても行われた．Oldendorfや梅垣は，断面の分布を後に述べる逆投影法によりアナログ的に復元したが，Cormackは透過データをコンピュータに取り込み，数学的に正しい方法で断面の分布（プロファイル）の復元を行った．Cormackは後にHounsfieldとともにノーベル賞を受賞したが，この点が評価されたのであろう．

Hounsfieldが率いるEMI社の技術陣は，1967年ころよりEMIスキャナの開発を開始，1971年には実用機を試作し，臨床試験にとりかかった．そして，装置は1972年に発表され，臨床試験の結果は1973年に発表された．

EMIスキャナは大成功であり，後を追って多くの業者が参入した．わが国では日立メディコが最初に製品を開発し，CT-Hを1975年に発表している．EMIスキャナの発表から，わずか数年のうちにさまざまなデータ収集方式の装置が開発され，売り出された．図2.3は，そのうち最初に提案された第1世代とその後，主流となった第3世代のデータ収集方式を示している．第1世代では，細いX線ビームで被写体の横断面を切るように走査し，走査が終了すると1°ずつ回転して，走査を繰り返す．この方式では，パラレルビーム（parallel beam）のデータ収集が行われる．一方，第3世代では撮影領域をカバーする扇形（円弧状）の複数の素子からなる検出器を用い，X線管とともに被写体の周りを1回転させてデータ収集を行う．ここで，検出素子数は初期のころは300程度であったが，現在は1000近くになっている．この方式では，ファンビーム（fan beam）のデータ収集が行われる．

1980年代も半ばころになるとX線CTの発展も一段落して，新たに登場してきたMRIやPET/SPECTに関心が移っていった．ところが，1990年ころヘリカルスキャン（helical scan）CTが登場し[6]，X線CTは横断面を撮像するだけではなく，立体（3次元）を復元す

153

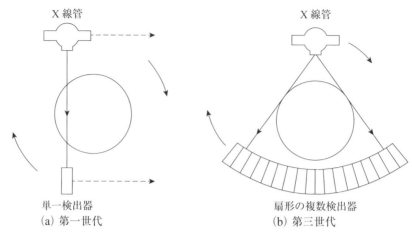

図2.3 X線CTのデータ収集法

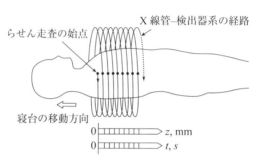

図2.4 ヘリカルスキャンの原理
(文献6より転載)

る装置としても注目されるようになった．1987年ころスリップリングが開発され，ガントリの連続回転が可能となった．ヘリカルスキャンでは，ガントリの連続回転と寝台の連続移動を組み合わせて，X線管-検出器系を被写体に対して図2.4に示すように被写体に対してらせん軌道を描かせながらデータ収集を行う．このようにすると隣り合うらせんを補間することにより任意の横断面のデータが得られ，画像が復元できる．

ヘリカルスキャンで始まった3次元化の動きは，1998年ころ発表された多段検出器を用いたマルチスライス (multi-slice) CTにより加速された．マルチスライスCTでヘリカルスキャンを行うことにより，体軸方向の分解能の向上とスキャンの高速化が同時に実現した．最初，4段から始まった多段化は16段，64段と急速に進み，2000年代の後半には256〜320段の装置も開発されるに至った[7]．320段の装置では体軸方向に15 cm程度の撮像視野を持ち，心臓などの臓器全体を1回転で撮像できる．これにより，心臓などの3次元の動きをダイナミックに撮像する4次元イメージングが可能となっている．ここで，320段などの検出器は面検出器と考えられ，図2.5に示すようなコーンビーム (cone beam) 方式のデータ収集が行われる．

以上のようにX線CTは登場後おおよそ40年を経過したが，その間に横断面を撮像する

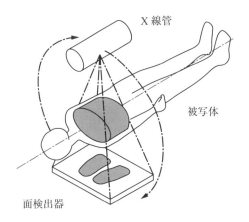

図2.5 コーンビーム方式のデータ収集

装置から3次元，4次元の撮像装置へ変化してきた．筆者は今後，複数のX線源の使用や検出器の改良などにより電子密度と原子番号の分離など定量化の方向に進むと考えているが，果たしてどうであろうか．

第2節 X線CTの画像形成

2.1 原画像と投影

X線CTは人体内のX線による線減弱係数（linear attenuation coefficient）の分布を求め，それをグレースケールに変換して画像として表示するものである．ここで，人体の横断面を考え，そのうえでのX線の線減弱係数の分布を$f(x, y)$と書く．第1世代のX線CTのように細いX線ビームで人体を計測する場合，透過X線ビームの強度$I(s, \theta)$は以下のように与えられる．

$$I(s,\theta) = I_0 \exp\left(-\int_{L_{s,\theta}} f(x, y) dl\right) \tag{2.1}$$

ここで，I_0は入射X線ビーム強度であり，$\int_{L_{s,\theta}}$は経路$L_{s,\theta}$に沿った線積分である．変数sやθなどの意味は図2.6を参照いただきたい．なお，図2.6では，横断面をθと垂直な方向L_θから計測している．

式（2.1）を変形して，

$$\log_e \frac{I_0}{I(s,\theta)} = p(s, \theta) \tag{2.2}$$

とおくと，

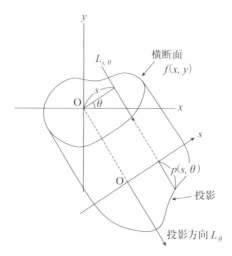

図2.6　横断面と投影

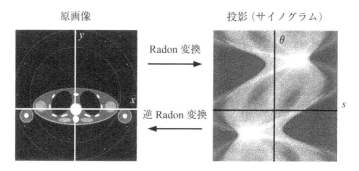

図2.7　Radon変換と逆Radon変換

$$p(s,\theta)=\int_{L_{s,\theta}} f(x,y)dl \tag{2.3}$$

ここで，$p(s,\theta)$は，入射X線ビームと透過X線ビーム強度の測定値から式（2.2）により直接求めることができる．一方，X線CTで求めたいのは$f(x,y)$であるが，これは式（2.3）で与えられる積分変換の逆変換であり，簡単には求めることができない．

一般に$f(x,y)$を原画像（original image），式（2.3）で与えられる$p(s,\theta)$を$f(x,y)$の投影（projection）という．また，式（2.3）で与えられる積分変換をRadon変換（Radon transform），その逆変換を逆Radon変換（inverse Radon transform）という．ここで，逆Radon変換を投影からの画像再構成（image reconstruction）ということがある．投影データを横軸s，縦軸θの平面上に画像として表現したものをサイノグラム（sinogram）という．原画像と投影（サイノグラム）の関係を整理したものを図2.7に示す．以上よりX線CTの数学上の問題は，式（2.2）より実測値から得られる投影$p(s,\theta)$を逆Radon変換して原画像$f(x,y)$を求めることに帰着する．この問題の数学的解法については非常に古くから多くの分野で研究されてきたが，必ずしも相互に連携せず，ようやくX線CTの登場により統一した視野のもとに展望

されるようになった．この問題に関して非常に多くの研究が行われてきたが，現在でも3次元画像の再構成や線量低減と関連して，なお精力的に研究されている．

2.2　逐次近似再構成法

式 (2.3) から $f(x, y)$ を求める最も直截な方法は，画面を有限な領域（たとえば$N \times N$画素）に分割し，式 (2.3) を代数方程式に還元し，その解を強引に求めることである．この場合，式 (2.3) から投影 $p(s, \theta)$ は，各画素のうちビームが横切ったものの合計値（実際には式 (2.4) に示すようにビームが横切る面積を考慮して重みを付ける）に等しくなる．したがって，これをM個の経路について書くとM個の1次連立方程式が得られる．この連立方程式を解くことにより，$f(x, y)$ が得られることになるが，このように変数の数が膨大であり，各方程式の独立性も定かではない連立方程式の厳密解を求めることはおよそ現実的とはいえない．

そこで近似解を逐次的に求める一連の方法が提案された．これらは逐次近似再構成（iterative reconstruction）法と呼ばれており，逐次解を求める式や考え方が異なるいくつかの方法があるが，ここでは加法的ARTについて簡単に述べる．

図2.8に示すように，まず画面をいくつかの画素 (i, j) に分割して，各画素に適当な初期値（たとえば一様分布）を入れる．そして，ある経路$L_{k, \theta}$に沿った$f(i, j)$の合計値$R(k, \theta)$を

$$R(k, \theta) = \sum_{i, j} w_{i, j, k, \theta} \times f(i, j) \tag{2.4}$$

により算出する．ここで，$w_{i, j, k, \theta}$は各画素 (i, j) を経路が通過する面積に比例する重み係数である．式 (2.4) で求めた$R(k, \theta)$を実測データ$P(k, \theta)$と比較してその差を小さくするように$f(i, j)$の値を修正する．これをすべての投影実測値について順次繰り返し近似していく．

$f(i, j)$を修正する方法の例として，代数的復元法（algebraic reconstruction technique: ART）を説明する[8]．$f(i, j)$のn次の推定値を$f^{(n)}(i, j)$とすると，

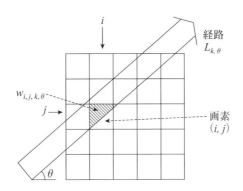

図 **2.8**　画素（ピクセル）とX線経路

医学物理学教科書：放射線診断物理学

$$f^{(n+1)}(i,j) = \max\left\{ f^{(n)}(i,j) + \frac{(P(k,\theta) - R(k,\theta)) \times w_{i,j,k,\theta}}{\sum_{i,j} w_{i,k,j,\theta}}, 0 \right\} \tag{2.5}$$

これを投影ごとに繰り返して，ひとまわりするとまた始めからやり直す．

式 (2.5) の ART は，修正の際に $P(k,\theta)$ と $R(k,\theta)$ の差を利用するので，加法的 ART と呼ばれる．$P(k,\theta)$ と $R(k,\theta)$ の比を利用する ART もあり，それは乗法的 ART と呼ばれる．また，ART では投影の1つの値により $f(i,j)$ を修正するが，すべての投影を同時に用いて修正する方法を SIRT (simultaneous iterative reconstruction technique: 同時逐次近似法)[9] という．さらに，$P(k,\theta)$ と $R(k,\theta)$ の差が最小二乗法に従って最小となるように修正を行う方法を LSIT (least square iterative technique: 最小二乗近似法)[10] という．

逐次近似再構成法は，X線CT登場前後の1970年代の前半に盛んに研究されたが，後で述べる重畳積分法に比べて計算時間がかかるため，その後X線CTの画像再構成法としては注目されなかった．しかし，吸収減弱があり，また統計精度の悪い核医学用RIのCT（PETやSPECT）の画像再構成法としての研究が継続された．その過程で計測データの統計的性質に着目して，再構成画像の統計ノイズを抑制する逐次近似法が開発された．最初に提案されたものは，ML-EM (maximum likelihood-estimation maximum) 法[11] と呼ばれている．また，その収束を早めたものが，OS-EM (ordered subset-estimation maximum) 法[12] である．最近，X線CTでの被ばく線量を低減する際，画質を劣化させない計算法としてRIと同様に計測データの統計ノイズを抑制する逐次近似法が採用され，再びX線CTの画像再構成法として注目されるようになった．これについては，第4節で改めて述べることにする．

2.3 単純逆投影法

逐次近似再構成法が物理的なモデル化に重点を置いた方法であるのに対して，式 (2.3) に内在する解析的な関係を利用した方法もいくつか提案されていて，これらは解析的方法と総称される．解析的な方法の基本となるのは，以下に述べる単純逆投影法である．

多数の投影から2次元分布を近似的に再構成する最も簡便な方法は，図2.9に示すように，各投影の強度に比例した量を投影の方向に沿って元の画面に戻し，これをすべての方向について加え合わせる方法である．この方法を逆投影 (back projection) 法という．

逆投影法は発想が自然で，コンピュータの力を借りなくても実行できるので，1.2項で述べたように医学の分野における画像再構成研究の初期の時代に多用された．しかし，逆投影法で得られる画像は明らかに原画像と異なっている．たとえば点状分布を考えると，逆投影像はその点を通る多数の直線の合成に等しく，濃度分布は $1/r$ に比例する．ここで，r はその点からの距離である．このことから，逆投影像は原画像を $1/r$ のレスポンスを持つ関数でぼかしたものであることがいえる．すなわち，$\bar{f}(x,y)$ を逆投影像とすれば

$$\bar{f}(x,y) = f(x,y) * \frac{1}{r} \tag{2.6}$$

第2章 X線CT

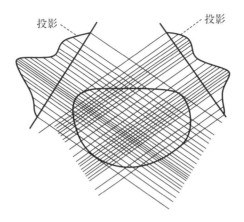

図2.9 逆投影法の原理

ここで，$f(x, y)$ は原画像である．また，＊は2次元重畳積分を意味する．

式 (2.6) をフーリエ変換（Fourier transform）すると

$$\bar{F}(X,Y) = F(X,Y) \times \mathcal{F}_2\left(\frac{1}{r}\right) \tag{2.7}$$

ここで，$\mathcal{F}_2$ は2次元フーリエ変換であり，$\bar{F}(X, Y) = \mathcal{F}_2(\bar{f}(x, y))$，$F(X, Y) = \mathcal{F}_2(f(x, y))$．いま，$J_0$ を0次のベッセル関数とすると

$$\mathcal{F}_2\left(\frac{1}{r}\right) = 2\pi \int_0^\infty \frac{1}{r} \cdot J_0(2\pi Rr) r dr = \frac{1}{|R|} \tag{2.8}$$

ここで，$|R| = \sqrt{X^2 + Y^2}$ は周波数空間（frequency domain）における座標原点から点 (X, Y) までの距離である．したがって，逆投影像は周波数空間では $1/|R|$ に比例する低周波増強を受けることになる．

$\bar{F}(X, Y)$ から式 (2.7)，式 (2.8) を用いて，$F(X, Y)$ を求めることができるので，それを逆フーリエ変換（inverse Fourier transform）することで，原画像 $f(x, y)$ を復元できる．しかしながら，$\bar{f}(x, y)$ は裾野が長く続くため，有限領域で打ち切りフーリエ変換すると低周波の画像情報の一部が失われ，原画像の復元像には低周波の歪みが現れる．したがって，式 (2.7)，(2.8) を用いる画像の再構成は行われていない．

2.4 投影定理

式 (2.3) より，経路 $L_{s,\theta}$ の方程式が $s = x \cos\theta + y \sin\theta$ で与えられることに注意すると

$$p(s, \theta) = \int_{-\infty}^{\infty} \int_{-\infty}^{\infty} f(x, y) \delta(s - x\cos\theta - y\sin\theta) dx dy \tag{2.9}$$

ここで，δ はデルタ関数である．投影 $p(s, \theta)$ の s についての1次元フーリエ変換を $P(S, \theta)$ と書くと

$$P(S, \theta) = \int_{-\infty}^{\infty} p(s, \theta) \exp(-2\pi i S s) ds \tag{2.10}$$

式（2.9）を代入して整理すると

$$\begin{aligned}P(S, \theta) &= \int_{-\infty}^{\infty}\int_{-\infty}^{\infty} f(x, y)\exp(-2\pi i(x \cdot S\cos\theta + y \cdot S\sin\theta))dxdy \\ &= F(S\cos\theta, S\sin\theta)\end{aligned} \tag{2.11}$$

ここで，$F(X, Y)$ は$f(x, y)$ の2次元フーリエ変換

$$F(X, Y) = \int_{-\infty}^{\infty}\int_{-\infty}^{\infty} f(x, y)\exp(-2\pi i(xX + yY))dxdy \tag{2.12}$$

である．

式（2.11）は投影定理（projection theorem）と呼ばれる重要な定理であって，その意味は図2.10に示すように，「ある画像の一つの投影のフーリエ変換はその画像の2次元フーリエ変換を対応する角度で切った中心断面に等しい」ということである．

この定理によると，投影を1次元フーリエ変換することにより，原画像の空間周波数分布を示す曲面の原点を横切る多数の放射状断面が得られるから，原画像のフーリエ変換が極座標表示で求まる．これを逆フーリエ変換すれば，原画像が復元できる[13]．高速フーリエ変換では直交座標を用いる必要があるので，極座標表示を補間して直交座標系に変換してから計算を行う．この過程で入る補間誤差が再構成結果に影響を及ぼすため実用に用いるのは困難とされている．

2.5 重畳積分法

X線CTで原画像の復元に用いられている方法は重畳積分法であり，式（2.11）と式（2.12）から導くことができる．式（2.12）を逆変換して，変数変換$X = S\cos\theta$, $Y = S\sin\theta$を行うと，

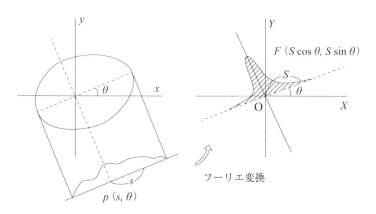

図2.10 投影定理

第2章　X線CT

$$f(x, y) = \int_0^\pi \int_{-\infty}^\infty F(S\cos\theta, S\sin\theta)|S|\exp(2\pi i(x \cdot S\cos\theta + y \cdot S\sin\theta))dxdy$$
$$= \int_0^\pi \left(\int_{-\infty}^\infty P(S, \theta)|S|\exp(2\pi iS \cdot s)dS \right) d\theta \tag{2.13}$$

ここで，式 (2.11) を用い，また $s = x\cos\theta + y\sin\theta$ とおいた．式 (2.13) の内側の積分は s についての1次元逆フーリエ変換の形式となっているので，フーリエ変換に関する重畳積分定理により，$*$ を s についての重畳積分（convolution）とすると

$$f(x, y) = \int_0^\pi \left(p(s, \theta) * g(s) \right)_{s = x\cos\theta + y\sin\theta} d\theta \tag{2.14}$$

ここで，$p(s, \theta)$ は $P(S, \theta)$ の1次元逆フーリエ変換であり，投影そのものである．また，$g(s)$ は補正関数（correction function）といい，形式的には $|S|$ の逆フーリエ変換

$$g(s) = \int_{-\infty}^\infty |S|\exp(2\pi iS \cdot s)dS \tag{2.15}$$

で与えられる．なお，式 (2.14) の s についての重畳積分は

$$p(s, \theta) * g(s) = \int_{-\infty}^\infty p(s - s', \theta)g(s')ds' \tag{2.16}$$

である．

　式 (2.14) より，投影 $p(s, \theta)$ に $g(s)$ を重畳積分し，$s = x\cos\theta + y\sin\theta$ を満たす s に対する重畳積分の値を角度方向について加え合わせれば，$f(x, y)$ が得られることがわかる．ここで，s の式は点 (x, y) を通る直線（図2.6の経路 $L_{s,\theta}$）の方程式となるから，$f(x, y)$ は $g(s)$ によりフィルタされた投影を逆投影したものであることがいえる．その意味で，この方法をフィルタ補正逆投影（filtered back projection）法ということもある．また，$g(s)$ は式 (2.15) より高周波を増強する効果を持つフィルタであることがいえ，逆投影により生じる低周波増強を打ち消している．

　図2.11は重畳積分法の意味を直観的に説明したものである．同図 (a) は円形物体の投影と逆投影を示したものであるが，円外の点はA，B，Dの寄与により正の値を持つことがわかる．同図 (b) は重畳積分法を用いたものであり，重畳積分による補正のため投影の形が変化し，A，B，C，Dの寄与が打ち消し合い，ちょうど0となる．一方，円内の点では，逆投影される補正後の投影の値が一定であるので常に一定値を持ち，円形物体として復元されることがいえる．

　式 (2.14) および式 (2.15) は，連続分布の s に対してのものであるが，投影は s に対して離散的にサンプルされる．その標本間隔を a と書くと，サンプリングされる座標は $s = ka$ $(k = 0, \pm 1, \pm 2, ..., \pm m)$ で与えられる．標本間隔が有限であることに対応して，式 (2.15) の補正関数 $g(s)$ は上限周波数（Nyquist周波数）$S_n = 1/(2a)$ までの積分で与えられる．すなわち，

161

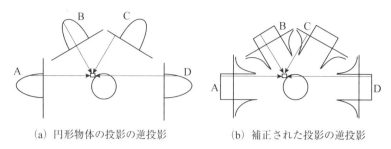

(a) 円形物体の投影の逆投影　　(b) 補正された投影の逆投影

図 2.11　重畳積分法の直観的説明

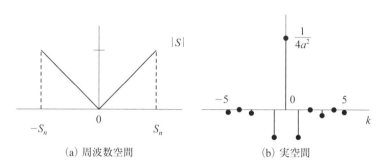

(a) 周波数空間　　(b) 実空間

図 2.12　Ramachandran の補正関数

$$g(s) = \int_{-S_n}^{S_n} |S| \cos(2\pi s \cdot S) dS \tag{2.17}$$

この積分を実行して，$s = ka$ ($k = 0, \pm 1, \pm 2, \ldots$) を代入すると次の補正関数が得られる．

$$g(ka) = \begin{cases} \dfrac{1}{4a^2} & (k = 0) \\ -\dfrac{1}{(\pi ka)^2} & (k = \text{奇数}) \\ 0 & (k = \text{偶数}) \end{cases} \tag{2.18}$$

この補正関数は Ramachandran ら[14]によって導かれたもので，図2.12（b）のような形をしている．同図（a）はその周波数特性を示す．この関数は S_n における急激な変化のため，$f(x, y)$ が大きく変化する場所（骨と軟部組織境界など）で CT 値のオーバーシュート，アンダーシュート，波打ちなどいわゆるリンギングが生じる復元誤差がある．

Shepp ら[15]はこれを改良して，$|S|$ の代わりに次のような周波数特性を持つ補正関数（図2.13）を用いた．

$$\frac{2S_n}{\pi} \left| \sin\left(\frac{\pi S}{2S_n}\right) \right| \tag{2.19}$$

第2章　X線CT

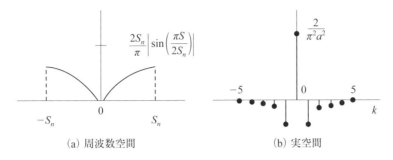

(a) 周波数空間　　　　(b) 実空間

図2.13　SheppとLoganの補正関数

この関数の実空間の形は

$$g(ka) = \frac{1}{\pi^2 a^2 (1-4k^2)} \tag{2.20}$$

この補正関数はリンギングが抑制されるなど良好な結果を与えるため，商用CT装置ではこの補正関数をベースとしたものが組み込まれていると推定されている．しかし，現実の投影データにはノイズが含まれ，また境界部などを強調したい場合もある．このため補正関数にノイズ抑制効果を持たせたり，その逆に境界強調の効果を持たせたりすることが行われるが，装置製造業者のノウハウに属するため公表されず，詳細は不明である．

2.6　ファンビーム再構成

図2.6で示される投影は，第1世代のデータ収集方式に対応していて，パラレルビーム（parallel beam）投影と呼ばれるものである．一方，現在使用されている第3世代方式では，ファンビームに対応した投影データが得られる．ファンビーム（fan beam）で収集される投影データに対して，重畳積分法を適用するには，上記のパラレルビームの場合への変更が必要である．

図2.14はファンビームでのデータ収集の際の幾何学的配置を示す．図でSはX線源（ファンの中心）であり，その円周上の位置はOSとy軸のなす角度βによって決められる．STはSを中心として作られるファンビームの1つのX線経路であり，その位置はSOとSTのなす角ϕで決められる．経路STに沿った$f(x,y)$の線積分値を$p(\phi, \beta)$と書こう．

一方，図のθとsはSTをパラレルビーム方式の1つのX線経路とみたとき，それを示すパラメータである．βとϕ，θとsの間には，

$$\left. \begin{array}{l} \theta = \beta + \phi \\ s = d \sin \phi \end{array} \right\} \tag{2.21}$$

の関係がある．ここで，dは線分OSの長さ，すなわちX線管の回転半径である．

式(2.21)の変数変換を式(2.14)と式(2.15)に適用すると[16]，

163

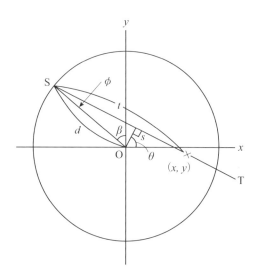

図 2.14 ファンビームの幾何学的配置

$$f(x,y) = d\int_0^{2\pi} (\cos\phi \cdot p(\phi,\beta) * g(t,\phi))_{\phi=\phi(x,y,\beta)} d\beta \tag{2.22}$$

ここで，*はϕについての重畳積分である．$g(t,\phi)$は補正関数であり，式(2.15)に対応して，

$$g(t,\phi) = \int_{-\infty}^{\infty} |S| \exp(2\pi iS \cdot t\sin\phi) dS \tag{2.23}$$

と書くことができる．tはX線源Sと復元点(x, y)までの距離である．$f(x, y)$は式(2.22)より，ϕについての重畳積分を行い，その結果に復元点(x, y)を通る経路がOSとなす角$\phi(x, y, \beta)$を代入してβについて加え合わせることにより得られる．したがって，この場合もフィルタ補正逆投影により画像復元が行われる．また，離散的な場合の補正関数を導くには，Nyquist周波数S_nの代わりに場所に依存する実効的なNyquist周波数

$$S_{n,e} = \frac{1}{2}\frac{\phi}{\Delta\phi}\frac{1}{t\sin\phi} \tag{2.24}$$

を用いる必要がある．ここで，$\Delta\phi$はϕについての標本間隔である．

ファンビームデータから直接に重畳積分法により画像再構成を行う方法は，上記のようにやや複雑である．より具体的な手順は文献を参照されたい[17]．

ファンビームの投影データをパラレルビームへ変換（ファン・パラ変換）して，その再構成手順を使用することもできる．式（2.21）より

$$s = d\sin(\theta - \beta) \tag{2.25}$$

これからβをパラメータとしてθとsの関係をグラフで表すと図2.15のようになる．図で曲線

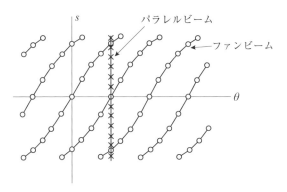

図2.15 ファン・パラ変換の原理

はそれぞれファンビーム方式の1つの投影に対応し,線積分 $p(\phi, \beta)$ はその上の θ について等間隔に配列された○印の点でサンプルされる.一方,パラレルビーム方式では,投影は θ =一定,すなわち図の θ 軸に垂直な直線に対応し,線積分 $p(s, \theta)$ はその上で等間隔に配列された×印の点でサンプルされる.したがって,補間によりパラレルビーム方式の投影を作り出すことができる.これは少しずつ方向の異なる経路の線積分を組み合わせて,その中間の経路での線積分を得ることを意味する.

ところで,ファン・パラ変換においては,(π+ファンの広がり角)の投影データから画像が復元できる.しかし,直接に重畳積分を行う式(2.22)で積分範囲を0から(π+ファンの広がり角)としてもうまくいかない.これは,一部の投影データが重複するからである.これを補正するためには,投影データ $p(\phi, \beta)$ に対して以下のような重み $w(\phi, \beta)$ を乗ずる.

$$p'(\phi, \beta) = w(\phi, \beta) p(\phi, \beta) \tag{2.26}$$

$p'(\phi, \beta)$ を用いることにより,式(2.22)の積分範囲を0から(π+ファンの広がり角)とすることができる.ここで,重複する経路に対する線積分の寄与を補正するため,重み $w(\phi, \beta)$ は,

$$w(\phi, \beta) + w(-\phi, \pi + \beta + 2\phi) = 1 \tag{2.27}$$

が成り立ち,ϕ と β について微分連続の関数とする.このような重み関数は単一ではないが,実際にはParkerにより提案された以下の関数を用いることが多い[18].

$$\left.\begin{array}{ll} w(\phi, \beta) = \sin^2\left(\dfrac{\pi}{4}\dfrac{\beta}{\phi_{\max} - \phi}\right), & 0 \leq \beta \leq 2\phi_{\max} - 2\phi \\ w(\phi, \beta) = 1, & 2\phi_{\max} - 2\phi \leq \beta \leq \pi - 2\phi \\ w(\phi, \beta) = \sin^2\left(\dfrac{\pi}{4}\dfrac{\pi + 2\phi_{\max} - \beta}{\phi + \phi_{\max}}\right), & \pi - 2\phi \leq \beta \leq \pi + 2\phi_{\max} \end{array}\right\} \tag{2.28}$$

ここで,$2\phi_{\max}$ はファンの広がり角である.

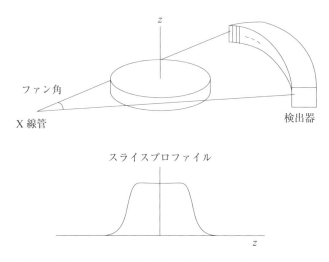

図2.16　X線CTのデータ収集ジオメトリとスライスプロファイル

2.7　撮影領域・スライス厚・ピクセルサイズ

本項では，撮影領域，スライス厚（slice thickness），ピクセルサイズ（pixel size）について概説する．図2.16は第3世代のデータ収集のジオメトリをより実際的に示したものである．検出素子の体軸方向の開口幅は，シングルスライスCTにおいては横断面の開口幅に比べて非常に大きい．したがって，実際に撮影されるボリュームは図に示すような円盤となる．ここで，円盤の厚さをスライス厚という．名目上のスライス厚は，検出器の体軸方向の検出器の開口幅を回転中心に換算したものとなる．X線管と検出器による体軸方向の応答は完全な矩形関数ではなく，図に示すような分布を持つ．これをスライスプロファイル（slice profile），またはスライス感度プロファイル（slice sensitivity profile）という．この分布の半値幅（full width at half maximum）をスライス厚ということもある．

円盤の底面は，X線管-検出器系により見込まれる円であり，撮影できる2次元的な領域（撮影領域）を示す．撮像野は画像再構成が行われる領域であり，撮影領域と必ずしも同一の必要はなく，その内部に含まれればよい．実際，被写体の大きさによりいくつかの撮像野が選択できる．撮影領域は最大の撮像野となる．撮影領域をscan field of view（SFOV），撮像野をdisplay field of view（DFOV）ともいう．いま，撮像野の直径をFとする．再構成画像を計算するマトリックスを$N \times N$とするとピクセルサイズは，$b = F/N$で与えられる．したがって，平面上の座標(x, y)をb間隔でサンプルして，再構成の式（2.22）などに従い$f(x, y)$を計算することになる．

CT画像の空間分解能（spatial resolution）は，中心に換算した検出素子の間隔aに強く関係する．aは標本間隔となるので，標本化定理により，$1/(2a)$以上の空間周波数を持つ成分は再現できない．実効的な標本間隔を小さくして空間分解能を向上させる手法にquarter-offset detectorという方法がある．これは検出素子を本来の位置から$a/4$だけずらして取り付ける方法である．このようにすると180°反対側にX線管がきたとき，検出素子は逆の側に$a/4$だけずれる．したがって，360°回転することにより$a/2$間隔でのサンプリングが可能

第2章　X線CT

となり空間分解能は向上する.

　ピクセルサイズは原理的にはいくらでも細かくできるが，実際にはマトリックスサイズのNにより制限される．たとえば，$F = 300\,\text{mm}$，$N = 512$とすると，$b = 0.6\,\text{mm}$となる．一方，aは0.5 mm程度であるので，ピクセルサイズも空間分解能に影響を与える．したがって，微細な構造を観察する際には，領域を限定しピクセルサイズを小さくした拡大再構成が行われる.

2.8　CT値とハンスフィールドユニット（HU）

　いままで$f(x, y)$と書いてきた線減弱係数（linear attenuation coefficient）を本項では，放射線物理学で常用される記号を用いて，$\mu(x, y)$と書く．また，位置の関数として意識しなくてよい場合は，(x, y)を省いて，単にμと書く．CTは主に軟部組織の相違を描出するのに用いられる．したがって，線減弱係数を絶対値で用いるよりは，軟部組織の代表として水を採用し，水に対する相対値として表したほうが便利である．このような考えにより次に示すCT値（CT number）が導入された.

$$CT = 1000 \times \frac{\mu - \mu_{\text{w}}}{\mu_{\text{w}}} \tag{2.29}$$

ここで，μ_{w}は水の線減弱係数である．CT値の単位をハンスフィールドユニット（Hounsfield unit）といい，HUと書く.

　以下，CT値およびそれに対応する線減弱係数の物理的意味を考える．エネルギーがEのX線の線減弱係数を$\mu(E)$とすると，

$$\begin{aligned} \mu(E) &= \sigma(E) + \tau(E) \\ &= \rho\sigma'(E) + \rho Z^n \tau'(E) \end{aligned} \tag{2.30}$$

ここで，$\sigma(E) = \rho\sigma'(E)$は線減弱係数のうちコンプトン散乱（Compton scattering）によるもの，また$\tau(E) = \rho Z^n \tau'(E)$は光電吸収（photoelectric absorption）によるものである．式（2.30）の第3辺は，コンプトン散乱による減弱は電子密度ρに比例し，光電吸収による減弱はρZ^nに比例するので，これらを明示的に括りだしたものである．なお，Zは原子番号であり，その冪（べき）nは3程度とされている.

　電子密度や原子番号は，2つのエネルギーを用いるデュアルエネルギー（dual energy）CTにより求めることができる．被写体内の線減弱係数の分布$\mu(E, x, y)$は式（2.30）に対応して，

$$\mu(E, x, y) = \rho(x, y)\sigma'(E) + \rho(x, y)Z_{\text{eff}}^n(x, y)\tau'(E) \tag{2.31}$$

ここで，$\rho(x, y)$，$Z_{\text{eff}}(x, y)$はそれぞれ電子密度（electron density）と実効原子番号（effective atomic number）（構成元素の原子番号を荷重平均したもの）の分布を表す．(x, y)は位置座標であり，式（2.31）より位置座標がエネルギーEと変数分離されていることがわかる.

　入射X線のエネルギースペクトル（energy spectrum）を$\Psi(E)$とすると，透過強度Iは

167

$$I = \int \Psi(E) \exp\left(-\int \mu(E, x, y)\,ds\right) dE$$
$$= \int \Psi(E) \exp\left(-\sigma'(E)\int \rho(x, y)\,ds - \tau'(E)\int \rho(x, y) Z_{\text{eff}}^n(x, y)\,ds\right) dE \qquad (2.32)$$
$$= \int \Psi(E) \exp(-\sigma'(E) p_1 - \tau'(E) p_2)\,dE$$

で与えられる．ここで $\int \cdot ds$ はX線経路に沿った線積分であり，$p_1 = \int \rho(x, y)\,ds$,

$p_2 = \int \rho(x, y) Z_{\text{eff}}^n(x, y)\,ds$ である．

　デュアルエネルギーCTにおいて使用される2つのエネルギーのX線のエネルギースペクトルを $\Psi_{\text{L}}(E)$ と $\Psi_{\text{H}}(E)$ とする．すると，式 (2.32) より，

$$I_{\text{L}} = \int \Psi_{\text{L}}(E) \exp(-\sigma'(E) p_1 - \tau'(E) p_2)\,dE \qquad (2.33)$$

$$I_{\text{H}} = \int \Psi_{\text{H}}(E) \exp(-\sigma'(E) p_1 - \tau'(E) p_2)\,dE \qquad (2.34)$$

式 (2.33) および式 (2.34) の I_{L} および I_{H} は測定量であり，$\Psi_{\text{L}}(E)$ と $\Psi_{\text{H}}(E)$，$\sigma'(E)$ と $\tau'(E)$ は被写体と無関係に求めることができる．したがって，式 (2.33) と式 (2.34) を連立させて p_1 と p_2 を求めることができ，また，それらを用いてCTの原理より $\rho(x, y)$，$Z_{\text{eff}}(x, y)$ を求めることができる．式 (2.33) と式 (2.34) を連立させて p_1 と p_2 を求める方法であるが，放射光を用いる単色X線CTにおいては，上記の2式は，E_{L} と E_{H} をそれぞれの単色エネルギーとして，

$$\left.\begin{array}{l} I_{\text{L}} = I_0 \exp(-\sigma'(E_{\text{L}}) p_1 - \tau'(E_{\text{L}}) p_2) \\ I_{\text{H}} = I_0 \exp(-\sigma'(E_{\text{H}}) p_1 - \tau'(E_{\text{H}}) p_2) \end{array}\right\} \qquad (2.35)$$

となる．これは，両辺の対数をとると代数方程式に帰着するため簡単に解ける．連続スペクトルの場合は，このように簡単にはいかないが逐次計算を用いるなどして比較的容易に解くことができる[19]．以上のようにデュアルエネルギーCTにより，少なくとも原理的には電子密度や実効原子番号の分布 $\rho(x, y)$，$Z_{\text{eff}}(x, y)$，したがってエネルギーの関数としての線減弱係数 $\mu(E, x, y)$ の分布を求めることができる．しかし，実際には $\Psi_{\text{L}}(E)$ と $\Psi_{\text{H}}(E)$，$\sigma'(E)$ と $\tau'(E)$ をどのように推定するかなどの問題が完全に解決されたとはいえない．

2.9　CT画像ノイズの性質

　本項では，CT画像のノイズの性質について平面画像と異なる点を概説する．CT画像のノイズの性質については，CTの出現した1970年代の後半に，主として重畳積分法による画像再構成に関して集中的に研究された[20]~[24]が，最近では逐次近似再構成法に対して検討が行われている．CT画像のノイズの最大の特徴は，再構成演算を介して画素間で相関を持

つことである．この結果，ノイズが画素間で相関しない平面画像とは異なる特徴を持つ．

第2節第5項で述べたように平滑化特性を持つ補正関数を使用すると画像ノイズを小さくすることができる．しかし，この場合，画像ノイズが小さくなる代償として，空間分解能が劣化する．また，被ばく線量を大きくしたり，スライス厚を厚くしたりすると画像ノイズは小さくなり，これらの逆もいえる．CT画像の画像ノイズの大きさをσとすると，σはこれらの量と次の関係にある[21]．

$$\sigma^2 \propto 1/(W^3 Dh) \tag{2.36}$$

ここで，Wは点広がり関数（point spread function）の半値幅など解像特性を示す数値とする．Dは皮ふ面の単位面積当たりの入射線量，hはスライス厚とする．

ここで，CT画像と通常の平面イメージング画像の画像ノイズの性質の違いを述べる．画像ノイズの式（2.36）の分母のDhは画像形成にかかわる光子数nに比例する．したがって，CT画像においては，画像ノイズの大きさの二乗であるσ^2は$W^3 n$に反比例する．一方，X線による平面イメージングではσ^2は，画像形成にかかわる光子数（この場合$W^2 n$と考えることができる）に反比例する．両者はWのべき数が異なるが，CT画像の場合W^3に反比例するのは，投影から画像を再構成する過程を反映したものといえる．

また，画像ノイズの空間周波数特性を示すものとして，ノイズパワースペクトラム（noise power spectrum: NPS）が用いられる．CT画像のNPSは，modulation transfer function（MTF）を用いて以下のように表すことができる[23]．

$$NPS(u) = \frac{\pi |u|}{n} MTF_{\text{alg}}^2(u) \tag{2.37}$$

ここで，nは画像形成にかかわる等価的な光子数，uは空間周波数，MTF_{alg}は画像再構成アルゴリズムに基づくMTFであり，重畳積分法については補正関数により関数の形が異なる．また，平面画像のNPSとMTFの関係とは，式（2.37）では$|u|$がMTFに乗ぜられている点が異なる．CT画像のMTFは，MTF_{alg}およびアルゴリズム以外（焦点や検出素子のサイズなど）からの寄与MTF_{other}を用いて[25]，

$$MTF(u) = MTF_{\text{alg}}(u) \times MTF_{\text{other}}(u) \tag{2.38}$$

式（2.37）と式（2.38）からMTF_{other}を求めると

$$MTF_{\text{other}}^2(u) = \frac{\pi}{n} \frac{MTF^2(u)}{NPS(u)} |u| \tag{2.39}$$

よって，MTFとNPSを用いて，再構成アルゴリズム以外によるMTFを求めることができる．ここで，式（2.36），式（2.37），式（2.39）は重畳積分法（線形な方法）に対して求められたものであり，非線形な方法である逐次近似法には，そのままの形では適用できない．しかし，検討の出発点や比較の対象として重要な意味を持つ．

第 3 節　3次元X線CTの画像形成

3.1 ヘリカルスキャンからの再構成

本項ではヘリカルスキャンによる画像再構成について説明する．第8節，第9節には本項で述べることに対するより直観的な説明があるので，そちらも参照されたい．

ヘリカルスキャンにおいては，X線管と検出器が被写体の周りのらせん軌道状を動き，データ収集を行う．このようにして収集されたデータから直接に横断面を再構成することはできないので，補間により横断面内のデータとすることが行われる．

いま，らせん軌道のパラメータをらせんの回転角で表しsとする．X線源の位置を円筒座標(z, r, θ)で表すとzは，

$$z = \frac{s}{2\pi} d \tag{2.40}$$

となる．また，θは

$$\theta = s - 2\pi \left[\frac{s}{2\pi} \right] \tag{2.41}$$

となる．

ここで，dはらせんが1回転する間にz方向に進む距離である．また，ピッチ (pitch) を次のように定義する．

$$p = \frac{d}{h} \tag{2.42}$$

ここで，hは中心軸上に換算したz方向の検出器幅（単一円軌道の場合のスライス厚）である．直観的にわかるようにpが小さいほどz方向の分解能はよい．しかし，スキャン時間や被ばく線量はpに反比例して大きくなる．

ピッチはシングルスライスCTに対しては，らせん1巻に含まれるスライス数を示しわかりやすいものであった．しかし，マルチスライスCTの登場に伴いピッチに関して新しい概念が必要となり，ピッチファクタ (pitch factor: PF) が導入された．PFは式 (2.43) の分母を中心軸上に換算したz方向の実効的なビーム幅BW (＝h×検出器段数) で置き換えたものである．すなわち，

$$PF = \frac{d}{BW} \tag{2.43}$$

また，マルチスライスCTの場合，物理的な意味を明示するため，ピッチをディテクタピッチ (detector pitch)，ピッチファクタをビームピッチ (beam pitch) と呼ぶことがある．

第2章　X線CT

　図2.17の実線は，式 (2.40)，式 (2.41) で述べた z と θ の関係を示したものである．これをスキャンダイアグラム（scan diagram）という．横断面は $z = $ 一定，すなわち図の z 軸と垂直な直線となるから，その上の投影データは図の実線のデータを線形補間することにより容易に得られる．ところで，らせんが1回転する間の中間において，z 以外の座標が同じX線経路（ただし方向は逆）のデータ収集が1回行われる．これを対向データといい，図2.17では破線で表現される．直接データ（実線）と対向データ（破線）を線形補間（linear interpolation）することによっても横断面上の投影データは得られる．直接データのみを用いる方法を360LI法，対向データも合わせて用いる方法を180LI法という．

　いま，検出器上のX線経路の位置を ϕ，直接データを $pd_j(\phi, \theta)$，対応するX線管の z 座標を $zd_j(\theta)$ で表す．ここで，j は図2.17の直接データを示す斜めの線分の番号を示す．$z = z_0$ で表される横断面上の投影データ $p(\phi, \theta)$ は，360LI法では

$$p(\phi, \theta) = (1 - w(\theta)) \times pd_{j-1}(\phi, \theta) + w(\theta) \times pd_j(\phi, \theta) \tag{2.44}$$

ここで，重み $w(\theta)$ は，

$$w(\theta) = \frac{1}{d}(zd_j(\theta) - z_0) \tag{2.45}$$

式 (2.44) では，$z_0 \leq zd_j(\theta)$ についてしか投影データが求められないが，$z_0 \geq zd_j(\theta)$ についても j 番目と $(j+1)$ 番目のデータから同様に求めることができる．

　次に180LI法について考える．この場合は対向データを直接データから求める必要があり，これは

$$pc_j(\phi, \theta) - pd_j(-\phi, \theta - \pi + 2\phi) \tag{2.46}$$

で与えられる．このように対向データは θ だけではなく，ϕ にも依存する．対応するX線管の z 座標は

$$zc_j(\phi, \theta) = zd_j(\theta - \pi + 2\phi) \tag{2.47}$$

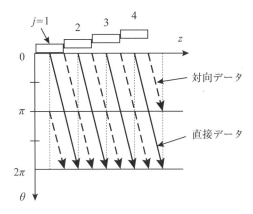

図2.17　ヘリカルCTのスキャンダイアグラム[26)]

これを用いて

$$p(\phi,\theta) = w(\phi,\theta) \times pc_j(\phi,\theta) + (1-w(\phi,\theta)) \times pd_j(\phi,\theta) \qquad (2.48)$$

重み $w(\phi,\theta)$ は

$$w(\phi,\theta) = \frac{zd_j(\theta) - z_0}{zd_j(\theta) - zc_j(\phi,\theta)} \qquad (2.49)$$

この場合も，$zc_j(\phi,\theta) \leq z_0 \leq zd_j(\theta)$ についてしか投影データが求められないが，$(j-1)$ 番目や $(j+1)$ 番目のデータに対して同様な補間を行うことにより全データを求めることができる．詳しい式は煩雑になるのでここでは省略する．

360LI法と180LI法とを比較すると，前者は画像ノイズやアーチファクトの点で有利であり，後者はスライス厚を薄くできるという長所がある．両者の長短については議論があったが，180LI法に軍配があがったようである．

次にマルチスライスCTによるヘリカルスキャン（マルチスライスヘリカルCT）の画像再構成について説明する．検出器の段数を N と書く．図2.18は $N=4$ の場合のスキャンダイアグラムを示す．図 (a) は $p=4$ の場合であり，図 (b) は $p=2.5$ の場合である．$p=4$ の場合には，直接データと対向データが重なり，シングルスライス（single slice）で有効であった180LI法が適用できないことがわかる．一方，$p=2.5$ の場合には，対向データも含めると，検出器幅に3本程度の軌跡が存在し，シングルスライスと同じ方法で横断面の投影データを求める場合，使用されないデータが出てくる．

この問題を解決したのが，Taguchiら[26]のzフィルタリング（z-filtering）法である（図2.66参照）．いま，検出器幅 h を $2I+1$ に分割したものを Δz とする．これを用いて

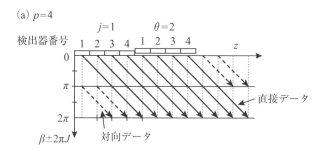

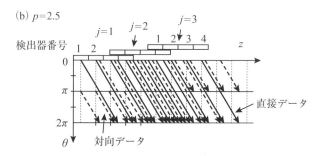

図2.18 マルチスライスヘリカルCTのスキャンダイアグラム[26]

$$zf(i) = z_0 + i \times \Delta z \quad (i = 0, 1, 2, \ldots, I) \tag{2.50}$$

をz座標とする仮想的な横断面を考え，そのうえでの投影データ$pf(\phi, \theta, i)$を最寄りの直接データや対向データから線形補間により求める．補間の計算法は，煩雑にはなるが，シングルスライスについて述べた方法を拡張することにより求めることができる．次にこのようにして求めた$pf(\phi, \theta, i)$をz方向にフィルタリングして$p(\phi, \theta)$を求める．

zフィルタリング法は複数のデータを用い，かつスライスの形状に合わせたフィルタ形状を使用できるため，シングルスライスのヘリカルCTよりもアーチファクトを少なくできた．しかし，横断面に斜めに入射するビームを横断面にあると仮定している．$N=4$の場合は，この仮定が近似的に成り立つが，$N=8$以上では隣接スライスとの分離が困難となり適用はできない．$N=8$以上のマルチスライスヘリカルCTでは，斜めビームを扱う本格的な3次元再構成の手法を適用する必要がある．これについては3次元再構成について詳しく説明した後，3.5項において述べることにする．

3.2　Feldkamp再構成法

コーンビーム投影に対する3次元再構成の実用的な方法として最初に提案されたものが，Feldkamp再構成法である[27]．Feldkamp再構成法を述べるに先立ち，その2次元版である直線状検出器のファンビーム投影の画像再構成法について示す．

図2.19は直線状検出器のファンビーム投影の幾何学的配置を示したものである．図でX線源は原点からd離れた点Sにあり，ここから放射されるX線は，それと対向して置かれた直線状検出器に入射する．図では，検出器が仮想的に中心にあるとしている．X線管と検出器は被験体の周りを回転するので，回転座標系x'-y'上にあるとする．ここで点Sはx'軸上に，検出器はy'軸上にあるとする．また，3次元化の準備として，平面上の点をベクトル

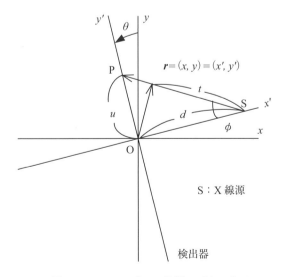

図2.19　ファンビーム投影のジオメトリ

$r = (x, y) = (x', y')$ で表す.

このような配置において,投影は直線SP上の線積分で表されるが,これを$p(u, \theta)$と書く.ここで,uは点Pのy'座標,θは座標系$x'-y'$の回転角である.また,直線SP上の点$r = (x, y) = (x', y')$とuの間には,

$$u = u(r) = \frac{d}{d - x'} y' \tag{2.51}$$

の関係がある.このように直線状検出器では,円弧状の検出器のϕの代わりにuを用いて投影データの位置を示す.ここで,ϕとuの間には,

$$y' = t \sin \phi = \frac{d - x'}{d} u \tag{2.52}$$

$$\cos \phi = \frac{d}{(d^2 + u^2)^{1/2}} \tag{2.53}$$

これを用いて2.6項の式(2.22)を書き直すと以下のように直線状検出器に対する再構成法が得られる.

まず$p(u, \theta)$に対する重畳積分として,

$$\hat{p}(u, \theta) = (p(u, \theta) W_1(u)) * g(u) \tag{2.54}$$

を行う.ここで,$g(u)$は式(2.15)補正関数,また$W_1(u)$は,

$$W_1(u) = \frac{d}{(d^2 + u^2)^{1/2}} \tag{2.55}$$

と表されるが,これは直線SPがx'軸となす角のcosineであり,直線SPの傾きを補正するものといえる.$\hat{p}(u, \theta)$を用いて,次の逆投影演算により$f(r)$は,

$$f(r) = \int_0^{2\pi} (W_2(r, \theta) \hat{p}(u, \theta))_{u = u(r)} d\theta \tag{2.56}$$

で与えられる.ここで,

$$W_2(r, \theta) = \frac{d^2}{(d - x')^2} \tag{2.57}$$

であり,これはファンビームにより検出器上に拡大された投影に対して,拡大率を補正するものといえる.

最初の実用的なコーンビーム再構成アルゴリズムとして,1984年に提案されたFeldkampアルゴリズムは,前記の直線状検出器の再構成アルゴリズムを発見的に3次元再構成に拡張したものである.

図2.20はコーンビーム投影のジオメトリを示したものであるが,これは図2.19にz方向

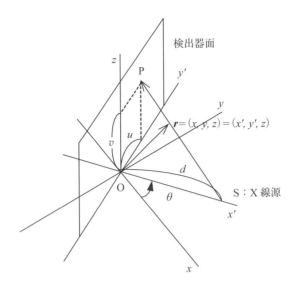

図2.20 コーンビーム投影のジオメトリ

の広がりを加えたものと考えられる．すなわち，図でx'-y'-zはz軸の周りを回転している座標系であり，この上にX線源Sと検出器が乗っている．検出器は仮想的にy'-z面にあるとする．また，投影は直線SP上の線積分で表され，これを$p(u, v, \theta)$と書く．ここで，u，vはそれぞれ点Pのy'座標とz座標，θは座標系x'-y'-zの回転角である．

直線SP上の点$r = (x, y, z) = (x', y', z)$と$u$，$v$の間には，

$$u = u(x', y', z) = \frac{d}{d - x'} y' \tag{2.58}$$

$$v = v(x', y', z) = \frac{d}{d - x'} z \tag{2.59}$$

の関係がある．

Feldkampアルゴリズムでは，コーンビーム投影についても，ファンビーム投影からの再構成（式 (2.54)〜式 (2.57)）と類似の方法により3次元が再構成されると考える．すなわち，コーンビーム投影$p(u, v, \theta)$に対する重畳積分として，

$$\hat{p}(u, v, \theta) = (p(u, v, \theta) W_1(u, v)) * g(u) \tag{2.60}$$

ここで，

$$W_1(u, v) = \frac{d}{(d^2 + u^2 + v^2)^{1/2}} \tag{2.61}$$

3次元の分布関数$f(r)$は，$\hat{p}(u, v, \theta)$を用いて次の逆投影演算により，

$$f(\boldsymbol{r}) = \int_0^{2\pi} \left(W_2(\boldsymbol{r}, \theta) \, \hat{p}(u, v, \theta) \right)_{u=u(\boldsymbol{r}), v=v(\boldsymbol{r})} d\theta \qquad (2.62)$$

で与えられる．ここで，$W_2(\boldsymbol{r}, \theta)$は，拡大率の補正であり，式 (2.57) と同じ式で与えられる．

以上より，Feldkampアルゴリズムはファンビーム投影のアルゴリズムを単純にコーンビーム投影に拡張したものであり，コード化は容易で，また計算量も比較的少ないなど実用的である．しかし，次項以下で述べるように数学的に厳密なものではなく，計算誤差の発生が予想される．

3.3 Radon変換からのアプローチ

Feldkamp法の限界を探るためには，いままで述べた標準的な方法（これはフーリエ変換に基礎をおいている）ではなく，Radon変換（Radon transform）からのアプローチが必要である．2.1項において述べたように，原画像$f(x, y) = f(\boldsymbol{r})$から投影$p(s, \theta)$への変換をRadon変換という．

本項では，Radon変換を次のように表す．

$$\begin{aligned} p(s, \theta) &= p(s, \boldsymbol{\theta}) \\ &= \iint f(\boldsymbol{r}) \delta(\boldsymbol{\theta} \cdot \boldsymbol{r} - s) d\boldsymbol{r} \end{aligned} \qquad (2.63)$$

ここで，積分範囲は$-\infty$から∞である．$\boldsymbol{\theta}$は2次元空間の任意の単位ベクトルとする（図2.21）．また，δはデルタ関数である．したがって，$p(s, \boldsymbol{\theta})$は直線$\boldsymbol{\theta} \cdot \boldsymbol{r} = s$上の線積分となるから，2.1項の式(2.3)の定義と同じものとなる．

$f(\boldsymbol{r})$ は式(2.63)の逆変換として，次のように書くことができる．

$$f(\boldsymbol{r}) = -\frac{1}{4\pi^2} \iint \frac{1}{\boldsymbol{\theta} \cdot \boldsymbol{r} - s} \frac{\partial}{\partial s} p(s, \boldsymbol{\theta}) \, ds d\boldsymbol{\theta} \qquad (2.64)$$

ここで，積分はそれぞれの変数の定義域で行う．式(2.64)を逆Radon変換（inverse Radon transform）という．なお，画像再構成の最初の解はこの形式であり，おおよそ100年前にRadonにより導かれた[28]．

次にRadon空間（Radon domain）を，原点が始点で長さがs，方向が$\boldsymbol{\theta}$のベクトルの終点の集合とする．すると，$f(\boldsymbol{r}) \neq 0$の領域において，Radon空間が満たされることが式(2.64)の逆Radon変換が存在する条件となる．

図2.22はパラレルビームとファンビーム投影の場合について，それぞれRadon空間を図示したものである．破線で示された半径Bの円は$f(\boldsymbol{r}) \neq 0$の領域（被験体の存在する領域）を取り囲んでいて，通常は撮像野と考えることができる．パラレルビームにおいては，角度θが一定の投影（Radon変換）は，図のように対応角度における線分となる．したがって，この線分がπだけ回転することにより，Radon空間は満たされることになる．一方，ファンビームにおいては，ある角度のX線源によって取得される投影は，図のように対応角度にお

第 2 章　X 線 CT

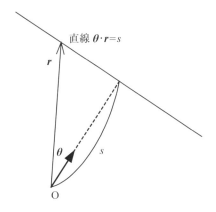

図 2.21　2 次元 Radon 変換のジオメトリ

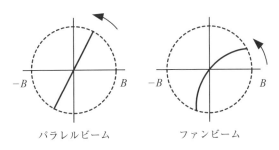

図 2.22　2 次元 Radon 空間と投影データ

ける円弧（中心は X 線源の位置）となる．この円弧が π だけ回転しても一部に欠落領域ができる．（π＋ファンの開き角）だけ回転することにより，Radon 空間は満たされるが，今度は一部に重複領域ができる．2π 回転することにより，ちょうど 2 回だけ Radon 空間をスキャンすることになり，逆 Radon 変換を行うことができる．また，（π＋ファンの開き角）だけの回転においても Radon 空間は満たされるので，重複を除去するような処理を行うことにより，逆 Radon 変換を行うことができる．

次に 3 次元の場合について述べる．Radon 変換は，式 (2.63) に対応して，

$$p(s, \boldsymbol{\theta}) = \iiint f(\boldsymbol{r}) \delta(\boldsymbol{\theta} \cdot \boldsymbol{r} - s) d\boldsymbol{r} \tag{2.65}$$

ここで，注意すべきは，$\boldsymbol{\theta}$ は 3 次元空間の任意の単位ベクトルであり，$\boldsymbol{\theta} \cdot \boldsymbol{r} = s$ の式は平面を表すので，Radon 変換 $p(s, \boldsymbol{\theta})$ は面積分となることである（図 2.23）．

逆 Radon 変換は，式 (2.64) に対応して，

$$f(\boldsymbol{r}) = -\frac{1}{4\pi^2} \iint \delta'(\boldsymbol{\theta} \cdot \boldsymbol{r} - s') \frac{\partial}{\partial s} p(s, \boldsymbol{\theta}) ds d\boldsymbol{\theta} \tag{2.66}$$

以上のように，2 次元と 3 次元では積分核が異なるだけである．3 次元においても，Radon

177

空間を定義でき，$f(\boldsymbol{r}) \neq 0$の領域においてRadon空間が満たされることが式(2.66)の逆Radon変換が存在する条件となる．

コーンビーム投影のRadon空間を図2.24に示す．破線で示され半径Bの球は撮像野を示す．コーンビームにおいては，ある角度のX線源によって取得される投影は，図のように対

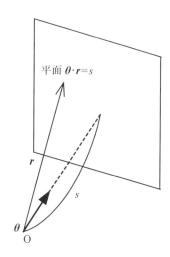

図2.23　3次元Radon変換のジオメトリ

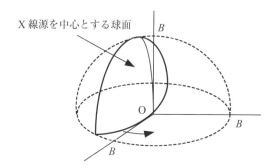

図2.24　3次元Radon空間とコーンビーム投影データ

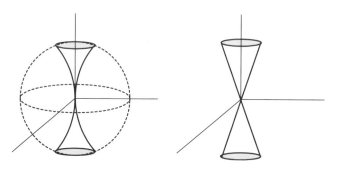

図2.25　コーンビーム投影によるデータ欠落領域

応角度における球面（中心はX線源の位置）となる．この球面がz軸の周りを回転することにより，Radon空間がスキャンされていくわけであるが，すぐわかるように欠落する領域が出てくる．図2.25はその欠落領域を示したものである．左側はRadon空間の欠落領域を示したものであり，右側は対応するフーリエ空間の欠落領域を示したものである．厳密解を得るためには，この欠落領域を埋める必要がある．

3.4 完全条件と厳密解[29]

3次元画像再構成において厳密解を得るためにはRadon空間を埋める必要があるが，コーンビーム再構成においては，このための必要十分条件として，「被写体と交わる任意の平面は少なくとも1回はX線管の軌道と交わる」ことが得られている．これをTuyの完全条件[30]という．この数学的な証明はやっかいであるが，直観的には次の説明で十分であろう．すなわち，この条件が成り立てば，原点が始点で被写体内の任意の点を終点とするベクトルに対して，それと直交して終点を通る平面は，X線管の軌道と交わることになるのでRadon変換が存在することがいえる．

いままで述べてきた単一円軌道がTuyの完全条件を満たさないことは明らかであり，これが図2.25の欠落領域の原因といえる．完全条件を満たす軌道の例としては，図2.26に示す①直交円，②円と直線（circle and line），③ヘリカルなどがある．これらの軌道が完全条件を満たすことは直観的に明らかであろう．

前記の軌道の投影データから3次元画像再構成を行うためには，最初にコーンビーム投影データ$p(u, v, \lambda)$から面積分$p(s, \theta)$を計算する（ここで，λはX線管の軌道上の位置を示すパラメータである）．これには，Tuy，Smith，Grangeatにより互いに独立に提案された公式を用いる[30]-[32]．これらは数式的には，相当にやっかいであるが，図2.27に示すように「ある平面を互いに交わることなく埋め尽くす線積分の値を加え合わせると面積分になる」という直観的な事実を表現したものである．続いてRadon空間での重なりを補正して，式(2.66)により再構成を行う．

Tuy，Smith，Grangeatの公式に基づく画像再構成は，厳密解を得ることができるが，通常用いられる重畳積分法の形になっていないため，扱いが面倒であり実用的でない．そこで，Defriseら[33]とKudoら[34]とは互いに独立にこの手法の再定式化を試み，図2.28に示すように$p(u, v, \lambda)$を2次元投影データ（サイノグラム）に変換し，サイノグラム(s, μ)空間で

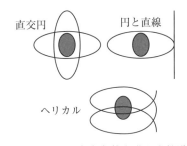

図2.26 Tuyの完全条件を満たす軌道

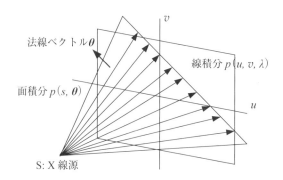

図 2.27 　線積分と面積分の関係

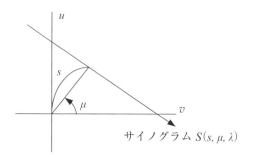

図 2.28 　コーンビーム投影データのサイノグラムへの変換

3次元Radon変換の測定の冗長性を補正するフィルタを作用させ変形した後に逆投影を行うシフトバリアントなフィルタ補正逆投影法の導出に成功した．さらに，その特別な場合として単一円軌道に対して，この方法が直観的に導かれたFeldkampアルゴリズムと一致することを示した．この方法の概略を以下にまとめる．

［Step 1］　各コーンビーム投影 $p(u,v,\lambda)$ のサイノグラム $S(s,\mu,\lambda)$ を計算する．

［Step 2］　3次元Radon変換の冗長性を補正するフィルタ $W(s,\mu,\lambda)$ を乗算する．

［Step 3］　$S(s,\mu,\lambda) \, W(s,\mu,\lambda)$ のサイノグラム逆変換を計算する．

［Step 4］　逆投影のぼけを補正するフィルタリングを行い，補正された投影 $\hat{p}(u,v,\lambda)$ を計算する．

［Step 5］　$\hat{p}(u,v,\lambda)$ のコーンビーム逆投影により，$f(r)$ を再構成する．

特に「円と直線」軌道に対しては，円軌道についてFeldkampアルゴリズムを適用し，直線軌道について上記の方法を適用する．したがって，直線軌道の部分はFeldkampアルゴリズムの不完全性を補正するものと考えられる．

3.5 　長い物体の再構成法とヘリカルコーンビームCTからの再構成

前項で述べたコーンビーム再構成法は，被写体が孤立物体で被写体を完全に覆う平面検出器を用いて投影データの測定を行う状況を仮定している．しかし，人体は体軸方向に長いため，頭から足まで完全に覆う非現実的な検出器を用いない限り，このようなデータ収集は実

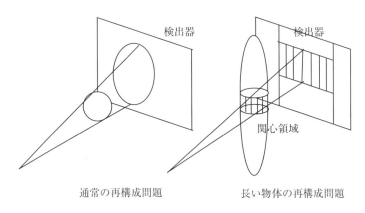

図2.29　長い物体の再構成問題

現不可能である．

そこで，人体の特定領域のみにX線照射を行い，それにより得られる投影データを用いて3次元再構成を行う必要が生じる．すなわち，図2.29に示すように体軸方向にトランケーションされた投影データからの画像再構成を行う必要があり，この問題を長い物体の再構成問題（long object problem）と呼ぶ．

ヘリカルCTを含む通常のCTの画像再構成やFeldkampアルゴリズムは，その性質上，被写体が体軸方向に長くても問題なく適用できる．そこで，同様に体軸方向のトランケーションの影響を受けない厳密な再構成は可能かどうかが1990年以降に重要な研究課題とされてきた．

1994年にKudoらは軌道が特定の幾何学的条件を満たせば，長い物体の再構成問題が数学的に解けることをいち早く示し，その典型的な例として図2.26の「円と直線」軌道に対する画像再構成法を導出した[35]．この方法では，体軸方向の撮像範囲に応じて，検出器の体軸方向のサイズと直線軌道の走査範囲が決定されるが，具体的なアルゴリズムは前項で述べたものと同一である．

ヘリカル軌道に対する長い物体の再構成問題は，マルチスライスのヘリカルCTへの応用という重要な分野があるため盛んに研究されてきたが，Kudoら，Defriseら，およびSchallerらにより，2000年ころまでに数学的には解決された[36)-38)]．これらの解は，その寄与の無視できる例外的なX線経路を除いて厳密なものとなっていて，Kudoらはこの解を準厳密（quasi exact）と呼んだ．

これらの解法について直観的に示す．図2.30に示すようにX線管と対向する上下の軌道を結ぶX線経路を考える．そして，それらと検出器面の交わる曲線に挟まれる領域を検出器上のウィンドウとする．これらの解法は，ウィンドウ内の投影データを対象としていて，基本的にはFeldkampアルゴリズムと同様の形式（重畳積分と逆投影）をしているが，ウィンドウ境界での不連続に対する補正項を含んでいる．

上記の解法の発表に引き続いて，Katsevich[39]は重畳積分の方向をウィンドウ境界線と交差しないように改良し，補正項をなくした解法を発表した．この方法では，重畳積分の方向を図2.30のウィンドウ境界線の接するように決めている．これらの研究に引き続き，さら

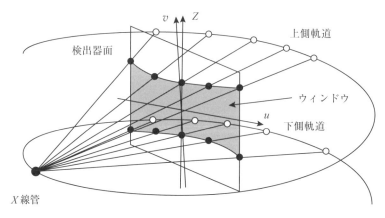

図2.30 検出器上のウィンドウ[29]

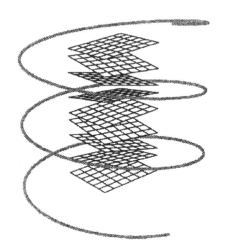

図2.31 ASSR法によるらせん軌道と再構成断面の関係（模式図）[36]

にいくつかの準厳密な解法が提案されているが，投影データの利用率が悪い，ピッチを自由に変更できない，動きなどにより大きなアーチファクトが生じるなどの短所が指摘され，評価はなお流動的である[40],[41]．

準厳密な解法研究の現状を反映し，ヘリカルコーンビームCTに採用されている近似的な再構成法も以下に示すようにいくつかのバリエーションがある．

① Feldkampアルゴリズムをらせん軌道に適用する．重畳積分はFeldkampと同様に行うが，逆投影はらせん軌道に沿って行う[42]．この方法では，Kudoらの準厳密な方法とは異なりウィンドウ境界での補正は行わない．説明の都合上，本書ではこの方法をヘリカルFeldkamp法と呼ぶことにする．

② 第3節1項で述べた方法を拡張して，平面上の投影データを補間により得て，それを再構成する．ただし，平面はX線源の経路に合わせて斜めとする．3次元データは斜めの平面データを補間することにより求める（図2.31）．この方法をASSR（advanced single-slice rebinning）法という[43]．

③ 重畳積分の方向を斜め方向とし，重畳積分-逆投影法を行う（PI-SLANT法）．この方法

はKatsevichの準厳密解法と類似しているが，重畳積分の方向が発見的に決められており，Katsevichの方法とは少し異なる[44]．

上記のように近似解法についても決定的なものはないのが現状である．なお，第9節第5項（215ページ）に上記①，②についての説明が補足されているので参照していただきたい．

第4節　最近の逐次近似再構成法

逐次近似再構成（iterative reconstruction）法は，X線CT開発の初期に用いられただけであり，X線CTの画像再構成では，もっぱら重畳積分法が用いられてきた．これは逐次近似再構成が重畳積分法に比較して計算時間がかかるため，実用的とはいえなかったことによる．しかし，吸収減弱があり，また統計精度の悪い核医学用のCT（PETやSPECT）の画像再構成法として，統計ノイズ（statistical noise）を抑制するML-EM（maximum likelihood-estimation maximum）法[11]やOS-EM（ordered subset-estimation maximum）法[12]が開発された．これらは，計測データの統計的性質を利用して，信号対雑音比（signal to noise ratio）を最適化するという特徴がある．

最近，X線CTのマルチスライス化と高速化に伴う撮影枚数の増大とそれに伴う被ばく線量の増大は著しいものがあり，1枚当たりの被ばく線量を低減することが喫緊の課題となった．低線量撮影では統計的ノイズの抑制が重要な課題であり，核医学用のCTで開発されたのと同様の統計的性質を利用して信号対雑音比を最適化する逐次近似再構成法が使用されるようになった．逐次近似再構成の実用化には，当然ながら計算機の高速化・並列化も大きく寄与している．ここでは，最近の逐次近似再構成のうち，事後確率を最大とする方法の概要を述べたい[45]．

X線CTの逐次近似再構成法には，その他，CONVEX法[46]およびその収束を加速するためブロック化したordered subset CONVEX法[47]などがある．これらについては，紙数の関係でここでは述べないので，詳細は文献を参照されたい．

本節では，便宜上，第2節2項とは少し異なる記号法を用いることにする．式（2.4）に示す画素値$f(i,j)$をf_jと書こう．また投影データ$P(k,\theta)$をp_i，重み$w_{i,j,k,\theta}$を$W_{i,j}$と書こう．ここでf_jおよびp_iはベクトル$\boldsymbol{f}$および$\boldsymbol{p}$の要素と考えることができ，同様に$W_{i,j}$は行列$\mathbf{W}$の要素と考えることができる．ノイズのない場合の投影ベクトル$\boldsymbol{p}$を$\bar{\boldsymbol{p}}$と書くと，$\boldsymbol{f}$および$\bar{\boldsymbol{p}}$と$\mathbf{W}$の間には以下の関係が成り立つ．

$$\bar{\boldsymbol{p}} = \mathbf{W}\boldsymbol{f} \tag{2.67}$$

式（2.4）は2次元画像の関係を示しているが，本節ではそのような制限はなく，本節で述べる内容は$\boldsymbol{f}$をボクセル（voxel）値と考えることにより，3次元画像についても成り立つ．

逐次近似法では，最適化する際の目的関数を選択することが重要であるが，確率的な方法では$\boldsymbol{p}$が観測されたときの$\boldsymbol{f}$の事後確率（a posterior probability）$Pr(\boldsymbol{f}|\boldsymbol{p})$が最大となるよう

医学物理学教科書：放射線診断物理学

なfを求めることが行われる．すなわち，fの推定値は，

$$\hat{f} = \arg \max_f Pr(f|p) \tag{2.68}$$

ここで，$\arg \max_f Pr(f|p)$ は，$Pr(f|p)$ が最大となるようなfを意味する．ベイズの定理（Bayes' thorem）より，

$$Pr(f|p) = \frac{Pr(p|f)\,Pr(f)}{Pr(p)} \tag{2.69}$$

ここで，$Pr(p|f)$はfが生起したときのpの事後確率，$Pr(f)$と$Pr(p)$はそれぞれfとpの先験的確率（a prior probability）である．式(2.69)の対数をとると，

$$\log_e Pr(f|p) = \log_e Pr(p|f) + \log_e Pr(f) - \log_e Pr(p) \tag{2.70}$$

これを用いると，fの推定値は，

$$\hat{f} = \arg \max_f \left\{ \log_e Pr(p|f) + \log_e Pr(f) \right\} \tag{2.71}$$

ここで，式(2.70)の最後の項は，fによらないので，式(2.71)では省略している．

$Pr(p|f)$は画像fに対してpが観測される確率を意味する．その対数$\log_e Pr(p|f)$を以下のようにして求める．個々の投影データp_iを与える透過X線強度は，

$$I_i = I_0 \exp(-p_i) \tag{2.72}$$

ノイズがない理想的な場合には，

$$\overline{I}_i = I_0 \exp(-\overline{p}_i) \tag{2.73}$$

電気的なノイズを無視すると，I_iとそれから導かれるp_iは光子の統計，すなわち平均値と分散が$\overline{I}_i$のポアソン統計（Poisson statistics）に従う．一般にX線CTでは光子の観測数は比較的に多いので，ポアソン分布を正規分布で近似できる．したがって，画像fに対してp_iが観測される確率は，

$$Pr(p_i|f) \propto \exp\left\{ -\frac{(I_i - \overline{I}_i)^2}{2\overline{I}_i} \right\} \tag{2.74}$$

対数をとると

$$\log_e Pr(p_i|f) = -\frac{(I_i - \overline{I}_i)^2}{2\overline{I}_i} + C_0 = -\frac{\overline{I}_i}{2}\left(\frac{I_i}{\overline{I}_i} - 1 \right)^2 + C_0 \tag{2.75}$$

ここで，C_0はfによらない定数である．式(2.72)と式(2.73)から，

$$\frac{I_i}{\overline{I}_i} = \exp\left\{ -(p_i - \overline{p}_i) \right\} \approx 1 - (p_i - \overline{p}_i) \tag{2.76}$$

$Pr(p|f)$ はiについて$Pr(p_i|f)$ を掛け合わせたものであるから，$\log_e Pr(p|f)$はiについ

184

第2章　X線CT

て$\log_e Pr(p_i|\boldsymbol{f})$を加え合わせたものとなる．したがって，式(2.75)と式(2.76)から，

$$\log_e Pr(\boldsymbol{p}|\boldsymbol{f}) = -\frac{1}{2}\sum_i \bar{I}_i(p_i - \bar{p}_i)^2 \tag{2.77}$$

ここで，$\boldsymbol{f}$によらない定数は省略してある．$\bar{I}_i$を計測されたI_iで置き換え，式(2.67)を用いると，

$$\log_e Pr(\boldsymbol{p}|\boldsymbol{f}) = -\frac{1}{2}\sum_i I_i(p_i - [\mathbf{W}\boldsymbol{f}]_i)^2 \tag{2.78}$$

以上より$\boldsymbol{f}$の推定値は式(2.71)に式(2.78)を代入して，

$$\hat{\boldsymbol{f}} = \arg\min_f \left\{\frac{1}{2}\sum_i I_i(p_i - [\mathbf{W}\boldsymbol{f}]_i)^2 + U(\boldsymbol{f})\right\} \tag{2.79}$$

ここで，式(2.79)は次のような意味を持つ．すなわち，右辺第1項に含まれる$p_i - [\mathbf{W}\boldsymbol{f}]_i$は投影の測定値と計算値の差であり，式(2.79)はこの差が最少となるような$\boldsymbol{f}$を求める．しかし，投影の測定値には光子の統計に基づくノイズがあるので，それを補正する因子がI_iである．I_iは平均値と標準偏差の比，すなわち信号対雑音比の二乗であり，信号対雑音比が大きい投影データほど，式(2.79)の最適化の際に重視することになる．しかし，この項だけで最適化を行うと$\boldsymbol{f}$の推定値はノイズが多く，かつ推測値も安定に収束しないことが知られている．

　$\boldsymbol{f}$の推定値のノイズを抑制し，かつ安定に収束させる役割を果たすのが右辺第2項の$U(\boldsymbol{f})$である．$U(\boldsymbol{f})$は$-\log_e Pr(\boldsymbol{f})$と定数だけ異なる$\boldsymbol{f}$の関数であり，先験的確率$Pr(\boldsymbol{f})$の大きい$\boldsymbol{f}$に対して，小さな値を持つ．ここで，X線CTの対象である線減弱係数の分布は，エッジ部を除いてはなめらかな関数と考えられるから，隣接画素間の値の差が小さい場合，$U(\boldsymbol{f})$は小さくなると考えることができる．このような条件を満たす$U(\boldsymbol{f})$として，たとえば

$$U(\boldsymbol{f}) = \frac{1}{\alpha\sigma^\alpha}\sum_{\{j,k\}\in C} b_{j,k}\rho(x_j - x_k) \tag{2.80}$$

とすることができる．ここで，上記の総和は隣接画素のすべての組み合わせCに対して行い，$\rho(\varDelta)$は

$$\rho(\varDelta) = |\varDelta|^\alpha \quad (\alpha \geq 1) \tag{2.81}$$

のように隣接画素の値の差のべき関数とする．式(2.81)では，$\alpha \geq 1$としているため，下に凸な関数となり，良好な収束性が保証される．$b_{j,k}$は隣接画素間の距離の逆数として，Cに対する和が1になるように正規化しておく．σは先験的な知識と投影データの測定結果の割合を調整するパラメータである．式(2.79)で$U(\boldsymbol{f})$の寄与を大きくすると，画像のノイズは抑制され，また収束も速くなる．しかし，画像のエッジ部は平滑化される．重畳積分法の補正関数の選択に似た問題が$U(\boldsymbol{f})$の寄与においても起こる．$U(\boldsymbol{f})$の寄与をどの程度にするかは，対象部位や撮影条件により異なるため，実験的に決める必要がある．

185

式 (2.81) は，一般的には，

$$U(\boldsymbol{f}) = \frac{1}{g(\sigma)} \sum_{\{j,k\} \in C} \Psi_\sigma(x_j - x_k) \tag{2.82}$$

の形に書くことができる．ここで，Ψ は隣接画素間の値の差を少なくする方向に働くポテンシャル関数であり，$g(\sigma)$ は，σ についての単調増加関数であり，先験的な知識と測定結果の割合を調整するものである．Ψ と $g(\sigma)$ の選び方は，ある程度の自由度があり，いくつかのものが試みられている．

式 (2.79) と式 (2.82) から，

$$\hat{\boldsymbol{f}} = \arg \min{}_f \left\{ \frac{1}{2} \sum_i I_i (p_i - [\mathbf{W}\boldsymbol{f}]_i)^2 + \frac{1}{g(\sigma)} \sum_{\{j,k\} \in C} \Psi_\sigma(x_j - x_k) \right\} \tag{2.83}$$

式 (2.83) の min の括弧内は，下に凸なポテンシャルを付加したことにより，それ自身も下に凸になり，唯一の極小値を持つ．また，このことはベクトル $\boldsymbol{f}$ の成分がすべて非負としても一般性を失わないことがいえる．1回の計算で1つの成分しか変化させない方法では，繰り返し回数が $(n+1)$ 回目の f_j は，繰り返し回数が n 回目の $\boldsymbol{f}$ を用いて，

$$\begin{aligned}
\hat{f}_j^{(n+1)} = \arg \min{}_{f_j \geq 0} \Bigg\{ &\sum_i \frac{I_i}{2} (p_i - [\mathbf{W}\boldsymbol{f}^{(n)}]_i + W_{ij}(f_j^{(n)} - f_j))^2 + \frac{1}{g(\sigma)} \\
&\times \sum_{k \in C_j} \Psi_\sigma(f_j - f_k^{(n)}) \Bigg\}
\end{aligned} \tag{2.84}$$

ここで，C_j は j 番目の画素の隣接点の集合を表す．

$f_j^{(n+1)}$ を求めるためには，式 (2.84) の min の括弧内の関数の f_j に関する微分 $= 0$ の式を $f_j (\geq 0)$ について解く．すなわち，

$$\theta_1 + \theta_2(f_j^{(n)} - f_j) - \frac{1}{g(\sigma)} \sum_{k \in C_j} V_\sigma(f_j - f_k^{(n)}) = 0 \tag{2.85}$$

を $f_j (\geq 0)$ について解けばよい．ここで，

$$\theta_1 = \sum_i I_i W_{ij} (p_i - [\mathbf{W}\boldsymbol{f}^{(n)}]_i) \tag{2.86}$$

$$\theta_2 = \sum_i I_i W_{ij}^2 \tag{2.87}$$

また，V_σ は Ψ_σ の導関数である．

以上で確率論的な方法についての概要が説明されたのだが，従来の方法との関係をみるためもう少し考察を続けよう．$\boldsymbol{f}$ の先験確率の寄与を無視する場合，式 (2.71) は，

$$\hat{\boldsymbol{f}} = \arg \max{}_f \left\{ \log_e Pr(\boldsymbol{p}|\boldsymbol{f}) \right\} \tag{2.88}$$

同様に式 (2.79) は，

$$\hat{f} = \arg\min_f \left\{ \frac{1}{2} \sum_i I_i (p_i - [\mathbf{W}f]_i)^2 \right\} \tag{2.89}$$

また，式 (2.85) は，

$$\theta_1 + \theta_2 (f_j^{(n)} - f_j) = 0 \tag{2.90}$$

これを解いて，

$$f_j^{(n+1)} = f_j^{(n)} + \frac{\theta_1}{\theta_2} = f_j^{(n)} + \frac{\sum_i I_i W_{ij} (p_i - [\mathbf{W}f]_i)}{\sum_i I_i W_{ij}^2} \tag{2.91}$$

ここで比較のため，加法的ART の式 (2.5) を本節の記号法で表すと，

$$f_j^{(n+1)} = f_j^{(n)} + \frac{W_{ij} (p_i - [\mathbf{W}f]_i)}{\sum_j W_{ij}} \tag{2.92}$$

したがって，式 (2.91) と式 (2.92) は，投影の計測値と計算値の差 $p_i - [\mathbf{W}f]_i$ に重み行列 $\mathbf{W}$ を作用させたものを修正項として，f を逐次に近似していくことでは同じ形式となる．ただし，式 (2.91) では，統計ノイズの性質を用いるため，すべての投影データを一度に用いて f を修正している．これは，1つの投影データを用いる加法的ART とは異なっている．

　式 (2.91) を用いて，f を求める逐次近似再構成法は，すでに述べたようにそれだけでは安定に収束することが困難であり，次のような工夫が行われる．

$$f_j^{(n+1)} = f_j^{(n)} + \lambda \frac{\sum_i I_i W_{ij} (p_i - [\mathbf{W}f]_i)}{\sum_i I_i W_{ij}^2} \tag{2.93}$$

ここで，$0 < \lambda < 1$ は緩和係数である．これにより振動を抑え，安定な収束を促す．また，先験的確率を最大化するため，f を画像空間で平滑化してノイズを除くことを行う．この場合，負の値については0で置き換え，さらにメディアンフィルタなどの非線形処理により，エッジを保存することが行われる．このような投影データ（サイノグラム）と画像空間を別々に扱う方法と両者をまとめて扱う式 (2.80) の方法の優劣は現時点では，必ずしも明確でないようである．

　本法の運用上の注意としては以下が挙げられる．

　①逐次近似の初期値としては，重畳積分法の再構成結果を用いる．

　②再構成する画素の順番 j は1から順番ではなく，乱数により選び，再構成の順序が再構成結果に影響を与えることを避ける．

　③繰り返しを打ち切る条件は，すべての画素につき，n 回目と（$n+1$）回目のCT 値の差があらかじめ設定された値（たとえば1 HU）以下になったときとする．

　最後に重み $\mathbf{W}$ の決め方について簡単に述べたい．なお，ここで述べることは，確率的な

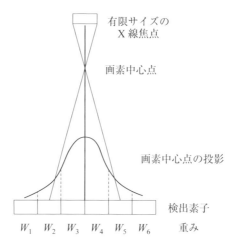

図 2.32　逐次近似再構成法の重みの計算

方法だけではなく，X線CTの逐次近似再構成全体についてのものといえる．W_{ij}を図2.8に示すように経路と画素の交差する部分の面積とする方法のほかに，経路を直線と考え，交差する線分の長さとする方法もある．また，図2.32に示すようにX線撮影系の物理モデルを使用することもできる．図では有限サイズのX線焦点により広がった画素中心点の投影がそれぞれの検出素子に入る割合を重みとしている．

逐次近似法は，重畳積分法では再構成が困難な投影角度が欠落するなどの不完全投影にも適用でき，この分野での研究も行われている．

トモシンセシスの画像再構成

第1章の第7節および第8節で述べられているようにFPDを検出器として使用することによりX線検出のダイナミックレンジが広がり，断層撮影はディジタル・トモシンセシス（digital tomosynthesis，または単にトモシンセシス）へ発展した．この節では，投影からの画像再構成の1分野として，トモシンセシスの画像再構成を概説する．

トモシンセシスのデータ収集は，第1章の図1.125（120ページ）に示すようにX線管と平面検出器を反対方向にスキャンし，多数の異なる位置での平面画像を撮像することにより行われる．この方式で取得されるデータは，図1.125（120ページ）の場合，$\pm\theta$の範囲のコーンビームCTの投影データに相当し，収集角度が制限されるため，厳密解を求めることができない．360°収集のコーンビームCTよりも，収集データがさらに不完全になるため，アーチファクトを極力減らした近似解を得ることが課題となる．

5.1 シフト加算法

最も基本的な画像再構成はシフト加算 (shift-and-add: SAA) 法[48]と呼ばれるものである．実際は3次元であるが，図2.33のように2次元で示しても一般性は失われないので，本項では2次元で説明する．

図に示すようにX線管は$z=z_S$の直線上を移動し，$x=x_S^{(j)}$の位置S_jでX線画像を撮影する．撮像面のz座標をz'とし，検出器面のz座標をz_0とする．撮像面の点Aのx座標をx_Aとする．点Aが検出器面に投影される点のx座標は，

$$x_A^{(j)} = x_S^{(j)} + (x_A - x_S^{(j)})g(z') \tag{2.94}$$

で与えられる．ここで，

$$g(z') = \frac{z_S - z_0}{z_S - z'} \tag{2.95}$$

$j=0$とおくと

$$x_A^{(0)} = x_S^{(0)} + (x_A - x_S^{(0)})g(z') \tag{2.96}$$

式 (2.94) と式 (2.96) から

$$\begin{aligned}\Delta x^{(j)} &= x_A^{(j)} - x_A^{(0)} = x_S^{(j)} - x_S^{(0)} + (x_S^{(j)} - x_S^{(0)})g(z') \\ &= (x_S^{(j)} - x_S^{(0)})(1 + g(z'))\end{aligned} \tag{2.97}$$

いま，S_jの位置のX線管により検出器に撮像される画像（投影）を$p_j(x, y)$とする．また，撮像面$z=z_S$上の減弱係数の分布（原画像）を$f(x, y)$とすると，$f(x, y)$は次式により近似的に求めることができる（mは投影の数）．

$$\bar{f}(x_A, y) = \frac{1}{m}\sum_j p_j(x_A^{(j)}, y) = \frac{1}{m}\sum_j p_j(x_A^{(0)} + \Delta x^{(j)}, y) \tag{2.98}$$

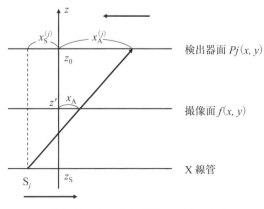

図2.33 シフト加算法のジオメトリ

図2.33から$\bar{f}(x_A, y)$は撮像面からは検出器面の同じ点に投影される分布を加えたものとなるが，他の面からはX線管の移動によりずれていく分布を加えたものとなり，結果として撮像面にフォーカスできる．

本方法は式（2.98）に示すように投影を$\Delta x^{(j)}$だけx方向にシフトして加えることにより断層像を得るので，シフト加算（SAA）法と呼ばれる．SAA法は従来の断層撮影と同じ原理で断面の撮像を行うものであるが，アナログ断層撮影はX線管と検出器（フィルム）面の中心の断面しかフォーカスできなかったのに対して，SAA法では式（2.97）により計算される$\Delta x^{(j)}$を用いることにより任意のz'に対して断層画像を得ることができる．このようにSAA法はアナログ断層撮影に比べて優れた点を有するが，断層撮影と同じ原理で像形成を行うため，同様の欠点を有する．すなわち，撮像面以外からのアーチファクトの混入であり，たとえば，撮像面以外に存在する吸収体はスキャン方向にデフォーカスされた流れ線として現れる．

5.2 X線CTの画像再構成法の応用

前項第5節1項に示したSAA法の欠点を改善するため，X線CTの画像再構成法の応用が試みられた．トモシンセシスの投影データは図2.34(a) に示すようなy軸を挟んで$2\theta_0$の範囲で収集されるパラレルビーム投影のデータと等価になる（実際はファンビーム投影のため，多少異なるが，ここでは概略を説明するためパラレルビームと考える）．投影角度が制限されるため，フーリエ空間では同図（b）に示すように収集データはX軸を挟んで$\theta = \pm \theta_0$の領域でのみ求めることができ，他の領域のデータは欠落する．

SAA法のレスポンス関数を$h_{\text{tomo}}(x, y)$とすると，復元画像$\bar{f}(x, y)$と原画像$f(x, y)$の間には以下の関係がある．

$$\bar{f}(x, y) = h_{\text{tomo}}(x, y) * f(x, y) \tag{2.99}$$

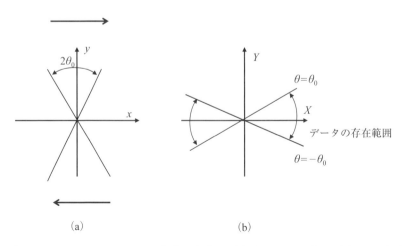

図2.34　トモシンセシスデータ収集の実空間（a）とフーリエ空間（b）での表示

これをフーリエ変換すると,

$$\overline{F}(X, Y) = H_{\text{tomo}}(X, Y) \times F(X, Y) \tag{2.100}$$

ここで, フーリエ空間での欠落領域の影響を緩和するため, $H_{\text{tomo}}(X, Y)$ の代わりに以下のような $\hat{H}_{\text{tomo}}(X, Y)$ を用いる.

$$\hat{H}_{\text{tomo}}(X, Y) = \frac{\hat{H}(\theta)}{|R|} \tag{2.101}$$

ここで, $|R| = \sqrt{X^2 + Y^2}$ であり, $1/|R|$ は逆投影によるぼけの補正に用いられる. また, $\hat{H}(\theta)$ は角度 θ の関数であり, データの欠落を緩和するものである. これらから,

$$F(X, Y) = \frac{\overline{F}(X, Y)}{H_{\text{tomo}}(X, Y)} \approx \frac{\overline{F}(X, Y)}{\hat{H}_{\text{tomo}}(X, Y)} = \frac{\overline{F}(X, Y)}{\hat{H}(\theta)} |R| \tag{2.102}$$

$\hat{H}(\theta)$ として Stevens ら [49] は,

$$\frac{1}{\hat{H}(\theta)} = \sqrt{\sin^2 \theta_0 \cos^2 \theta - \cos^2 \theta_0 \sin^2 \theta} \tag{2.103}$$

を用いているが, ほかにもいくつか提案されている. 式 (2.102) を用いて, フーリエ空間で $F(X, Y)$ を求めて, その逆フーリエ変換により $f(x, y)$ を求めることもできるが, X線CTと同様に実空間での重畳積分法に翻訳して行うことが一般的である. この場合, 式 (2.103) に示される投影角の関数である重みを投影データに掛けて重畳積分を行う. また, X線CTと同様に逐次近似法を用いることもできる.

5.3 行列による方法

X線CTの画像再構成の応用ではなく, トモシンセシスに特有の幾何学的条件を用いた方法に Ruttiman ら [50] と Dobbins ら [51] により別々に展開された行列による方法がある. この方法では被写体を n 枚の検出器面と平行な平面と仮定する. 被写体を構成する各平面 (n 枚) の原画像 $f_i(x, y)$ ($i = 1 \cdots n$) を要素とする関数ベクトルを $\boldsymbol{f}(x, y)$ で表し, SAA法により再構成される画像 $\overline{f}_i(x, y)$ を要素とする関数ベクトルを $\overline{\boldsymbol{f}}(x, y)$ で表すと, 両者の間には

$$\overline{\boldsymbol{f}} = \frac{1}{n} \mathbf{H} * \boldsymbol{f} \tag{2.104}$$

の関係がある (なお, $\boldsymbol{f}$ は 2.4 項と同じ記号であるが, 意味するところが少し異なるので, 混同しないよう注意してほしい). ここで, $*$ は重畳積分を行列演算の積の規則に従って行う演算子を意味し, $\mathbf{H}$ は SAA法のボケを表す $n \times n$ 行列である. すなわち,

$$\mathbf{H} = \begin{bmatrix} h_{11} & \cdots & h_{1n} \\ \vdots & \ddots & \vdots \\ h_{n1} & \cdots & h_{nn} \end{bmatrix} \tag{2.105}$$

ここで，X線管と検出器の移動方向をx方向とすると，対角成分$h_{11} \cdots h_{nn}$は2次元デルタ関数$\delta(x, y)$であり，また，それ以外は投影の数をmとすると，m個の2次元デルタ関数$\delta(x - x_j, y)$の和をmで割ったものとなる．ここで，j番目の投影により撮像面の(x, y)の位置に投影されてくる被写体内の他の平面の点のx座標をx_jとしている．x_jの具体的な形は紙数の関係で省略するが，比較的容易に導出できるので，興味のある読者は各自試みられたい．

Ruttiman らの方法（iterative restoration）[50]では式（2.104）を次のような逐次近似法で解く．

$$\boldsymbol{f}^{k+1} = C\boldsymbol{f}^k + \lambda\left(\overline{\boldsymbol{f}} - \frac{1}{n}\mathbf{H} * C\boldsymbol{f}^k\right) = \lambda\overline{\boldsymbol{f}} + \mathbf{G} * C\boldsymbol{f}^k \tag{2.106}$$

ここで，$\mathbf{G} = \mathbf{I} - \lambda\hat{\mathbf{H}}$であり，$\mathbf{I}$は対角成分がデルタ関数である対角行列である．また，λは逐次近似を収束させるためのパラメータであり，$0 \leq \lambda \leq 2/n$．Cは非線形演算子であり，$\boldsymbol{f}$を非負とし，また，その広がりを制限するものである．

一方，Dobbins らの方法（matrix inversion tomosynthesis: MIT）[51]では，式（2.104）をフーリエ変換して，

$$\overline{\boldsymbol{F}} = \frac{1}{n}\hat{\mathbf{H}}\boldsymbol{F} \tag{2.107}$$

ここで，$\boldsymbol{F}$，$\overline{\boldsymbol{F}}$はベクトルであり，$\hat{\mathbf{H}}$は行列であるので，要素の式に書き下すと

$$\begin{bmatrix} \overline{F}_1 \\ \vdots \\ \overline{F}_n \end{bmatrix} = \frac{1}{n}\begin{bmatrix} \hat{h}_{11} & \cdots & \hat{h}_{1n} \\ \vdots & \ddots & \vdots \\ \hat{h}_{n1} & \cdots & \hat{h}_{nn} \end{bmatrix}\begin{bmatrix} F_1 \\ \vdots \\ F_n \end{bmatrix} \tag{2.108}$$

ここで，F_iと$\overline{F}_i$は，それぞれ，$f_i(x, y)$と$\overline{f}_i(x, y)$のフーリエ変換であり，$\hat{h}_{ij}$はh_{ij}のフーリエ変換である．式（2.107）から$\boldsymbol{F}$は，$\hat{\mathbf{H}}$の逆行列$\hat{\mathbf{H}}^{-1}$を用いて，

$$\boldsymbol{F} = n\hat{\mathbf{H}}^{-1}\overline{\boldsymbol{F}} \tag{2.109}$$

したがって，この$\boldsymbol{F}$を2次元逆フーリエ変換することにより，$\boldsymbol{f}$を求めることができる．

iterative restoration と MIT の比較について，Dobbins らの総説[48]によると，前者は後者に比して計算時間が長いという欠点を有する．一方，MIT は投影データが有限サイズの検出器により収集されるため，端の影響によりアーチファクトが出るという欠点がある．しかし，端を緩やかに変化する関数により外挿することによりこの影響は軽減でき，このような補正を行ったMIT の画像は，繰り返し演算を十分行ったiterative restoration の画像と比較して遜色がないという．

（遠藤真広）

第2章　X線CT

第6節　X線CTの画像処理

　X線CT画像は，比較的定量性に優れたCT値（第2節第8項参照）の人体内分布を示す画像であり，臨床的には臓器や組織のCT値異常をもって病変を把握することも可能であることから，その表示法や処理法が重要となる．本節では，より診断に適した画像観察のためのウィンドウ機能と3次元画像再構成の基本的な原理と特性について解説する．

6.1　CT画像の表示法

6.1.1　CT画像の仕様

　CT画像のマトリクスサイズは，一般的に512×512であり，そのピクセルにCT値が割り当てられる．またあるスライス厚（例，5 mm，1 mm）を持つ画像であるため，それぞれのピクセルは，その厚み内のCT値をほぼ平均した値を示す．CT値は水の線減弱係数に対する物質の線減弱係数の比に比例し，一般に−1000〜数千HUの範囲をとる．（HUの定義については第2節第8項参照）

　画像の範囲は，画像の一辺の長さ（円形範囲の場合は直径）で表され，これをdisplay field of view（DFOV）と呼ぶ．DFOVは，画像再構成過程において画像化する範囲であり，その範囲は検査対象によって適切に設定される．たとえば，成人の腹部では300〜400 mm程度に，頭部では200〜250 mm程度とされる．

　これに対して，スキャンによって取得した範囲を，scan field of view（SFOV）と呼ぶ（図2.35）．DFOVは，SFOVの中で自由に選択することができ，限局したDFOV（例：100 mm）とすることで拡大した画像を再構成できる．ただし，スキャン条件の持つ空間分解能を超えた拡大では，拡大による効果は得られない．たとえば10%MTFが0.8 cycles/mmの場合に，DFOVを100 mmとした場合，そのナイキスト周波数は2.56 cycles/mm（1/100×256）となるが，それに対応する細かな情報はなく拡大表示の効果しかない．

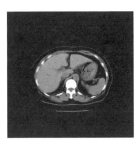
SFOV=500 mm
ピクセルサイズ =0.976 mm

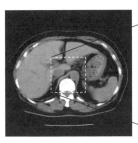
通常 DFOV=320 mm
ピクセルサイズ =0.625 mm

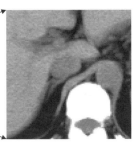
DFOV=100 mm（拡大再構成）
ピクセルサイズ =0.195 mm

図2.35　CT画像におけるSFOVとDFOV

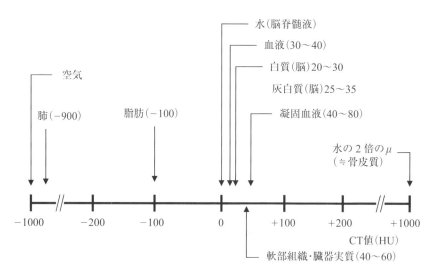

図2.36　人体組織のCT値のスケール表示

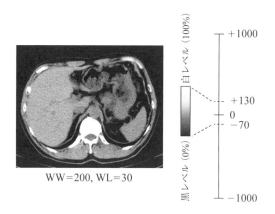

図2.37　腹部CT画像におけるウィンドウ設定例

6.1.2　ウィンドウ機能

　図2.36は，人体組織のCT値のスケール表示であり，骨を除くと人体組織のCT値は，0〜60の範囲内に集中していることがわかる．したがって，CT画像の表示の際には特定のCT値範囲内にグレースケールを割り当てることで臓器の表示コントラストを良好にする手法をとる．この表示機能をウィンドウ機能と呼び，そのためのパラメータには，ウィンドウ幅（window width: WW）とウィンドウレベル（window level: WL，またはウィンドウセンター：window center）がある．

　図2.37の腹部CT画像の例では，WW = 200，WL = 30としており，−70〜+130の範囲にグレースケールが割り当てられ，−70以下はすべて黒レベル（0%），そして+130以上はすべて白レベル（100%）となる．

　図2.38は，頭部と胸部のCT画像のウィンドウ設定例であり，このように診断目的に応じてWWとWLを調節する．

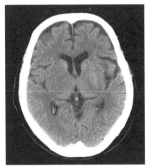
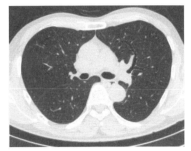

頭部 CT 画像
WW=70, WL=30

胸部 CT 画像
WW=1500, WL=−500

図2.38 頭部および胸部CT画像におけるウィンドウ設定例

6.2 CT画像の画像処理

6.2.1 ボリュームデータ

臨床施設で一般的に用いられるCT装置は，複数の検出器列（例：0.6 mm×64）を有するマルチスライスCT装置であり，このスキャンデータより1 mm以下のスライス厚の薄層画像が容易に得られるようになっている．このスライス画像を体軸方向に積み重ねることで，ボリュームデータが構成される．

3次元画像に用いられるボリュームデータの中の最小単位をボクセル（voxel）と呼び，スライス厚が0.6 mmの場合には，通常の腹部CTのDFOVにおけるピクセルサイズ（0.6〜0.8 mm）と同程度であることから，ボクセルのx, y, zの方向のサイズはほぼ等しくなり，このようなデータは等方位性（アイソトロピック，isotropic）の性質を持つ．実際には，0.5〜1.0 mmのスライス厚に設定し，それにほぼ等しい再構成間隔としたCT画像から構築したボリュームデータをほぼisotropicとして扱うことが多い．

6.2.2 MPR

ボリュームデータから，任意断面を抽出する手法が，multi planar reconstruction (multi planar reformation)（MPR）である（図2.39）．MPRでは，冠状断面（coronal），矢状断面（sagittal），および，斜断面（oblique）を任意に抽出し，ボリュームデータがisotropicであれば，それらの空間分解能はどの断面でもほぼ同一となる．MPR画像のピクセル値はCT値そのものであるので，通常のCT画像である横断面（transverse, axial）画像のように，ウィンドウ機能を用いて表示できる．

MRPの任意断面抽出において図2.40に示したボクセル間補間が重要である．この補間処理によって，特に斜断面の形成時に階段状の画像が現れるのを防ぐことができる．また，スライス間隔とピクセルサイズが異なる場合には，それらを同一にするためにスライス画像間の補間を行う場合もある．

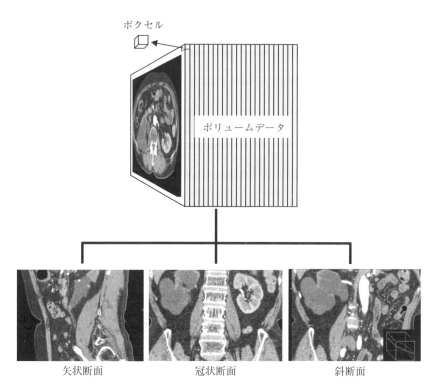

図2.39　ボリュームデータとMPR画像

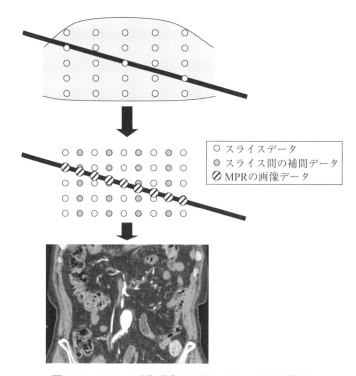

図2.40　MPRの画像形成におけるボクセル間の補間

6.2.3 最大値投影法

最大値投影法（maximum intensity projection: MIP）は，ボリュームデータに対し任意の視点方向に投影処理を行う際に，投影経路中の最大値を投影面に表示する手法である（図2.41）．投影された画像はノイズの影響を受けにくく，少ないコントラストの画像でも明瞭に描出できる．しかし，最大値の表示という特性から前後関係は判別不可能であり，投影角度を変えた複数画像を観察するなどして前後関係を認識することが多い．主に血管造影CT画像に用いられる．対象によっては最大値ではなく最小値を投影する手法（minimum intensity projection: MINIP）をとることもある．

6.2.4 ボリュームレンダリング法

ボリュームレンダリング（volume rendering: VR）法は，CTの3次元画像処理の代表的な手法である．この画像処理では，不透明度という概念を用いて，ボリュームデータからあるCT値範囲の臓器や血管などを抽出し，物体表面に陰影処理を施すことで立体感を演出する[1)-3)]．単一のしきい値で2値化的に抽出することがないため，自然な画像表現が可能である（図2.42）．VR法では，上記の不透明度の概念と陰影処理に加え，自由な方向からの観察を実現する投影変換などの処理によってリアリティの高い3次元画像表示を実現する．

6.2.4.1 投影変換

3次元画像は，被写体を自由に回転させ任意の方向の視点から観察することが多く，この際に重要な処理が，3次元的なボクセルを2次元である再構成画像に投射する投影変換処理である．図2.43は，投影変換における座標変換を2次元に簡略化して示したものである．実際の3次元画像では任意角度から観察しさらに拡大や縮小を行うので，ボリュームデータに

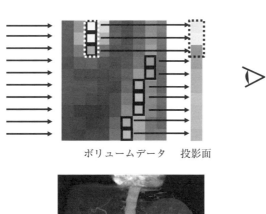

ボリュームデータ　　投影面

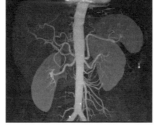

腹部CT血管造影のMIP画像

図2.41 MIPの画像形成法（2次元に簡略化）と腹部CT血管造影のMIP画像例

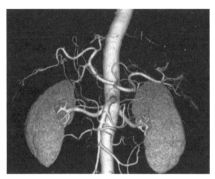
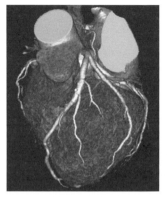

腹部血管造影　　　　　　　　冠動脈造影

図2.42　ボリュームレンダリング法による3次元CT画像の例

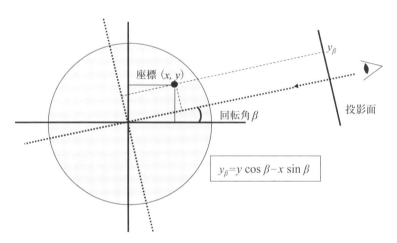

図2.43　投影変換処理で用いられる座標変換の例（2次元に簡略化）

対する3次元アフィン変換が行われるが，ここでは割愛する．

投影変換の方法には，一般的なボリュームレンダリング画像に用いられる平行投影と，仮想内視鏡画像に主に用いられる透視投影がある（図2.44）．透視投影は，一点の視点からある角度の広がりをもって投影するもので，内視鏡の画像を近似可能である．また，平行投影は透視投影の視点を無限遠にした場合と等価である．

6.2.4.2　陰影処理

陰影処理（シェーディング：shading）は，視点から物体表面を観察したときの表面の輝度を計算する処理である．陰影処理の理解には，輝度値を構成する要素と，表面の傾きの計算手法の理解が重要である．

一般的に，3次元画像における物体表面のある点の明るさIは次式で与えられる．

$$I = I_a + I_b + I_c \tag{2.110}$$

（I_a：拡散反射輝度，I_b：環境光による輝度，I_c：鏡面反射輝度）．

第2章　X線CT

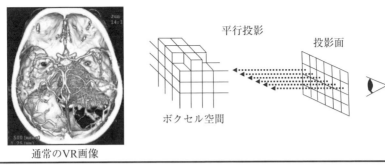

通常のVR画像

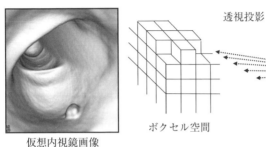

仮想内視鏡画像

図2.44　平行投影と透視投影
透視投影では，内視鏡画像のような視点と観察範囲を模擬する．

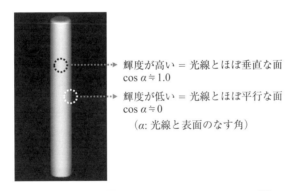

図2.45　模擬血管のボリュームレンダリング画像

　拡散反射輝度は，立体感を表現するために最も重要であり，環境光は，全体に一定の明るさを与え，鏡面反射は，物体の表面の質によって変わる反射光である．拡散反射輝度は，光源からの光線方向と表面の法線とのなす角αから次式で算出する．

$$I_a = K I_i \cos \alpha \tag{2.111}$$

ここで，I_iは入射光輝度，Kは拡散反射率であり，この関係はランバートの余弦則といわれる．造影血管のボリュームレンダリング画像で，ごく自然に立体的に観察される血管の立体感は，血管の表面を構成する各ボクセルを含む面の傾きを計算し，それと光線の関係から計算された輝度値によって表現されている（図2.45）．

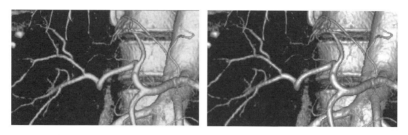

図2.46 拡散反射（左）だけのVR画像と拡散反射＋鏡面反射（右）によるVR画像

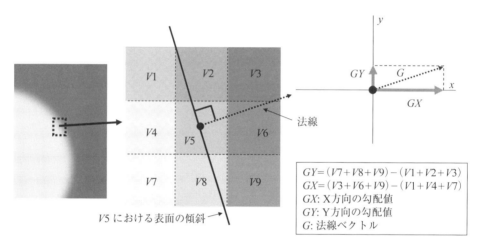

図2.47 グレイレベルグラディエントにおける表面傾斜計算の概略（2次元に簡略化）

医療における3次元画像では，拡散反射と環境光のみを考慮すれば十分であるといわれ，ほかには光源からの距離を考慮して遠近感を調節するなどの処理を行うことがある．また，表面の艶やかな感じを与える3次元画像が提供されることがあるが，その画像では，鏡面反射輝度が利用されている（図2.46）．しかし，この場合の鏡面反射は，一律に設定されることが多く，実際の質感とは無関係な場合が多いので注意が必要である．

6.2.4.3 表面傾斜の計算

先に述べた拡散反射輝度の計算に必要な表面の傾斜計算は，立体感に大きく関係することからその精度が重要であり，3次元画像の画質を決定づけるといっても過言ではない．医療画像の3次元再構成における傾斜計算は，ボクセル値を利用したグレイレベルグラディエント（gray-level gradient）法[4]が多用されている．この方法は，臓器や血管などの目的対象と周囲との境界領域にボケによる連続した移行領域があることを積極的に利用し，対象ボクセルの周囲のx, y, z各方向ボクセル値の勾配をボクセル値の差から求め，これらを合成して3次元的な勾配を求める．

図2.47は，グレイレベルグラディエント法を2次元で簡略化して示したものである．また，グレイレベルグラディエントを用いずに，ボクセル値をそのまま用いて，輝度計算を行う陰影処理もある．

第2章　X線CT

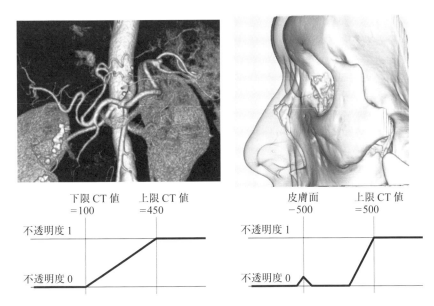

図2.48　腹部CT血管造影と顔面骨の3次元画像における不透明度設定の例

6.2.4.4　不透明度

前述したようにVR法の陰影処理においては，不透明度（opacity）という概念を用いて，表面だけでなく内部情報を反映した3次元画像再構成が可能である．この不透明度設定では，あるボクセル値範囲に連続的に変化する値を設定し，光の透過と反射を計算して，ある点の表示輝度に反映させる．

図2.48は，腹部血管造影と顔面骨の不透明度の設定の例である．不透明度とは，光の透過を妨げる度合いを表す値であり，不透明度が低い場合は，その物体の情報は弱く反映され，光はその奥にまで到達し先の物体の情報も反映される．不透明度が高い場合は，その物体の情報は強く反映されるが，その奥に光は到達せず先の物体の情報は反映されない．よって，不透明度の設定によっては，ある臓器を半透明にして淡く描出しつつ，その先の臓器を描出可能である．

しかし，複数の臓器の半透明の設定は難しく，結果的に奥の描写を妨げることになりかねない．たとえば，図2.48の顔面骨では，空気と皮膚の境界として−500程度に弱い不透明度を設定することで淡く皮膚表面を表示している．このような簡単な描出に半透明が利用されることが多い．従来行われてきたしきい値による物体抽出では表面がしきい値のせいで不自然になる欠点があった．これに対して連続的な不透明度の設定により物体表面は滑らかに表現され，また細い血管などがしきい値を下回って表現されないことも回避でき高画質な3次元画像が提供される．

6.2.5　仮想内視鏡画像

仮想内視鏡画像（virtual endoscopy: VE）は，大腸を代表とする管腔構造内をあたかも内視鏡で観察したかのような画像表現を行う．この手法は図2.44で示したように，投影変換に透視変換を用い内視鏡の視野を模擬する．また陰影処理にはVR法が用いられる．よって，

仮想内視鏡画像はVR法の一表現法として分類される．

臨床応用としては，注腸画像や大腸内視鏡画像を模擬する大腸CT検査（CT colonography）が代表的で，この検査では，肛門より空気や炭酸ガスを注入した後CT撮像を行い，VR法により空気と大腸内面のコントラストから内腔を抽出し3次元画像を形成する．

第7節　X線CT装置の構成

X線CT装置は，X線管と検出器を一体として被写体の周りを回転する機構を含む架台（ガントリ：gantry）と寝台およびコンピュータを基本構成とする（図2.49）．スキャン時にはX線を照射しながら回転し，投影強度データを測定する．検出器からは，X線強度に応じたアナログ信号が出力され，この信号の増幅とアナログからディジタル信号への変換（analog-to-digital変換：A/D変換）を担う部分をdata acquisition system（DAS）と呼ぶ．画像再構成には膨大な計算処理を必要とするため，コンピュータのCPU（central processing unit: CPU）だけでは演算能力が不足することから演算処理ユニットを備えることが多い．

7.1　高電圧発生装置

X線CT装置の高速化によって短時間に高出力のX線を発生する必要が高まり，高電圧発生装置には大電流（600〜1000 mA）を発生可能なものが搭載される．電圧は，80〜140 kVの間で4種類程度（例：80, 100, 120, 140）設定可能であり，低管電圧撮影の有効性が示されたことにより70 kVが使用可能な機種も登場した．正確なCT値の計測のために，高い出力安定度が要求され，立ち上がり特性に優れていることも必要条件となる．

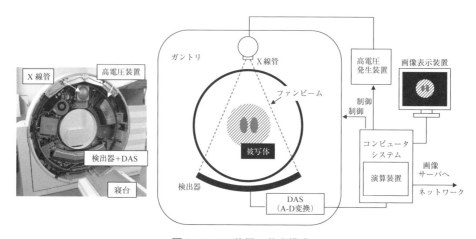

図2.49　CT装置の基本構成

7.2 X線管

X線管には6〜8 MHUの大熱容量かつ空冷または水冷による高冷却効率のものが搭載される．高い冷却効率を実現するために図2.50に示すように，陽極接地構造のものや，電子ビームを偏向することで陽極の直接冷却を可能とした構造のX線管もある．また0.5 s/rot.以上の高速回転が普及する中で軽量化と耐遠心力性能も要求される．

7.3 ガントリ

X線管と検出器の組み合わせは一体となって回転し，後に述べるヘリカルスキャンを実現するためこれらは連続的に回転可能な構造となっている．この連続回転を可能とするのがスリップリングであり，スリップリングと摺動電気接点によりガントリの非回転部から回転部に電源供給がなされる（図2.51）．したがって，高電圧発生装置は小型化され回転部に固定される．また，DASも検出器と一体となって回転部に属し，DASからのディジタルデータ

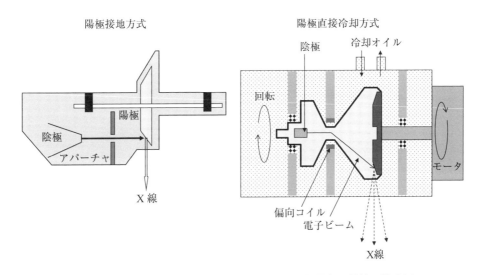

図2.50　X線CT装置用の大熱容量および高冷却効率X線管の構造例

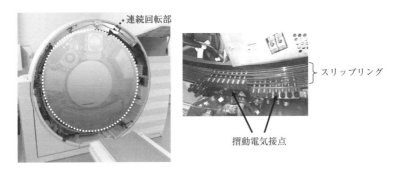

図2.51　連続回転機構を有するX線CT装置のガントリとスリップリング

は光通信によって非回転部の受信機に伝達される．

7.4 検出器

現在のX線CT装置のほとんどは，一度に複数列をスキャン可能なマルチスライスCT装置となっている．したがって，検出器は図2.52のように体軸方向に20〜160 mmの幅を持つ円弧面となり，図に示すように複数の検出器ユニットを多数配列してその円弧面を構成するのが一般的である．

散乱線除去格子は検出器ユニットと対になっており，装着時には検出器の蛍光体面に密着して配置する．ほとんどの装置で，シンチレータとフォトダイオードで構成される固体検出器を採用しており，シンチレータにはガドリニウムなどの希土類による蛍光体が用いられる．そして検出器性能として，高いX線変換効率，短い減衰時間，低い残光（アフタグロー），耐放射線損傷性などが要求される．

7.5 コリメーションとスライス厚

体軸方向のビーム幅の制限は，ボウタイフィルタ直下（後述）のコリメータによって行われる（図2.53左）．ただし，これによって制限される幅は，全体のビーム幅であり，X線の照射幅に等しい．

マルチスライスCTの検出器は，複数の検出器列から構成されるため，その検出器列の全幅（または使用する検出器列の全幅）を照射するようにビーム幅をコリメーションする．そして一列分の幅を後述するディテクタコリメーションにより切り分ける．

実際にはビーム幅を検出器全幅よりやや広く照射し，複数列の検出器の照射を均一にする．この照射状態をオーバービーミングと呼び，照射幅に対する検出器幅が線量利用効率とされる．オーバービーミングは不必要なX線照射であるので極力少なくする必要がある．

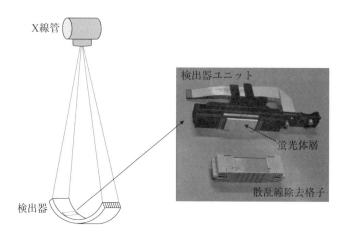

図2.52 マルチスライスCTの検出器と散乱線除去格子

第2章　X線CT

7.6　ボウタイフィルタ

ファンビーム照射において，被写体中心の透過経路は比較的長く，被写体周辺では逆に短い．このことによって，中心部と周辺部で線質硬化（ビームハードニング）の度合いが異なり，CT値の計測誤差（中心と周辺のCT値差）をもたらす．これを緩和するためにファンビームの中心部でアルミ厚が薄く，周辺になるにつれて厚くなる形状のフィルタをX線管直下に配置する（図2.53右）．これをボウタイフィルタ（bowtie filter）またはbeam shaping filterと呼ぶ．

7.7　寝台

寝台は，昇降機構，体軸方向スライド機能を有し（図2.54），昇降範囲は床上40～100 cm

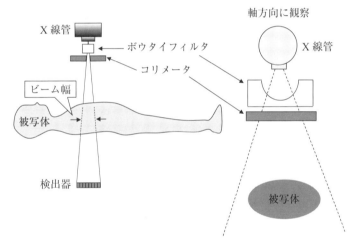

図2.53　CTにおけるX線ビームのコリメーションとボウタイフィルタ

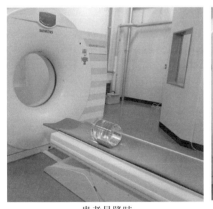
患者昇降時

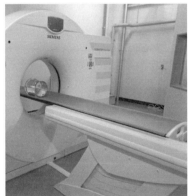
スキャン時

図2.54　CTの寝台動作

程度，体軸方向スライド範囲は，150～200 cm 程度である．寝台面は，ほとんどの機種でカーボンファイバ製であり，低吸収性に努めている．最大荷重は 200 kg 程度がほとんどである．

CT 画像の精度に重要な体軸方向スライドは高精度パルスモータの採用により 0.1 mm が確保されている．一部の機種で，x 方向（上下方向 = y 方向，通常の寝台移動方向 = z 方向とした場合）のスライドを可能としたものもある．

7.8 コンピュータシステム

64 bit CPU を搭載した汎用コンピュータがオペレータの操作や各種制御のために使用され，オペレーティングシステムに Microsoft 社の Windows OS や Unix 系の OS が採用されることが多い．前述したように画像再構成のために膨大な演算を必要とし，さらに臨床現場で即時性が重要視されることから専用の再構成演算ユニット（ハードウェア演算ユニット）が併用される．再構成された画像は，コンピュータシステム内のハードディスクに保存されるだけでなく，病院内ネットワークを介して画像専用サーバーに記録され診療に供される．

第 8 節　ヘリカルスキャン

8.1　スキャン方式

基本的な CT スキャンは，患者の周りを 1 回転しながら投影データを収集することで行われる．腹部領域の肝臓から骨盤までなど，ある範囲をスキャンする場合は，スキャンと寝台移動を繰り返す必要がある．

このようなスキャン方法をコンベンショナルスキャンや step and shoot スキャンなどと呼ぶ．コンベンショナルスキャンでは，寝台移動は間欠的に行われるため，胸部や腹部といった領域をすべてスキャンするための時間を短縮するのは不可能に近い．そこで，スキャン時間を飛躍的に短縮させるため，X 線管と検出器を連続回転する機構とともに寝台を連続移動させるスキャン方式が開発された（図 2.55）．

この方式は，患者から見た X 線管の軌跡が螺旋状となることから，ヘリカルスキャンまたはスパイラルスキャンと呼ばれ，1980 年代に，1 列の検出器（シングルスライス）の装置として登場し，当時としてはその連続的で高速なスキャンが注目を浴びた．コンベンショナルスキャンをヘリカルスキャンを行わないという意味で，ノンヘリカルスキャンと称することもある．

スキャン中に寝台移動を伴わないコンベンショナルスキャンでは，投影データは常に同じスライス面のデータであり，そこから正常に再構成が可能である．しかし，ヘリカルスキャンにおいては，1 回転する間に被写体は連続移動するため，目的スライス面における投影

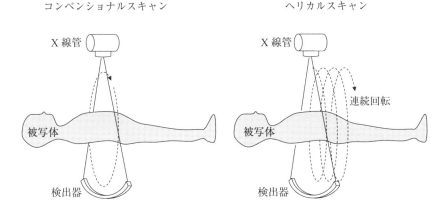

図2.55 コンベンショナルスキャンとヘリカルスキャン

データはわずかしか存在しない（ほぼ一点のみ）．もしヘリカルスキャンの投影データを用いて通常の再構成法を行うならば，被写体が動いた状態と等価となりその画像には，移動によるアーチファクト（モーションアーチファクト）が発生して，臨床的に供することのできる画質とはならない．

このためにヘリカルスキャンにおいては，目的断面を中心とするある1回転または2回転分の投影データから，補間によって目的位置の1回転分の投影データセットを作り出す補間再構成法を用いて再構成し，移動によるアーチファクトを抑制する．ヘリカルCTはこの補間再構成を用いるために，画質的にコンベンショナルスキャンとは特にスライス厚において異なるものとなる．

8.2　360°補間再構成法

補間再構成法では，本来存在しない目的寝台位置の投影データを，同じ投影角度を持ち目的スライス面を挟む投影データどうしを補間することによって得る．図2.56は，その概要を示したものである．目的断面z_sにおける投影データは，位置z_aの投影データとそれから1回転分離れた位置z_bにおける投影データを用いて，その位置関係に従った線形補間（重み付け加算）によって得る．この図以外の角度は，z_aとz_bの間隔と等しい間隔で少しずつ移動した位置から取得できるため，360°分のデータをこの補間処理によって得ることができる．この補間再構成法は，1回転分離れた投影データを用いて再構成を行うため360°補間再構成法と呼ばれる[1]．

図2.57は，スキャンダイアグラム（スキャン展開図）という作図方式によって示した360°補間再構成法のスキャン軌跡と投影データの位置関係である．このスキャンダイアグラムにおいて，縦軸は投影角度を示し，横軸は寝台位置を示しており，目的スライス面の位置と，それに用いる補間投影データ対の関係がよく把握できる．

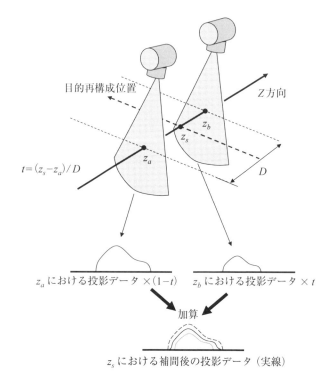

図2.56　360°補間再構成法における投影データ補間対とその線形補間処理

8.3　180°補間再構成法

　360°補間再構成法では，目的断面をはさんで2回転部の投影データを用いることから，用いる投影データの体軸方向範囲が広く，スライス厚が厚くなるという欠点があった．これを改良すべく開発された再構成手法が180°補間再構成法である．CTの投影データにおいては，X線管と検出器の方向が逆になっても，その対向する投影データどうしは等価的に扱える．これを利用して，補間再構成のデータ対を半回転（180°）離れた位置どうしとすることができる．

　図2.58は，スキャンダイアグラムによって示した180°補間再構成法における中心ray（ファンビームの中央のray）の補間データ対の関係である．180°補間再構成法では，目的断面を中心に約1回転分の投影データから再構成できるためスライス厚が厚くなる現象を抑制でき，実効的なスライス厚はコンベンショナルスキャンとほぼ等しくなる．180°補間では，中心ray以外は補間データ対の投影角度差が180°とならず，補間計算を360°補間（図2.57）で示したような2つのファンビームだけから行うことができず，複数のファンビームに渡った複雑な計算となる．

　図2.59は，補間なしと180°補間による画像の比較である．補間再構成によってモーションアーチファクトが抑制されているのがわかる．

　360°補間法（360LI法）と180°補間法（180LI法）の数式表現については，第3節第1項を参照していただきたい．

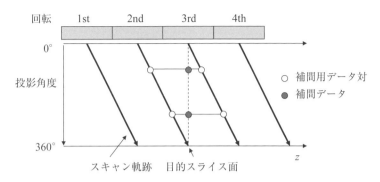

図2.57 スキャンダイアグラムにみる360°補間再構成法における補間データの関係

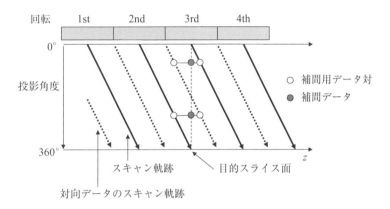

図2.58 スキャンダイアグラムにみる180°補間再構成法における補間データの関係

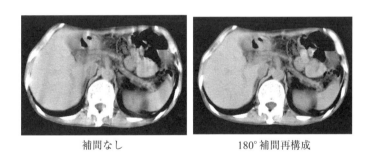

図2.59 ヘリカルスキャンにおける補間なしと180°補間による再構成画像

8.4 ヘリカルスキャンにおけるピッチファクタ

ヘリカルスキャンでは，寝台の移動速度を自由に設定可能であり，これがスキャン速度を左右する．しかし，寝台移動速度を増すと補間再構成における補間対の距離が離れ補間精度は低下する．この補間精度はスライス厚に対する寝台速度の関係としてとらえることができる．そこで，1回転当たりの寝台移動距離を回転中心でのX線ビーム幅で除した値がピッチファクタ（pitch factor）として定義された．

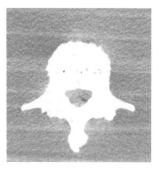
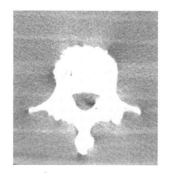

ピッチファクタ=1.0　　　　　　　ピッチファクタ=2.0

図2.60 ヘリカルスキャン（1列検出器）におけるピッチファクタによる画質の変化

$$\text{ピッチファクタ}=1\text{回転当たりの寝台移動距離}/\text{X線ビーム幅} \qquad (2.112)$$

このときのビーム幅は，実際のX線ビーム幅でなく設定スライス厚に等しい．このピッチファクタを大きくすることでスキャン速度は大きくなり短時間のスキャンが可能となる反面，補間精度が下がりアーチファクト（ヘリカルアーチファクト）が増加するだけでなくスライス厚も厚くなる．

図2.60は，180°補間再構成におけるピッチファクタ1.0と2.0における骨ファントム画像の比較である．ピッチファクタ1.0ではアーチファクトの少ない良好な画像が得られているのに対して，2.0では，骨の辺縁から顕著なアーチファクトが生じ画質を損なっている．

第9節　マルチスライスCT

9.1　スキャン方式

ヘリカルスキャンの開発によりスキャン速度が向上し，薄層コリメーションを用いて微細な病変や骨構造および造影血管などを細かく描出することが可能となった．しかし，病変の進展範囲や周辺臓器との関係を把握する場合，そのスキャン範囲は200〜500 mmに及ぶことが少なくなく，ヘリカルスキャンによっても呼吸停止が可能なスキャン時間を大きく上回っていた．例として1.0 s/rot.の装置において，1 mmのスライス厚で200 mmの範囲をスキャンするには約200秒のスキャン時間を要することとなり現実的ではない．

そこで，さらに高速なスキャンを可能にするため，従来の1列であった検出器を複数列としたマルチスライスCT（multi-slice CT: MSCTまたはmulti-detector raw CT: MDCT）が開発された．マルチスライスCTでは，同時収集可能な列数に応じて飛躍的なスキャン速度の高速化が図られた．

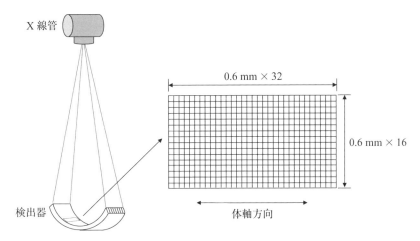

図2.61 16列マルチスライスCTの検出器構成例
（検出器のサイズは回転中心に換算してある）

9.2 マルチスライスCTの検出器

図2.61は，16列分のDASを装備するマルチスライスCTの検出器構成例である．0.6 mm（1列の幅）×32列の構成となっていて，DAS数の2倍の検出器列を有する．したがって，実際のスキャンでは，中央の16列を使用するか，2列ずつを電子スイッチで接続して，1.2 mm×16列として使用する．この場合後者は，スライス厚を1.2 mm以下とすることはできないものの，広いビーム幅による高速スキャンが可能となる（検出器のサイズは回転中心に換算したものである）．

このように検出器列の組み合わせを変更できる機能によりさまざまなスキャンモードを実現する．DASは，2〜320列とバリエーションは豊富であり，多数となるほどより高速スキャンが可能である．また256列（1列：0.625 mm）や320列（1列：0.5 mm）の機種では，160 mmの範囲を一度にスキャンできることから，寝台を固定したまま臓器を連続的にスキャンし，心臓や血行動態解析に利用される．

9.3 ディテクタコリメーションとスライス厚

X線ビームの体軸方向幅はボウタイフィルタ直下のコリメータによりに制限され，複数ある検出器列の全幅に照射される（図2.62）．検出器の一部を使用する場合は，使用検出器列の全幅に合わせてコリメーションする．そして，X線透過分布は検出器列によって切り分けられ，それによって最小スライス厚が決定される．

このような切り分けをディテクタコリメーションと呼ぶ．マルチスライスCTでは，1列分の幅が0.5〜0.75 mmと非常に薄層であるものの，再構成方法に依存して実際のスライス厚は1列の幅より厚くなる傾向にある．たとえば0.5 mmのディテクタコリメーションに対して，実効スライス厚は0.7〜0.8 mmとなる．また，複数列の投影データを巧みに合成して，1〜5 mmのスライス厚の画像を自由に生成可能である．この機能により，一度スキャンか

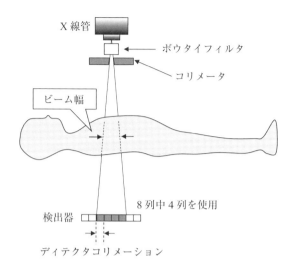

図 2.62 マルチスライス CT の X 線ビームコリメーションとディテクタコリメーション

ら通常診断用の 3〜5 mm のスライス厚の画像を得た後，追加スキャンをすることなく，精密検査や 3 次元画像作成用の 1 mm 以下のスライス厚の画像を生成できる．

9.4 ピッチファクタ

マルチスライス CT におけるヘリカルスキャンのピッチファクタは，第 8 節 4 項で述べた定義と同じく，

$$\text{ピッチファクタ} = 1 \text{回転当たりの寝台移動距離} / \text{X線ビーム幅} \quad (2.113)$$

であり，スキャン速度はピッチファクタに依存する．またピッチファクタが 1 を超えるとヘリカルアーチファクトが増加する傾向にあることから，0.6〜0.8 の範囲で使用されることが多い．この程度のピッチであっても，広い検出器全幅によって，高速スキャンが実現される．たとえば 0.625×64 mm，0.5 s/rot. の CT 装置では，64 mm/s の速度に達し，成人の上腹部を数秒でスキャンできる．

9.5 再構成法

9.5.1 180°補間再構成法

マルチスライス CT のヘリカルスキャンにおいても，1 列の検出器によるヘリカルスキャンと同様に，目的位置以外の投影データから補間計算により目的位置の投影データを作成し，その投影データからの再構成が可能である[2]．

図 2.63 は，4 列のマルチスライス CT において，ピッチファクタを 0.75 とした場合のスキャンダイアグラムである．図で示すように，実データと対向データの組み合わせにより，目的断面の位置 z_s の周辺の投影データを用いて，ヘリカルスキャンの 180°補間と同様な補

第2章　X線CT

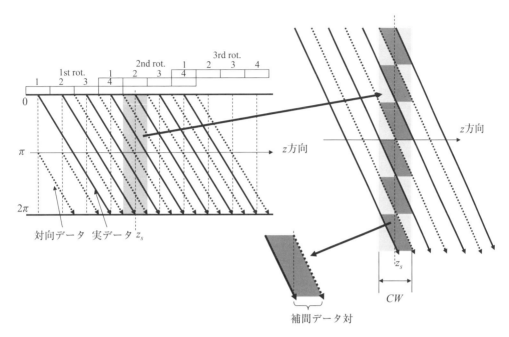

図2.63　4列のマルチスライスCTのピッチファクタ＝0.75におけるスキャンダイアグラム

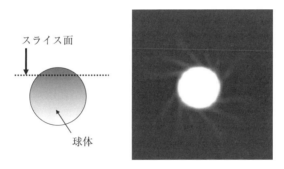

図2.64　マルチスライスCTのCT画像におけるWindmillアーチファクト

間処理を行うことができる．ピッチファクタ＝0.75の場合の投影データは，実データと対向データがディテクタコリメーションの半分の間隔で等間隔に並び，z_sを中心としてそれぞれの投影角度に応じて補間のデータ対を選択し，180°補間処理が可能である．

この補間再構成法を用いる場合は，複数の検出器列のデータを順次乗り換えるように利用する．よって，検出器列の切り換えにおける不連続性が原因となりアーチファクトを生じる．

図2.64は，球体の辺縁を16列のマルチスライスCTでスキャンした画像であるが，球の周囲に複数のアーチファクトが見受けられる．この画像の様子が風車に似ていることから，このアーチファクトをWindmill（風車）アーチファクトと呼ぶ．

9.5.2　フィルタ補間再構成

図2.65（a）は，4列のマルチスライスCTのピッチファクタ＝0.8におけるスキャンダイア

グラムである．この場合の投影データの並びは，ピッチファクタ＝0.75で適用可能であった180°補間処理に適した等間隔な並びではない．マルチスライスCTでは，ピッチを変化させて使用することが多いため，このようなデータを用いる際の再構成の1つにフィルタ補間処理がある[3,4]．この補間処理は，隣り合う不均等間隔のデータの補間と，補間後の等間隔データからのフィルタ幅FWによる重み付け加算処理よりなる．図2.65(b)は，スキャンダイアグラムのある位置のフィルタ幅FWと投影データの位置関係を表している．

このような並びのデータに対して図2.66に示すようなデータ処理により，目的断面z_sにおけるデータを求める[4]．まず目的位置z_sを中心とするフィルタ幅FWにおいて，FW内とそれに隣接した位置（図では，z_2, z_3はFW内，z_1, z_4はFW外）のデータを用いて，それぞれ隣り合うデータ間を線形補間により補間する．補間データはΔzの間隔にて細かく作成し，それに対して，FWの幅であらかじめ設定した重み付け関数を用いて加算する．この重み付

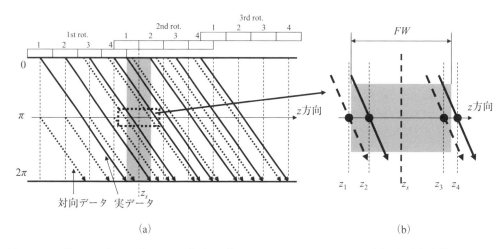

図2.65 4列のマルチスライスCTにおけるピッチファクタ＝0.8における展開図（a）と補間データの位置関係例（b）

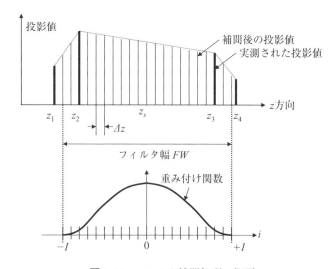

図2.66 フィルタ補間処理の概要

け関数は，単純な矩形などさまざまな形状が設定され，z方向のスライス感度プロファイルは，それらによって調節される．

9.5.3 コーン角の補正

マルチスライスCTでは，中央のディテクタ列のファンビームのみがスライス面と平行であり，それ以外は傾斜し，この傾斜角をコーン角と呼ぶ．CTの再構成原理に従うためには，このコーン角は極力小さいことが望まれるが，16列以上などの検出器全幅が広いマルチスライスCTでは，コーン角が大きくなり，再構成画像にアーチファクトを生じる．したがって，第3節第5項で述べたようなコーン角を考慮してその補正を行う再構成法が考案された（182ページ）．

図2.67（a）に182ページの①の方法（ヘリカルFeldkamp法）の原理を示す．この方法では，目的スライス面の各投影位置を貫くようなビームを複数の検出器列のデータより生成して近似的に3次元再構成を行う．また，図2.67（b）に182ページの②の方法（ASSR法）の原理を示す．この方法では，焦点の軌道に沿った不完全な断面画像を再構成し，その集合データから特定の重み付け関数によりスライス画像を合成する．

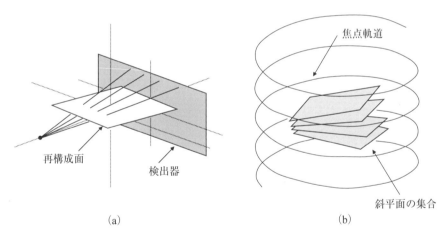

図2.67 コーン角補正に対応した再構成法．(a) 近似的3次元再構成法（ヘリカルFeldkamp法）．(b) 斜平面の合成による方法（ASSR法）

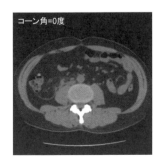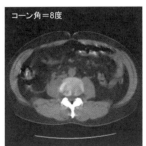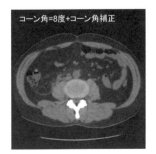

図2.68 ヘリカルFeldkamp法によるコーン角補正の効果

図2.68は，ヘリカルFeldkamp法によるコーン角補正の効果を示したシミュレーション画像である．8°のコーン角はシビアなコーン角アーチファクトを生じるが，ヘリカルFeldkamp法によって顕著に画質が改善している．これらの方法はコーン角を持った不完全な投影データから近似的に再構成する手法であるため，コーン角が大きくなる周辺部で解像特性が劣化するなどの問題を有する．

9.6　マルチスライスCTの画質

16列以上のマルチスライスCTでは，その優れた高速性能により1mm以下のディテクタコリメーション（例：0.6×16 mm）を用いて通常診断用のスキャンが行える．そして，ピッチファクタに依存せずスライス厚を一定にするように再構成アルゴリズムに工夫がされている．第8節で述べた1列検出器のヘリカルスキャンでは，ピッチファクタの増加とともにスライス厚が増加するが，マルチスライスCTでは，複数列の投影データから補間により再構成するため，スライス厚の調整が可能である点で優位性が高い．この性質からノイズ特性には以下に述べるような規則性の高い性質が表れる．

9.6.1　ピッチファクタの影響

図2.69は，管電流を一定にして，ピッチファクタを変化させたときのノイズ値であり，ピッチファクタの増加とともにノイズは増加している．ノイズは，水ファントム画像の標準偏差（standard deviation: SD）値より評価した．このグラフの縦軸がSDの二乗であり，直線関係となっていることから，画像再構成に寄与した線量がピッチファクタに反比例していることがわかる．マルチスライスCTではピッチファクタに依存せずスライス厚がほぼ一定であることから，このようなピッチファクタとノイズの関係となる．

9.6.2　effective mAs

ノンヘリカルスキャンにおけるmAs（管電流時間積）が，1回転の時間×管電流値で表さ

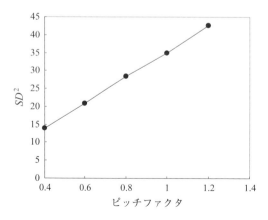

図2.69　ピッチファクタによるノイズ（SD値）の変化
管電流を一定にして，ピッチを変化させた．120 kV，0.6×16 mm，再構成スライス厚＝5.0 mm

れるのは，一般X線撮影と同様の考え方からである．これに対して，ヘリカルスキャンでは，ピッチファクタにより画像に寄与した線量が変化するため，mAs値のそのままの適用に問題がある．そこで，実効的なmAs，すなわちeffective mAsが次のように定義された．

$$\text{effective mAs} = \text{mAs} / \text{ピッチファクタ} \tag{2.114}$$

図2.70は，異なるピッチファクタでeffective mAsを一定にした場合のノイズ値を示しており，effective mAsを統一することでピッチファクタが異なってもノイズ量が一定になる．このようにeffective mAsを用いることで，照射条件の統一的取り扱いが可能となる．

9.6.3　コンベンショナルスキャンとの比較

マルチスライスCTのノンヘリカルスキャンとヘリカルスキャンのノイズ量（水ファントム画像のSD値）を各mAs（ヘリカルスキャンはeffective mAs）で比較した結果を図2.71に示す．このときのノンヘリカルスキャンの各スライスは，1列検出器のノンヘリカス

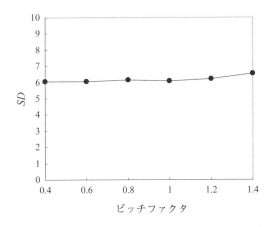

図2.70　100 effective mAsでピッチファクタを変化させたときのノイズ（SD値）
120 kV，0.6×16 mm，再構成スライス厚＝5.0 mm．

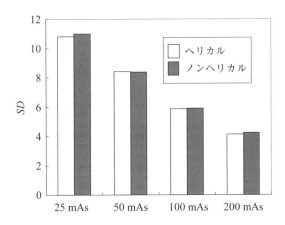

図2.71　ヘリカルスキャンとノンヘリカルスキャンのノイズ比較
再構成スライス厚＝5.0 mm，100 mAs（ヘリカル：effective mAs）．

キャンと等価と考えられる．この結果から，同じmAsではほとんど等しいノイズ量となっていることから被ばく線量を軽減するような利用効率がマルチスライスCTの機構と再構成アルゴリズムよって得られるわけではないことがわかる．

しかし，同じmAsであっても，マルチスライスCTでは飛躍的に高速なスキャンが可能であり，X線出力に対する利用効率（X線利用効率ではなく）がきわめて高い．また一度のスキャンにより薄層からルーチン画像まで再構成できる点でも効率が非常に高い．しかし，CTにおける被ばく線量は依然高く，診断目的に合わせた被ばく線量の最適化は現在も課題の一つである．

第10節　その他のスキャン方式

10.1　コーンビームCT

コーンビームCT（コーンビームについては，第1節，第3節に説明がある）は，その名のとおり回転コーンビーム（cone beam）によりCT撮像を行う形態である．医療においてのコーンビームCTは，歯科領域用，血管撮影装置および放射線治療装置に搭載された患者位置決め用への応用が代表的である．

現在は，flat panel detector（FPD）を検出器とする装置がほとんどであるため，図2.72のように，ビーム形状がコーン（円錐）ではなく，角錐状となる．

10.1.1　スキャンと再構成

通常のCTでは，1回転分の投影データを用いて再構成するが，装置の制限からX線管とFPDを一体にして（半回転＋ファン角）分回転して投影するハーフスキャンを採用する場

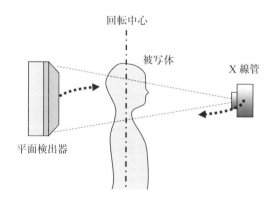

図2.72　平面検出器を備えたコーンビームCTのスキャン方式概要

合がほとんどである．再構成ではハーフスキャンに対応した再構成法（ハーフ再構成法）が用いられる．

また，コーン角が大きくなるため，これによるアーチファクトを抑制するためにFeldkampらによる方法（第3節2項）を用いることが多い．X線照射範囲が広くなることから散乱線の補正が必須であるが，小規模装置が多いことから，安価な通常X線撮影用の散乱線除去格子（グリッド）を用いるか，グリッドを用いずにソフトウェアにより散乱線を補正する．そのため，通常のX線CTのようなCT値精度を得ることは困難であり，低コントラストな被写体の描出能に劣る．しかし，用いるFPDのピクセルサイズが小さいことから（0.1～0.2 mm），高コントラストな被写体に対して診断用CT装置に比べて高解像度に撮像できる．

10.1.2　歯科用コーンビームCT

図2.73は，歯科用コーンビームCTの一例である．立位または座位にて，患者の頭部を固定しハーフスキャンにより撮像する．X線管は固定陽極の小型のものが用いられ，最大管電流は15 mA程度（管電圧：50～100 kV）である．

スキャン時間は10～30秒程度であり，用いるFPDの性能にもよるが，30～60 frame/sのデータ取得により必要な投影データを得る．FPDのサイズが100×100～130×130 mm^{2}であることから80～100 mm径の円柱の領域を撮像可能であり，FPDの高解像度性能により0.08～0.1 mmのボクセルサイズを実現する．主に歯や上顎および下顎骨を対象にした撮像であり，低コントラスト物体（主に軟部組織）の描出を求めないことから，低い管電流により撮像でき，被ばく線量は通常の低コントラスト描出を対象とした場合のX線CTの1/10～1/2程度と低線量である．しかし，診断用CT装置でも，骨を対象とした場合に低線量スキャンが可能であることから一概に低線量とはいえない．

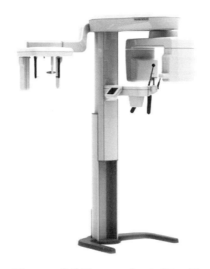

図2.73　歯科用コーンビームCTの例
（旭レントゲン工業のホームページより）

10.1.3 血管造影装置

　FPDを搭載した血管造影（アンギオ）装置（図2.74）では，X線管と検出器を支持して回転できるCアームを備える装置が多い．このCアームを被写体周りに精度よく回転させながら投影データを取得してCT画像を得る機能が，アンギオ装置により可能となっている．歯科用と同じくハーフスキャンを用い，5～10秒のスキャン時間である．アンギオ用ということもあり撮像範囲は最大で30～40 cm程度と，歯科用より顕著に広く，0.15～0.2 mm程度のピクセルサイズにより高解像度を実現する．X線管には大出力のものが装備されるため，診断用CT装置と同程度の被ばく線量のスキャンが可能であるが，その広い照射範囲から散乱線除去（グリッド使用による）が十分とならず軟部領域の描出能は十分ではない．よって，造影され高コントラストとなった血管影の撮像を主な目的とする．スキャン時のデータ取得のフレームレートを高めるために2×2ピクセルを合成するbinningモードを用いることもあり，その場合のピクセルサイズが0.3～0.4 mmとなることから，診断用CT装置よりやや高解像度となる．

10.2　デュアルエネルギーCTおよびその他のCT

10.2.1　デュアルエネルギースキャン

　診断用X線CT装置において，同一スライス面を2つの異なる管電圧（X線質）でスキャンする方式である．その異なるX線質から得た投影データまたは画像から，さまざまな解析が可能となる．人体軟部組織は，水に近い性質を持ち，管電圧が変わってもそのCT値の変化は比較的少ない．

　しかし，低管電圧と高管電圧におけるCT値は等しくはなく，その比率は物質ごとに異なる．図2.75は，水，軟部組織，脂肪，およびアクリルのX線エネルギーによるCT値変化（シミュレーション値）を示している．軟部組織のCT値変化は小さいのに対して，他は大きく，アクリルにあっては高エネルギーになるほどCT値が上昇する．よって理想的にはデュアルエネルギーCTから物質弁別画像を生成可能である．

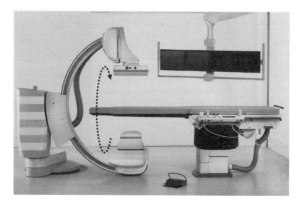

図2.74　コーンビームCT機能を有するアンギオ装置の構成例
（シーメンスヘルスケアのホームページよりの画像を利用）
アーム支持部を軸として回転させて投影データを取得する．

現在の技術では，CT値計測の精度の問題から，X線質依存性の高い物質の弁別に着目されており，ヨード造影剤など人体組織より顕著に高い線質依存性を有する物質を弁別してその分布画像（ヨードの場合ヨードマップなどと呼ばれる）を作成するなどの応用がされている．デュアルエネルギースキャンのデータから電子密度や実効原子番号を求められる方法は，第2節第8項に概説されている．

10.2.2 スキャン方式

デュアルエネルギーCTのスキャン方式に，2組のX線管＋検出器により同時に異なる管電圧でスキャンする2管球方式（dual source），1つのX線管で高速に電圧を切り替える管電圧スイッチング方式（kV switching），そして，2層の検出器を備え1層目で低エネルギーを2層目で高エネルギーを検出する2層検出器方式がある（dual layer）（図2.76）．

また，検出器に入射するX線量子を高速にカウントするフォトンカウンティング検出器を用いたフォトンカウンティングCT装置[1],[2]が開発されており，このCT装置では検出過程

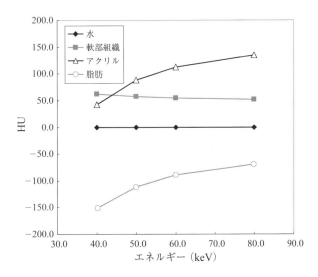

図2.75 水，軟部組織，脂肪およびアクリルにおける各X線エネルギーにおけるCT値

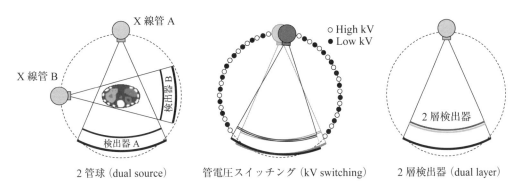

図2.76 デュアルエネルギーCTにおけるスキャン方式

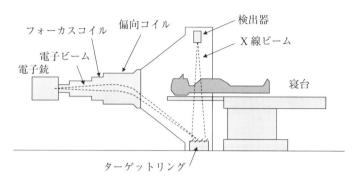

図2.77 電子ビームCTの構成例

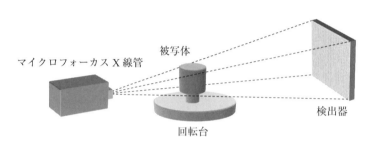

図2.78 マイクロフォーカスCTの基本構成
検出器としてイメージインテンシファイア＋CCDやFPDが用いられる．

で波高分析によるフォトンのエネルギー解析が可能となることからデュアルエネルギー解析によらずに物質弁別が可能となることが期待されている．

10.2.3 電子ビームCT

電子ビームCTでは，電子銃により放射された電子線束を電磁偏向しながら円弧状のターゲットリングに当てることでX線スキャンを行う．図2.77は，電子ビームCTの構成例であり，4個の半円状（210°）のタングステン製リング状ターゲットからX線が放射され，円周状に固定配置された検出器により検出される．機械的な動きを必要としないため，最短50 msの高速スキャンが可能であることから心臓用スキャナとして用いられたが，X線量が不足することから良好なコントラスト分解能が得られず，現在は使われていない．

10.2.4 マイクロフォーカスCT

小型の動物や工業製品の非破壊検査などを高精細にスキャンするCT装置がマイクロフォーカスCTである．マイクロフォーカスCTでは，焦点サイズが1～10 μmの固定陽極X線管を搭載し，1 mA以下の管電流によりスキャンする．

一般的に図2.78のように，回転台の上に被写体を乗せ，回転させることでCTに必要なスキャンを行う．X線管の焦点が微小なため，高拡大率のジオメトリを採用でき，数μmの空間分解能を実現する．受像器としてイメージインテンシファイアとcharge coupled device（CCD）イメージセンサを組み合わせたものや，蛍光体と2次元光センサによるFPDを用い

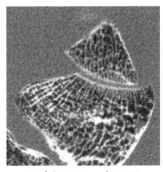
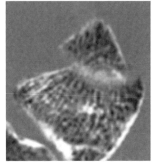

　　　　マイクロフォーカスCT　　　　　　　　診療用CT

図2.79　マイクロフォーカスCTと医療用CTの画像比較（足部ファントム）

る．医療用のCT装置と異なりCT値の定量性は求めず，高解像度性能が主体となっている．また金属製品の非破壊検査のために200〜300 kVの高電圧を使用できる装置もある．

　図2.79は，足部ファントムのマイクロフォーカスCTと診療用CTの画像比較である．マイクロフォーカスCTではスライス面の高い解像度により骨梁を明瞭に描出するだけでなく，スライス厚も顕著に薄いため関節腔の描出能にも優れている．

　そのほか，放射光を用いた単色X線CTも試みられている（第1章第11節参照）．

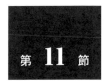

第11節　X線CTの画質とQA/QC

　CT画像の画質評価は，規定のファントムを撮影し，それをCT装置の画像表示機能によって表示したものを観察して視覚評価する手法と，画像の定量的な計測による手法によって行われる．視覚評価やごく簡単な画像計測による手法は簡便であるため装置の品質管理に取り入れられてきた．画像計測の中で，CT値平均とノイズ指標である標準偏差は，装置に標準的に備わる機能であるが，それ以外は，医療画像転送の標準規格であるDigital Imaging and Communication in Medicine（DICOM）規格により画像をコンピュータに転送して解析する．

　品質管理のガイドラインとしてInternational Electrotechnical Commission（IEC）の規格を元に日本語化したJapanese Industrial Standards（JIS）規格にが示されており，それによって装置納入時と使用時の品質管理法が定められている．また，品質管理目的とは別に撮像条件の最適化や研究のための画質測定法について数々の報告があり，それらによって提唱された方法によりノイズや解像特性などの画質評価が盛んに行われている．

医学物理学教科書：放射線診断物理学

11.1 品質管理ガイドライン

11.1.1 受入試験

　CT装置が納入されたときまたは大きな改造を機器に施した後に行う試験が受入試験であり JIS Z 4752-3-5（IEC 61223-3-5）にて定められている．受入試験の目的は，機器の指定した特性が付属文書に記載した値の許容差以内にあることを実証することである．また据え付け時に装置の納入業者が行った試験を受入試験の一部とすることができる．受入試験の試験項目と許容値は表2.1に示すとおりである．これらの他の試験を実施してもよいが，受入試験の必要な項目とはしないこととなっている．たとえば，ヘリカルスキャンのスライス厚，低コントラスト分解能（密度分解能），架台のチルト正確性，および線量プロファイルはJIS規格に付属として記載されている．

11.1.1.1 円筒容器

　一般的に20 cm径の円筒容器内に各試験項目のファントムを収納した構造となっており（図2.80）これを専用支持器具で固定するか寝台上に置いて撮像する．これにより円筒容器を正確なアライメントで設置すれば，容器内の各ファントムのアライメントも確保され，スライス位置を変えるだけで各試験が行える．

11.1.1.2 ファントム

　スライス厚の測定用には傾斜した金属線からなるファントムを，ノイズ，平均CT値および均一性では水だけからなる部分を使用する．空間分解能は，スライス面と垂直に張られた金属線からなるファントムを使用する．

　線量は専用の円筒形アクリルファントム（32 cmおよび16 cm径）を使用する．また空間

表2.1 受入試験（JIS Z 4752-3-5）における試験項目と許容値

項目	許容値
患者支持器（天板）の位置決め	±1 mm以内
患者位置決め精度	±2 mm以内
スライス厚	付属文書で指定した値と許容範囲以内，または2 mm超：±1.0 mm以内，1～2 mm：±50%以内，1 mm未満：±0.5 mm以内
線量	付属文書で指定した値と許容範囲以内，または基礎値±20%以内，CTDIvol：表示値±20%以内
ノイズ，平均CT値および均一性	付属文書で指定した値と許容範囲以内，またはノイズ：付属文書指定値±15%以内，平均CT値：公称値±4 HU以内，均一性：4 HU以下
空間分解能	付属文書で指定した値と許容範囲以内，または50%および10% MTF：0.5 lp/cmまたは公称値±10%のいずれか大きいほうの値以内

分解能の代替試験法として同じ径の穴や同じ幅のバーが等間隔で並べられた繰り返しパターンファントムが内蔵される場合が多い．ヘリカルスキャンのスライス厚測定には薄い円盤（ディスク）または微小球体（ビーズ）ファントムを用いることができ，これは円筒容器内に収容されない．なおファントムについてのJIS規格，JIS Z 4923ではファントム詳細な規格が示されているが，これらは製造業者の指定がない場合に使用するものである．

11.1.2 不変性試験

使用者がCT装置の性能を維持していることを確認するために行う試験が不変性試験JIS Z 4752-2-6（IEC 61223-2-6）である[2]．不変性試験の試験項目と許容値は表2.2に示すとおりである．不変性試験においては，許容値のほか，頻度が示されている．ファントムは基本的に受入試験と同じである．

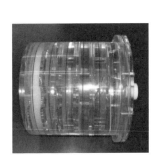
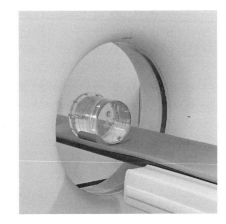

図2.80 JIS規格準拠のファントム外観とそのスキャン風景

表2.2 不変性試験（JIS Z 4752-2-6）における試験項目，許容値および頻度

項目	許容値	頻度
患者支持器（天板）の位置決め	±1 mm以内	3カ月に1回
患者位置決め精度	±2 mm以内	3カ月に1回
スライス厚	2 mm超：±1.0 mm以内，1〜2 mm：±50%以内，1 mm未満：±0.5 mm以内	月1回以上
線量	基礎値±20%以内	半年に1回
ノイズ，平均CT値 および均一性	ノイズ：基礎値±10%または2 HUの大きいほうを超えない，平均CT値：±4 HU以内，均一性：2 HUを超えない	月1回以上
空間分解能	50%および10% MTF：0.5 lp/cmまたは基礎値±15%のいずれか大きいほうの値以内	3カ月に1回

医学物理学教科書：放射線診断物理学

11.1.3 始業点検と終業点検

日本画像医療システム工業会（Japan Medical Imaging and Radiological System Industries Association: JIRA）の「放射線関連装置の始業・終業点検表」における CT 装置の始業点検項目は以下である．

1. 環境・設備

撮影室，操作室および更衣室の温度，室内の清掃・整理整頓，リネン物品類，酸素と吸引設備等の動作．

2. CT 装置の外観・動作・システム

寝台と付属品の破損や異物混入，血液や造影剤などの付着物と消毒，異常音や異臭，システム電源投入時の正常動作．

3. コンソール

ディスプレイモニタ，キーボード，マウスの正常動作，各種表示灯，エラーメッセージの有無．

4. 付属機器

造影剤注入器の正常動作，病院情報システム（hospital information system: HIS）および放射線科情報システム（radiology information systems: RIS）の正常動作．

終業点検では，機器および室内の簡易清掃からリネン物品類の交換と補充，および撮影済み画像の転送確認など業務にて使用したすべてを確認する項目が含まれる．

11.2 X線CT画像の画質

X 線 CT 画像の画質評価項目には，以下のものがある．

・コントラストスケール

・CT 値の定量性

・ノイズ（雑音）

・空間分解能（スライス面，体軸方向）

・低コントラスト分解能

・被ばく線量

これらは前項で述べた品質管理用のファントムを流用，または専用ファントムを使用して測定される．評価法には，ファントムの視覚的な観察による方法と画像データ解析による定量的手法が提案されている．

11.2.1 コントラストスケール

コントラストスケール（contrast scale: CS）は単位 CT 値当たりの線減弱係数として水の線減弱係数 μ_{water}，空気の線減弱係数 μ_{air}（＝0），水の CT 値（＝0）および空気の CT 値（＝ −1000）を用いて次式で定義されている．

$$CS = \frac{\mu_{\text{water}} - \mu_{\text{air}}}{CT_{\text{water}} - CT_{\text{air}}} \tag{2.115}$$

水の線減弱係数は，CTに用いられるX線の実効エネルギーが50〜70 keVの範囲にあると仮定すると，0.22〜0.19 cm^{-1}である．よって，用いるX線質によって若干異なり，線質の柔らかい装置ほど，CSの値は大きくなる．たとえば50 keVと70 keVの装置では，CSはそれぞれ0.00023と0.00020であり，米国National Institute of Standards and Technology（NIST）によって提供される軟部組織組成から算出したCT値は，約58 HUと約53 HUである．よって，50 keVでは70 keVよりコントラストよく描出されその分CSも高い．

11.2.2　CT値の定量性

CT値は物体と水の線減弱係数（μ_m，μ_water）を用いて次式で計算され，式からもわかるように水の線減弱係数との相対値である．

$$CT_\mathrm{m} = \frac{\mu_\mathrm{m} - \mu_\mathrm{water}}{\mu_\mathrm{water}} \times 1000 \qquad (2.116)$$

したがって，人体内軟部組織と水の線減弱係数が線質によって同様の変化を示すため，第10節2項，図2.75で示したように，X線質による軟部組織のCT値変化は少なくなり，装置によらず高い定量性が実現されている．しかし，線質による変化がないわけではなく軟部組織でも前項で述べたように若干の違いがあり，骨や脂肪組織は線質によるCT値の変化が大きくこれは定量性が不十分であることを示している．しかし，常に精度よくCT装置が管理されていればその装置内において各臓器コントラストは一定に保たれる．ただし，CTで用いられるX線は連続スペクトルを持つことから，ビームハードニング（第12節2項参照）の影響を受け，被写体サイズや造影剤の有無によって変化することは知られており，これらは定量性に影響する．さらにマルチスライスCTによって体軸方向のビーム幅が広がり散乱線除去が不十分となる場合もCT値の定量性に影響する．

11.2.3　空間分解能

11.2.3.1　スライス面の空間分解能

CTの空間分解能（spatial resolution）は，工学分野で使われる解像特性と同義語であり，スライス面と体軸方向に区別して評価されるが，ここではまずスライス面の空間分解能について述べる．空間分解能は，どこまで小さな物まで識別（分解）可能かを示す指標であり，ファントムを撮像した画像の視覚評価による方法と，modulation transfer function（MTF）を計測する物理評価による方法によって評価される．CT画像は，わずかな線減弱係数の違いを画像化するために画像ノイズが比較的多くなる傾向にあるが，空間分解能の測定においては，ノイズ影響を受けにくい非常に高いコントラストの物体を用いて測定するのが通常である．

（1）　繰り返しパターンファントムによる試験

高コントラストな物質を用いた繰り返しパターンによるファントムを撮像することによって，空間分解能を評価する．この空間分解能試験は，American Association of Physicists in Medicine（AAPM）のReport no.1[3]，JIS（IEC）の受入および不変性試験，およびわが国の放射線関連学術団体からの勧告案[4],[5]で提案され広まった方法であり，図2.81のような

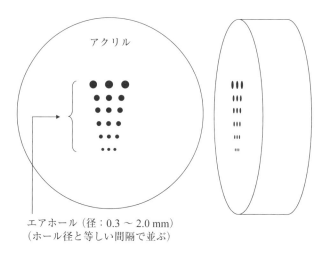

エアホール（径：0.3 〜 2.0 mm）
（ホール径と等しい間隔で並ぶ）

図2.81 繰り返しパターンファントムの構造とスキャン画像

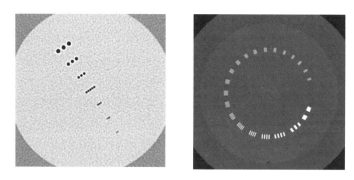

図2.82 繰り返しパターンファントムの画像
左：JIS規格，右：Catphan CTP528モジュール

構造を持つファントムを用いる．

　このファントムには，サイズの違う径を持つエアホールが並べて配置されており，これを撮影して得られた画像を視覚的に観察し，どのサイズのホールまで分離して観察できるかによって解像特性を評価する．ファントムはアクリル製（CT値 = 約120）であり，エアホール（CT値 = −1000）とのコントラストは約1120となる．また，エアホールのほかに，アルミニウム製のバーパターンによる構成のファントムもある（図2.82）．

(2)　ワイヤファントムによるMTF測定

　図2.83に示すようなワイヤファントムを用いて，CTに対してインパルス信号を与え，その応答としての点広がり関数（point spread function: PSF）を得ることによってMTFを計測する方法が提案され[6)-9)]広く用いられており，JIS規格でも推奨されている．この方法では，ワイヤをスライス面と垂直に配置してスキャンし，得られたPSFを2次元フーリエ変換するか，数値的なスリット（横方向1 pixel×縦方向40 pixel程度の平均処理）によるスリットスキャンによって得た1次元プロファイル（PSFから変換された線広がり関数，line spread function: LSF）をフーリエ変換することで，MTFを計算する．

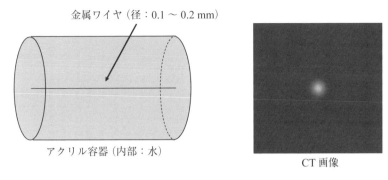

図2.83　MTF測定のための金属ワイヤファントムの構造とそのCT画像

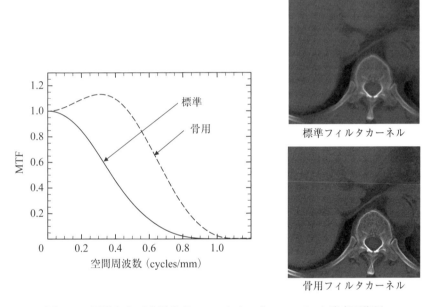

図2.84　標準および高解像度フィルタカーネルのMTFと臨床画像例

　図2.84は，ワイヤファントムによって得られた画像を，標準のフィルタカーネルと骨描出用の高解像度フィルタカーネルにて再構成し直し，それらから求めたMTFと，それらのフィルタカーネルにおける臨床画像である．MTFのグラフによって各フィルタカーネルの空間周波数特性が明確に示される．

(3)　スライス面空間分解能の影響因子

　解像しうる最小サイズは主に検出器素子の開口幅とX線焦点サイズによる幾何学的不鋭に依存する．一般にCT装置の拡大率（X線焦点-回転中心に対するX線焦点-検出器距離）は，1.7～1.8倍であり，X線焦点サイズが，0.6～1.0 mm程度あるため，焦点の不鋭とのバランスをとり，検出器素子の開口幅が決められている．一般的には回転中心の換算で0.5～0.7 mm程度である．

　上記は，装置の基本性能としての空間分解能影響因子であるが，撮影条件の設定時には，

ビュー数（1画像に用いる投影データ数），回転速度，再構成フィルタカーネルなどが影響する．ビュー数は多いほうが特に周辺部の空間分解能が向上し，回転速度が遅いほうがビュー数の増加もあって周辺部で向上する．また，また管電流の設定によって焦点サイズが小焦点となった場合も空間分解能は向上する．再構成フィルタカーネルによって空間分解能は大きく影響を受けるが，装置の基本性能による限界空間周波数以下での調節に限られる．

空間分解能は十分にコントラストの高い物質により評価するため，通常はノイズの影響を受けずに測定できる．しかし，低線量下ではノイズが顕著となり測定結果に影響を及ぼす場合がある．しかし，空間分解能はノイズとは独立した画質指標であり，極力ノイズの影響を排除できる条件下で測定する必要がある．

11.2.3.2 体軸方向の空間分解能

CT装置の撮像条件や再構成条件の設定では，必ずスライス厚を指定する．このスライス厚が体軸方向の空間分解能を規定する因子である．スライス厚は，体軸方向に対して矩形で区切ったような明確な範囲とはなっておらず，それぞれのCT画像は体軸方向の感度分布を持つ．

図2.85は，ある16列マルチスライスCT装置で設定スライス厚を1，3，および5 mmとした場合の体軸方向感度分布である．この体軸方向の感度分布は，スライス感度分布（section sensitivity profile: SSP）と呼ばれ体軸方向の空間分解能指標とされる[10]．また，SSPの半値幅（full width at half maximum: FWHM）を実効スライス厚として用いる場合が多い．ノンヘリカルスキャンでは，コリメータで明確に区切られた領域のスキャンであるためこのSSPの形状は矩形に近くなる．そしてヘリカルスキャンの場合は，再構成の際に体軸方向の重み付けがされるため，SSPの形状が山形となる場合が多い．

空間分解能の影響としてのSSPは，体軸方向のサンプリングにおける開口幅（SSPの感度分布を持つ開口）であり，CT画像の再構成間隔は体軸方向のサンプリング間隔である．よって，SSPによって基本的な空間分解能が定まり，再構成間隔によって体軸方向のナイキスト周波数が定まる．また，SSPをフーリエ変換することで，体軸方向のMTF（図2.86）が算

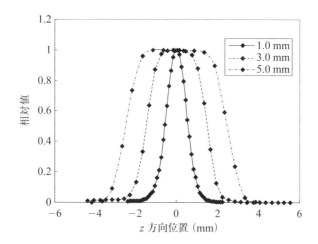

図2.85 スライス感度分布（SSP）の測定結果例
ある16列マルチスライスCTで，設定スライス厚を1, 3, 5 mmとした．

出でき空間分解能の指標とすることができる．たとえば，実効スライス厚が1.0 mmのSSPのMTFは1.0 cycles/mm程度まで分布し，このスライス厚の空間分解能をほぼ生かす再構成間隔は，ナイキスト周波数とサンプリング間隔の関係から0.5 = 1/(1.0×2) mmである．このことから，通常の診断画像においてスライス厚＝再構成間隔とする設定は，スキャン領域を余すことなく画像化してはいるものの，SSPによって与えられる空間分解能を十分に生かし切っているとはいえない．よって，体軸方向の空間分解能が重視される3次元CT画像を再構築する際のCT画像データの再構成間隔は，実効スライス厚より小さくする（約半分）とすることが望ましい．

(1) スライス感度分布の測定

SSPの測定には，図2.87のようにアクリルや軟部組織等価材などの均質な円柱の中に微小な金属球体（ビーズ），または微小な円盤を封入した構造の微小球体（ビーズ）ファントムまたは，マイクロコインファントムを用いる．このファントムをスキャンした後，細かい間隔でCT画像を再構成し，その画像のビーズ部のCT値を測定しスライス位置との関係からCT値プロファイルを得る．

このプロファイルからバックグラウンド値を減算し，ピーク値で除することでSSPが得られる．ビーズの直径や，マイクロコインの厚みは，設定スライス厚の1/10以下とすることが望ましく，再構成間隔もスライス厚の1/10以下とする．ビーズファントムにおいては，たとえば設定スライス厚が0.5 mmのときに0.05 mmの直径が必要となるが，そのような微小な球体はCTの空間分解能の限界に近く，十分なCT値ピークを持つ画像が得られない．よって1 mm以下のスライス厚に対しては，マイクロコインファントムが有効である．

(2) 体軸方向空間分解能の影響因子

体軸方向の空間分解能スキャンの際に選択する設定スライス厚に大きく依存する．設定スライス厚が2 mm以上のときは，設定スライス厚と実効スライス厚の差は一般に小さいが，1 mm以下では，JIS規格においても±0.5 mmを許容していることから差が大きくなる．よって，1 mm以下の設定スライス厚ではSSPを測定して実際の空間分解能を測定する必要

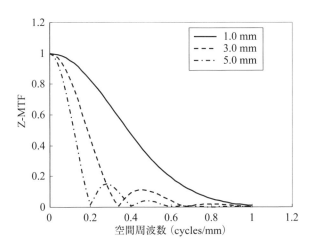

図2.86 各スライス厚の体軸方向のMTF
図2.85のSSPをフーリエ変換してゼロ周波数で正規化した．

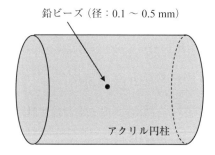

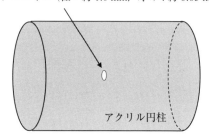

図2.87 スライス感度分布（SSP）測定のためのビーズファントムとマイクロコインファントム

性が高い．

体軸方向の空間分解能もスライス面と同じく十分にコントラストの高い物質により評価し，極力ノイズの影響を排除できる条件下で測定する必要がある．

11.2.4 ノイズ特性

CT装置は，わずかな線減弱係数の違いを描出し得る特徴のため，X線量子ノイズの影響を受けやすく比較的ノイズの多い画像となる．人体におけるわずかなコントラストの病変検出においてこのノイズが大きく影響することから，その評価手法も重要となる．ノイズの評価指標として，CT値の標準偏差（standard deviation: SD）と，ノイズの空間周波数成分を評価するノイズパワースペクトルが代表的である．

11.2.4.1　水ファントム

ノイズ特性を評価するためには，均質なファントムを撮影して，その画像のピクセル値の変動を解析する．そのためのファントムには，一般的にアクリル製の円柱容器の内部を水で満たした構造の水ファントムを用いる．水ファントムの直径に想定する体の部位に応じて適切な径を選択することで，その部位を模擬しつつノイズ特性を評価可能である．JIS規格（受入および不変性試験）では，頭部を模擬するために，16〜20 cmの外径（少なくとも16 cmの水の減弱当量），体幹部用に30〜35 cmの外径（少なくとも30 cmの水の減弱当量）のファントムを用いてノイズ（SD）の評価をすることとされている．

11.2.4.2　SD値による評価

水ファントムの画像内の特定の関心領域において，ピクセル値（CT値）の標準偏差を計算し，その値をもってノイズ特性を評価する．この方法は，CT装置に標準に備えられている機能のみで実施できるために，CTの普及初期から用いられた．

第2章　X線CT

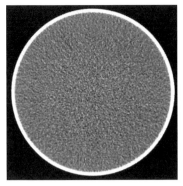 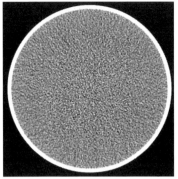

標準フィルタカーネル（SD=10）　　　高解像度フィルタカーネル（SD=18）

図2.88　異なるフィルタカーネルで再構成した水ファントム（20 cm径）のCT画像

しかし，標準偏差という単純な計算結果であることから，ノイズの空間周波数特性が無視されており，線量変化など空間周波数に影響しない比較評価に限られる．たとえば，スキャン条件の中でX線量を左右する管電流値のみを変化させた場合には，画像の持つ周波数特性は変化しないため，SD値によっての評価は意味を持つ．

一方，同じスキャンデータから再構成フィルタカーネルを変えて再構成した場合や異なる機種間の比較では，周波数特性が異なるためSD値による比較評価は適切でなく視覚的な評価との間に差が生じる．図2.88は，同じスキャンデータから標準フィルタカーネルと胸部用の高解像度フィルタカーネルで再構成した水ファントムの画像比較である．この場合，高解像度フィルタカーネルの画像のSD値は高くなり，ノイズ特性が悪いと評価されるが，単に高い空間分解能によってノイズが強調された結果である．

11.2.4.3　ノイズパワースペクトルによる評価

SD値による評価に対してより解析的な評価法として，ノイズパワースペクトラム（noise power spectrum: NPS）が用いられる[11),12)]．この方法では，SD値と同じく水ファントムを用いて，そのノイズ画像を2次元フーリエ変換後，その結果を二乗してパワースペクトルを求め，ピクセルサイズなどの補正計算を加えて次式のようにNPSを求める．

$$NPS(u,v) = \frac{d^2}{N^2}|F(u,v)|^2 \tag{2.117}$$

ここで，Nは測定ROIの1辺のピクセル数，dはピクセルサイズであり，$F(u,v)$はノイズ画像の2次元フーリエ変換である．この方法以外に，MTFの計算方法と同じく，1×40ピクセル程度の数値的スリットスキャンにより1次元ノイズプロファイルを得て，それの1次元パワースペクトラムよりスリットの高さ方向のピクセル数Vとから次式のように算出する方法もある．

$$NPS(u) = \frac{d^2 V}{N}|F(u)|^2 \tag{2.118}$$

NPSは空間周波数の関数であるため，ノイズの空間周波数成分について評価することが

可能となり，周波数特性の違う画像間（フィルタカーネルの影響，機種間の比較）の評価に有用である．図2.89は，図2.88で示した異なるフィルタカーネルの画像におけるNPS算出結果である．NPSによってフィルタカーネルがノイズの空間周波数特性に与える影響を的確に評価できる．また，図2.89は，同一スキャンデータから異なるフィルタカーネルで再構成したため，ノイズの基本的な量を表す低空間周波数のNPS値に差がない．

11.2.4.4 ノイズ特性への影響因子

CTのノイズ特性は，X線量子ノイズが支配的であり，照射したX線量または1画像の再構成に供されたX線量が主な影響因子となる．また，この量子ノイズ成分は，X線量の平方根に反比例する．したがって，線量をqとすると，

$$SD \propto 1/\sqrt{q} \tag{2.119}$$

の関係となりNPSについては，

$$NPS \propto 1/q \tag{2.120}$$

となる．

　管電流や回転時間に比例してX線量が変化し，また，スライス厚によっても1画像に寄与した線量が変化してノイズに影響する．またマルチスライスCTでは，1画像の再構成のために複数列の投影データを複雑な重み付け係数を掛けて使用する．よって，ノイズ特性には再構成法自体も影響する．ノイズの空間周波数特性は，前述のように再構成フィルタカーネルによって強く影響される．図2.90は，X線量によるNPSの変化であり，NPSが線量に反比例することが示されている．ここで，最低線量である0.62 mGyのときに反比例から外れNPSが悪化しているが，低線量によって顕著となった電気ノイズの影響である．

　CT画像ノイズの性質については，第2節第9項も参照していただきたい．

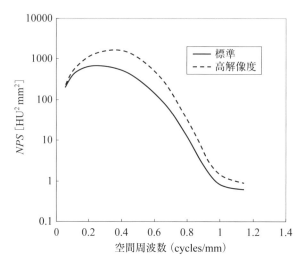

図2.89 標準フィルタカーネルと高解像度フィルタカーネルのCT画像（図2.87）から測定したNPS

11.2.5 低コントラスト分解能

CT画像は比較的ノイズが多いが，そのノイズに影響されやすい低コントラストな対象を扱うことが少なくない．この特徴から，10 HU程度の淡いコントラストの対象（円柱や球）を埋め込んだ構造のファントムの描出能を評価する．この評価指標を低コントラスト分解能と呼ぶ．

図2.91は，JIS規格で定められる低コントラスト分解能評価用ファントムのCT画像である．このファントムでは，バックグラウンド（軟部組織等価物質）に対して10 HUのコントラストを持つ2～10 mm径の低コントラスト円柱が埋め込まれており，それぞれの径がすべて視認できるかを評価する．

評価基準では，空間分解能評価で用いられる繰り返しパターンファントムのように円柱が分離して見えるかどうかを評価するのではなく，円柱それぞれの視認性を評価する．よって，

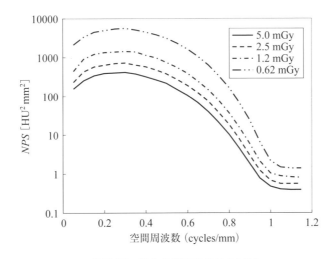

図2.90 異なる線量におけるNPS
通常の線量範囲ではNPSは線量に反比例し，ごく低線量時には電気ノイズの影響でノイズが増える．

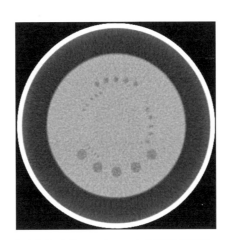

図2.91 JIS規格で定められる低コントラスト分解能評価用ファントムのCT画像

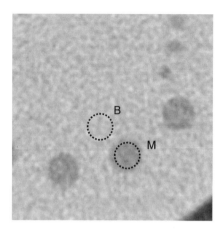

図2.92 低コントラスト分解能ファントム画像からのCNR測定時のROI設定例

低コントラスト物体の検出能の評価指標として位置づけられる．一般に線量が増加しノイズが減少すると視認できるサイズは小さくなることから，低コントラスト検出能はノイズ特性が支配的である．

低コントラスト分解能ファントムの画像を利用して，コントラスト-ノイズ比（contrast-to-noise ratio: CNR)[13]を評価する手法が低コントラスト分解能の定量値として用いられることが多い．図2.92は，低コントラスト分解能ファントム画像を用いてのCNR測定時の関心領域（region of interest: ROI）設定を示している．MとBのROIの平均値，ROI_MとROI_BとバックグラウンドのROIであるBのSD値，SD_BからCNRは次式で算出できる．

$$CNR = \frac{ROI_M - ROI_B}{SD_B} \tag{2.121}$$

CNRは，物体コントラストを考慮していることから，低コントラスト分解能のよい指標とされるが，SD値を用いることから，画像の空間周波数が反映されず，また小さな円柱画像上にROIを設定することが困難であることからも，利用可能な比較対象は限られ結果的にSD値以上の情報を供することができない．

11.2.6 線量

11.2.6.1 CTにおけるX線照射

一般撮影系では一方向からX線を照射するのに対し，CTは細くコリメートされたX線ビームを被写体の全周囲方向から照射することによりデータを取得する．これにより表面では全周域に同様の線量分布となり，中心にいくほど低下する分布となる．

図2.93は円柱ファントムに対して，スライス厚Tの単一スキャンを施行したときの回転中心における体軸方向の線量プロファイルである．このプロファイルは中心部でピーク強度を示し，目的位置から離れるとともに低下しつつスライス厚の範囲外まで分布する．これは，主に被写体からの散乱によるものであり，被写体が何もない状態ではビーム幅と等しい幅を持つ矩形形状に近いプロファイルとなる．

第2章 X線CT

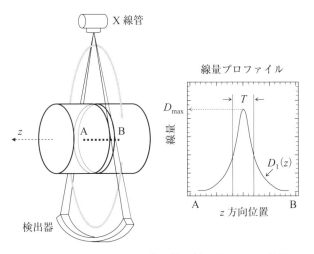

図2.93 シングルスキャンによるX線照射の様子とAB間の線量プロファイル

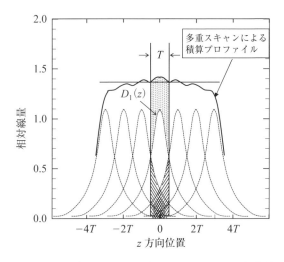

図2.94 多重スキャンによる各スキャンの線量プロファイルと積算線量プロファイル

シングルスキャンによって得られる線量プロファイルD_1下の面積,すなわち体軸方向zにおける線積分線量LDは次式にて定義される.

$$LD = \int_{-\infty}^{\infty} D_1(z)dz \tag{2.122}$$

11.2.6.2 多重スキャンによる線量

CT検査では,基本的に体軸方向のある範囲をスキャンする多重スキャンを行う.現在一般的になっているヘリカルスキャンであっても,継ぎ目のない複数回転のスキャンとして多重スキャンと等価に扱える.この多重スキャンによって図2.94に示すように,T(設定スライス厚)より外側の線量はT内で重なり,結果的に線積分線量がスライス厚T内に積算される.この考え方が次に示すCTにおける線量指標につながる.

医学物理学教科書：放射線診断物理学

11.2.6.3　オーバービーミング

CTにおいて，X線ビームの体軸方向の幅はスキャンに使用する検出器幅よりも若干広く設定されており，これをオーバービーミングという．オーバービーミングによる被ばくは画像形成には全く寄与しない．線量プロファイル下面積に対する検出器幅内面積の比は線量効率（dose efficiency）として定義され，IECでは70%以下の場合はその値をコンソール上に表示するように勧告している．

11.2.6.4　CTにおける線量指標

(1)　CTDI

CTの線量指標であるCT dose index（CTDI）は，下式のように，線積分線量を$1/(nT)$倍することで求められる．

$$CTDI = \frac{1}{nT}\int_{-\infty}^{+\infty}D_1(z)dz \tag{2.123}$$

ここでnは，1スキャンにより生成される断層数（1回転当たりのスライス数）であるが，まずは，シングルススライスを考慮して$n=1$とするほうがわかりやすい．図2.94に示すように1回のスキャンの積分線量は多重スキャンのT内の積算線量と等価である．この積算プロファイルの平均的高さを求めるために，nT（シングルスライスならT）で割る．すなわち，T内の線量がmGy・cmであることから，T[cm]で除することで，mGyとする．このようにCTDIは，多重スキャンにおける中心スライスの中心点における線量である．

(2)　CTDIの制限

CTDIは，寝台移動を伴う多重スキャンにおける線量指標である．よって，perfusion CTのように寝台固定で多重スキャンをする場合の線量指標には使えない．この場合は，小さなポイントで測定が可能な半導体線量計などが必要となる．

11.2.6.5　CTDIの測定

(1)　線量計

前述したようにCTDIは，線量プロファイル$D(z)$を十分に長い範囲を線積分して得られる値である．しかし，実際は，長い電離領域を持つ電離箱線量形を扱うのは困難であることから，一般に，有効電離長が100 mmのペンシル型の電離箱線量計（図2.95）を用いる．よって線量計で求められるCTDI（$CTDI_{100}$）は，次式にて表わされる．

$$CTDI_{100} = \frac{1}{nT}\int_{-50}^{+50}D(z)dz \tag{2.124}$$

この$CTDI_{100}$[mGy]は，空気カーマ（空気吸収線量）として測定される．

(2)　標準ファントム

図2.96にCTの線量評価に用いるメタクリル樹脂製の標準ファントムに示す．このファントムは，頭部用が直径16 cm，腹部用が直径32 cm，長さは共に15 cmで，ペンシル型の電離箱線量計を挿入するための測定用の穴がいくつか設けられている．

(3)　CTDI_w

標準ファントムを用いた測定では，スキャン面内の平均線量の指標として，weighted

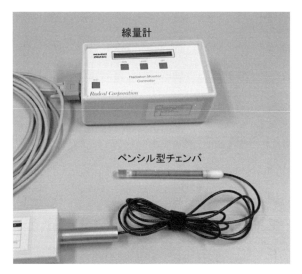

図2.95 CTDI測定用のペンシル型電離箱線量計

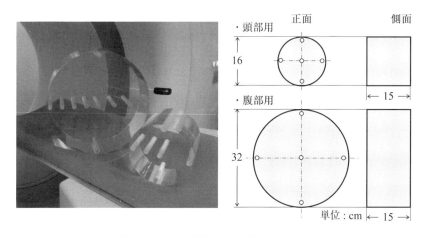

図2.96 CTDI測定用の標準ファントム

CTDI (CTDI$_w$) が定義されている．*CTDI*$_w$は，ファントム中心 (center: c) の吸収線量を *CTDI*$_{100, c}$，表面下1 cmの深さの上下左右の4カ所 (peripheral: p) の吸収線量の平均を *CTDI*$_{100, p}$として，次式にて算出される．

$$CTDI_w = \frac{1}{3}CTDI_{100, c} + \frac{2}{3}CTDI_{100, p} \tag{2.125}$$

(4) CTDI$_{vol}$

ヘリカルスキャンでは，ピッチの大小によって，線量プロファイルのオーバーラップの程度が変化するため，*CTDI*$_w$を，ヘリカルスキャンのピッチファクタ*PF*で除する．この補正された*CTDI*$_w$を volume CTDI (CTDI$_{vol}$) と呼ぶ．

$$CTDI_{vol} = \frac{CTDI_w}{PF} \tag{2.126}$$

（5）　DLP

1回のスキャンに対する線量評価に関しては，$CTDI_{vol}$ を全撮影範囲長（L）で積算した，dose length product: DLP［mGy.cm］が定義されている．

$$DLP = CTDI_{vol} \times L \tag{2.127}$$

11.2.6.6　サイズ依存の線量評価

CTDIは，32 cmと16 cm径のファントムより測定した線量指標値であり，患者それぞれのサイズに対応した値ではない．そこでAAPM ReportのNo. 204，"Size-Specific Dose Estimates（SSDE）in Pediatric and Adult Body CT Examinations"が報告され，これにより，CTDIの値から個々のサイズにおける線量を推測することができる．この報告には，被写体の前後径と横径（AP dimensionとlateral dimension）から換算した実効径（effective diameter）ごとに，32 cmと16 cmのCTDI値からの変換係数が表により提供されており，簡単にサイズ依存の値に変換できる．

11.2.6.7　CTの診断参考レベル

CTの画質は与えられた線量と密接に関係する．よって，本来はそれぞれの診断・治療の方針によって必要なレベルがあり，この観点より放射線防護の最適化が行われるべきである．そこで，放射線の影響に関する国連科学委員（UNSCEAR），国際放射線防護委員会（ICRP），国際原子力機関（IAEA），世界保健機関（WHO）が協力して行う医療放射線防護の対策の1つとして，防護の最適化のための診断参考レベル（diagnostic reference level: DRL）の設定が要件となっている．

このDRLは，国または地域ごとに検査種別に実施された線量調査結果に基づき，線量の度数分布の75%値を基本とするが，最適化が進んでいる検査においてはこの限りではない．また線量限度ではなく診療の優劣の境界でもないうえに，臨床的な必要性があれば超過してもよい．また，職業被ばくの線量限度とは異なり，DRLは個々の患者の被ばくを制限するものではない．

施設で用いている典型的な線量がDRLを超えている場合は，臨床的に正当な理由がない限り見直しを行い対策を講じる必要があるとされる．そして定期的に（たとえば，少なくとも年1回）プロトコールおよび診療を見直すことが推奨されている．DRLの目的が，最適化であって線量低減ではないことを認識しておくことは重要である．

第12節 アーチファクト

投影データ取得および画像再構成のそれぞれ，また複合的要因によって被写体内に本来ない陰影がCT画像中に現れることがある．これらを総称して，アーチファクト（artifact）と呼ぶ．アーチファクトにより，CT値が不正確になる，または診断の妨げになるような陰影が生じる場合があり，CT装置ではそれらを抑制するようにさまざまな対策が施されている．

12.1 パーシャルボリューム効果

スライス厚の中に異なるCT値の物体が入り込んだ場合にそれらの平均値に近いCT値が示されるため，正確な物体のCT値が画像中に再現されない．この現象をパーシャルボリューム効果（partial volume effect）と呼ぶ．存在しないはずの陰影という点でやや定義から外れるが，物体の形状が体軸方向位置によって大きく変化する場合は辺縁が平均されることにより不鮮明になる．また物体の3次元形状によっては，存在しないはずの陰影が現れることもある．

パーシャルボリューム効果を抑制するためには，薄いスライス厚を用いることが効果的である．ただし，薄いスライス厚によって画像に寄与する線量が減少しノイズが増加するので注意が必要である．図2.97では，5 mmのスライス厚によるパーシャルボリューム効果によって血腫の存在が不鮮明になり，1.25 mmへの薄層化により的確に描出されているのがわかる．

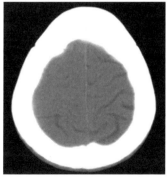
スライス厚 =5 mm

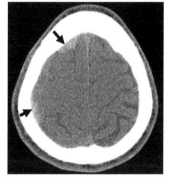
スライス厚 =1.25 mm

図2.97 スライス厚 =5 mmと1.25 mmの頭部（頭頂部）CT画像
1.25 mmの薄層画像により，硬膜外血腫が明瞭となっている．

12.2 ビームハードニング

　CTで用いられるX線は，連続スペクトルを有するX線であるため，被写体透過中に低エネルギー成分が吸収され，被写体透過後にはX線質が硬くなる．この現象をビームハードニング（beam hardening）と呼ぶ．ビームハードニングによって見かけの透過率が増加するためCT値が低下する．よって円形物体の場合は，中心部と周辺部で線質硬化の度合いが異なるため，中央部のCT値が低下し，カッピングという現象が生じる場合があり，また骨などの高吸収物体の挟まれた領域でCT値が低下する[1),2)]（図2.98）．

　ビームハードニングによるCT値低下を抑制するためには投影データの非線形補正や，一度の再構成画像から骨を検出し骨の分布を考慮して再構成し直すソフトウェア補正[3)]が有効である．

12.3 散乱線

　CTの投影データ収集は，散乱線除去格子により極力散乱線を除去した状態で行われるが，マルチスライスCTで検出器列数が増加し，体軸方向の照射範囲が広がると散乱線除去が十分でなくなりCT値の正確性に影響する（図2.99）．よって128列以上のマルチスライスCT

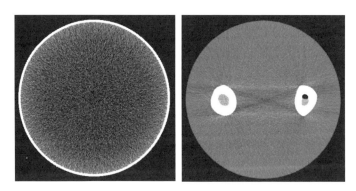

図2.98　ビームハードニングにより生じたカッピング現象（左）と骨に挟まれた領域のCT値低下

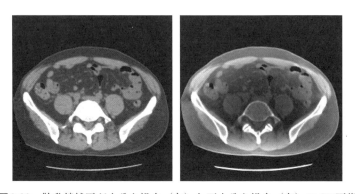

図2.99　散乱線補正が十分な場合（左）と不十分な場合（右）のCT画像

においては，散乱線除去効率の高い2次元散乱線除去格子を装備する場合もある．

12.4 被写体に起因するアーチファクト

12.4.1 モーションアーチファクト

　CTの基本原理を満たすためには，360°のスキャン中に被写体が固定されている必要がある．よって，被写体が動くことで再構成に誤差を生じモーションアーチファクトが現れる．モーションアーチファクトは画像のボケや多重エッジを含む画像となるだけでなく，ストリーク状の陰影（ストリークアーチファクト）を呈する場合もある（図2.100）．モーションアーチファクトの抑制には，回転速度を速くすることが効果的で，CT装置の発展の歴史の中で確実にモーションアーチファクトは減少してきた．

12.4.2 金属アーチファクト

　体内の金属にX線が吸収され透過後の強度が極端に低下し，金属（メタル）アーチファクトを生じる（図2.101）．金属アーチファクトでは，金属から放射状に広がるストリークアーチファクトが現れる．また顕著なビームハードニングも発生する．ガントリを傾斜させるチルトスキャンにより，金属部を避けながら目的部位をスキャンすることで金属アーチファク

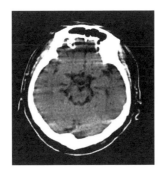
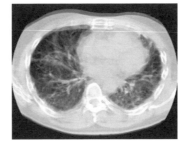

図2.100 モーションアーチファクトを呈したCT画像の例
左：頭部，右：胸部

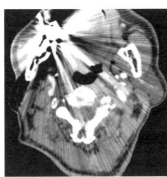
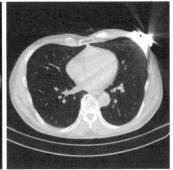

図2.101 義歯（左）と胸ポケット中の鍵（右）によって生じたる金属アーチファクト

トの発生を抑制できる場合がある．最近は金属部の投影データを補正してアーチファクトを低減したり，デュアルエネルギースキャンの応用によって低減するなどの対処法がある．

12.5 装置不良に起因するアーチファクト

　検出器素子の1つ（または連続した数個）が異常となったとき，異常ポイントの軌跡によりリング状アーチファクトを生じる（図2.102左）．マルチスライスCTでは投影データの重み付け処理がされるため円弧状となる場合もある．素子の不良が軽度の場合は，キャリブレーション（均一性補正など検出器の状況を正常にする調整処理）によって回復することがある．またスキャン中にある角度で一瞬X線出力が異常となったときに，1つのファンビームが異常値を示すことからシャワー状のアーチファクトを生じる（図2.102右）．X線管の真空度低下などによってX線出力が一瞬異常となった場合には，ゲッタという真空度改善措置をとることで改善する場合がある．

12.6 装置の限界や再構成法によるアーチファクト

12.6.1 低線量によるアーチファクト

　極端な低線量時に，被写体透過後のX線強度が低下し検出限界に近くなることによって，

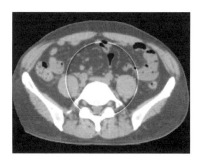
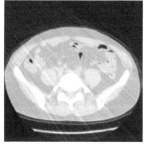

図2.102 リングアーチファクトとシャワー状アーチファクトの画像例

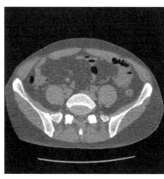
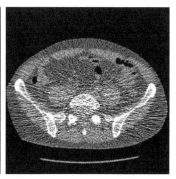

通常線量　　　　　　　　1/10 線量

図2.103 通常線量のCT画像と1/10線量のCT画像

細かいすじ状ノイズ（ヤスリ状）のアーチファクトを生じる（図2.103右）．骨構造が多く高吸収な肺尖部や骨盤部で生じやすい．ノイズを除去しつつエッジ情報を保存するような画像処理（非線形画像処理）が有効な場合がある．

12.6.2 ヘリカルアーチファクト

ヘリカルスキャンの補間再構成法では，再構成に必要な投影データを補間によって生成する．補間により生成した投影データの正確性が低下した場合にヘリカルアーチファクトを生じる（図2.104）．ディテクタコリメーションをなるべく薄くしてピッチファクタを1以下とすることでヘリカルアーチファクトは抑制される．

12.6.3 コーンビームアーチファクト

列数の多い（16列以上）のマルチスライスCTでは，コーン角が必然的に大きくなりアーチファクトを生じる（図2.105）．コーン角補正の再構成法（第9節5項参照）を用いることである程度抑制されるが補正しきれないことがあり，特に骨などの高吸収物質の周りに発生

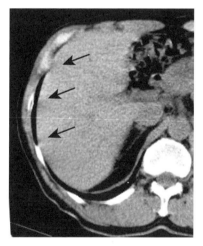

図2.104 大きいピッチファクタ（1.5）によって生じたヘリカルアーチファクト
骨などの高吸収物体の周辺で顕著となる．

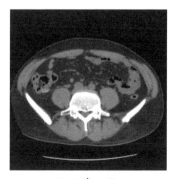 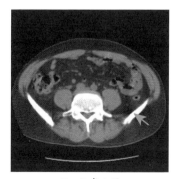

コーン角：0°　　　　　　　　コーン角：5°

図2.105 コーン角がない場合とコーン角＝5°（コーン角補正なし）のCT画像

医学物理学教科書：放射線診断物理学

しやすい．スキャン速度が許す場合は，64列の装置であっても32列のスキャンモードを選
ぶなどして，コーン角を小さくすることも有効である．

(市川勝弘)

第2章の文献

参考文献
- 日本医用画像工学会監修：医用画像工学ハンドブック，日本医用画像工学会，東京，2012
- ICRU: Report 87. J. of ICRU **12**: 1-149, 2012

第1節～第5節
引用文献
1) Hounsfield GN: Br. J. Radiol. **46**: 1016, 1973
2) Takahashi S: Rotation Radiography, 1957, Japan Society for the Promotion of Science, Tokyo（http://www.jsrt.or.jp/web_data/historicalrecord/rpt_takahashi_simple.pdfからダウンロードできる）
3) Oldendorf WH: IRE Trans. Biomed. Electronics **8**: 68, 1961
4) Cormack AM: J. Appl. Phys. **35**: 2908, 1964
5) 梅垣洋一郎他：臨床放射線 **7**: 275, 1962
6) Kalender WA, et al.: Radiology **176**: 181, 1990
7) Endo M, et al.: IEEE Trans. Nucl. Sci. **50**: 1667, 2003
8) Gordon R, et al.: J. Theor. Biol. **29**: 471, 1970
9) Gilbert PFC: J. Theor. Biol. **36**: 105, 1972
10) Goitein M: Nucl. Instr. Meth. **101**: 509, 1972
11) Shepp LA, et al.: IEEE Trans. Med. Imag. **1**: 113, 1982
12) Hudson HM, et al.: IEEE Trans. Med. Imag. **13**: 601, 1994
13) Crowther RA, et al.: Proc. Roy. Soc. Lond. **A 317**: 319, 1970
14) Ramachandran GN, et al.: Proc. Nat. Acad. Sci. **68**: 2236, 1971
15) Shepp LA, et al.: IEEE Trans. Nucl. Sci. **21**: 21, 1974
16) Herman GT, et al.: Comput. Biol. Med. **6**: 259, 1976
17) 遠藤真広，他：医用電子と生体工学 **16**: 339, 1978
18) Parker DL: Med. Phys. **9**: 254, 1982
19) Alvarez RE, et al.: Phys. Med. Biol. **21**: 733, 1976
20) Tanaka E, et al.: Phys. Med. Biol. **20**: 789, 1975
21) Brooks RA, et al.: Phys. Med. Biol. **21**: 689, 1976
22) 遠藤真広，他：医用電子と生体工学 **15**: 334, 1977
23) Wagner RF, et al.: Med. Phys. **6**: 83, 1979
24) Hanson K: Med. Phys. **6**: 441, 1979
25) Glover G, et al.: J. Comput. Assist. Tomogr. **3**: 85, 1979
26) Taguchi K, et al.: Med. Phys. **25**: 550, 1998
27) Feldkamp LA, et al.: J. Opt. Soc. Am. **A1**: 612, 1984
28) Radon J: Berichte Saechsishe Acad. Wissenschaft. Math. Phys. **69**: 262, 1917
29) 工藤博幸：光学 **29**: 354, 2000
30) Tuy HK: SIAM J. Math. **43**: 546, 1983
31) Smith BD: IEEE Trans. Med. Imag. **4**: 14, 1985
32) Grangeat P: Mathematical Methods in Tomography, Lecture Notes in Mathematics 1497, Herman GT, et al. eds, 1991, Springer-Verlag, New York, pp. 66-97
33) Defrise M, et al.: IEEE Trans. Med. Imag. **13**: 186, 1994
34) Kudo H, et al.: IEEE Trans. Med. Imag. **13**: 196, 1994
35) Kudo H, et al.: Conference Record of 1994 IEEE Medical Imaging Conference, 1994, pp. 1710-1714
36) Kudo H, et al.: IEEE Trans. Med. Imag. **19**: 902, 2000
37) Defrise M, et al.: Phys. Med. Biol. **45**: 623, 2000

第2章　X線CT

38）　Schaller S, et al.: IEEE Trans. Med. Imag. **19**: 361, 2000
39）　Katsevich A: Phys. Med. Biol. **47**: 2583, 2002
40）　Bontus C, et al.: Med. Phys. **30**: 2493, 2003
41）　Köhler T, et al.: IEEE Trans. Med. Imag. **25**: 882, 2006
42）　工藤博幸，他：電子通信情報学会論文誌 **J74-D2**: 1108, 1991
43）　Kachelrieß, et al.: Med. Phys. **27**: 754, 2000
44）　Köhler T, et al.: Med. Phys. **29**: 51, 2002
45）　Thibault JB, et al.: Med. Phys. **34**: 4526, 2007
46）　Lange K, et al.: IEEE Trans. Image Process. **4**: 1430, 1995
47）　Kamphuis C, et al: IEEE Trans. Med. Imag. **17**: 1101, 1998
48）　Dobbins JI, et al.: Phys. Med. Biol. **48**: 65, 2003
49）　Stevens GM, et al.: Med. Phys. **28**: 372, 2001
50）　Ruttiman UE, et al.: IEEE Trans. Med. Imag. **3**: 141, 1984
51）　Godfreg DJ, et al.: Proc. SPIE **4320**: 696, 2001

第6節
参考文献
・　周藤安造：医学における3次元画像処理 1995，コロナ社，東京

引用文献
1）　Levoy, M: IEEE Computer Graphics and Applications **8**: 29, 1988
2）　Drebin, RA, et al.: Computer Graphics **22**: 65, 1988
3）　周藤安造：テレビ誌 **46**: 490, 1992
4）　Herman KH, et al.: IEEE Trans. Med. Imag. **MI-5**: 45, 1986

第8節・第9節
引用文献
1）　Kalender WA, et al.: Radiology. **176**: 181, 1990
2）　Hu H: Med. Phys. **26**: 5, 1999
3）　Schaller S, et al.: IEEE Trans. Med. Imag. **19**: 822, 2000
4）　Taguchi K, et al.: Med. Phys. **25**: 550, 1998

第10節
引用文献
1）　Giersch J, et al.: Nucl. Instrum. Meth. **A546**, 125, 2005
2）　Wang X, et al.: Med. Phys. **38**: 1534, 2011

第11節
引用文献
1）　JIS Z 4752-3-5: 2008 (IEC 61223-3-5: 2004). 医用画像部門における品質維持の評価及び日常試験方法―第3-5部：受入試験―医用X線CT装置. 日本工業規格，2008
2）　JIS Z 4752-2-6: 2012 (IEC 61223-2-6：2006). 医用画像部門における品質維持の評価及び日常試験方法―第2-6部：不変性試験―医用X線CT装置. 日本工業規格，2012
3）　American Association of Physicists in Medicine. AAPM Report No.1: Phantoms for Performance Evaluation and Quality Assurance of CT Scanners. AAPM: New York, 1977
4）　竹中栄一，他：日本医師会雑誌 **82**: 1175, 1979
5）　花井耕造，他：日放技学誌 **53**: 1714, 1997
6）　Bischof CJ, et al.: Med. Phys. **4**: 163, 1977
7）　遠藤真広，他：日医放会誌 **40**: 43, 1980
8）　Nickoloff EL: Phys. Med. Biol. **33**: 149, 1988
9）　市川勝弘，他：日放技学誌 **64**: 672, 2008
10）　Polacin A, et al.: Radiology. **185**: 29, 1992
11）　Kijewski MF, et al.: Phys. Med. Biol. **32**: 565, 1987
12）　市川勝弘，他：医用画像情報学会雑誌，**25**: 29, 2008
13）　Gupta AK, et al. Radiology, **227**: 739, 2003

第12節
引用文献

1) Brooks RA, et al: Phys. Med. Biol. **21**: 390, 1976
2) 遠藤真広, 他：医用電子と生体工学 **15**: 334, 1977
3) Joseph PM, et al.: J. of Comput. Assist. Tomogr. **2**: 100, 1978

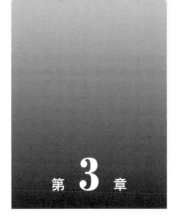

第3章 磁気共鳴画像法

第1節 核磁気共鳴(NMR)の原理

磁気共鳴画像法(magnetic resonance imaging: MRI)は,核磁気共鳴(nuclear magnetic resonance: NMR)現象により水素原子核(^{1}H)から発生する磁気共鳴信号を検出し画像化する方法で,生体中で水素原子核を含む主な分子である水や脂肪の分布に基づく画像が得られる.NMR現象により発生する磁気共鳴信号は,水素原子核の存在量,すなわち,水や脂肪の存在量のみならず,分子間相互作用などミクロな物性を反映するので,MRIは生体組織の分子的物性の違いを良好に描出する.

1.1 核スピンとisochromat

水素原子核はスピン角運動量(spin angular momentum)Sを持ち,それに比例し核磁気モーメント(nuclear magnetic moment)μが発生している.

$$\mu = \gamma S \tag{3.1}$$

ここで,比例定数γ($= 2\pi \times 42.58 \times 10^6$ [rad/(s・T)])は磁気回転比(gyromagnetic ratio)である.また,T(テスラ)は磁場強度(正確には磁束密度)の単位である.したがって,水素原子核は力学物性Sと磁性μを併せ持っている.スピン量子数が1/2の場合,スピン角運動量は2状態存在するので,静磁場中では水素原子核のμと静磁場(B_0を静磁場強度とする)との相互作用により2つのエネルギー準位に分裂(ゼーマン分裂)する(図3.1).μが静磁場に平行な場合が低エネルギー状態で,反平行な場合が高エネルギー状態であるが,多

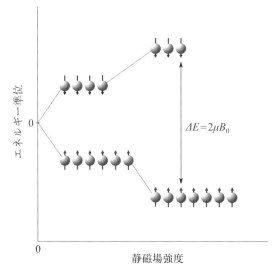

図3.1 ゼーマン分裂

数の水素原子核が存在する集団では,低エネルギー状態に存在する確率が高い.高低それぞれのエネルギー状態に存在する水素原子核数をN_+, N_-とするとそれらの比はボルツマン分布に従い,

$$\frac{N_+}{N_-} = \exp\left(\frac{-\varDelta E}{k_\mathrm{B} T_0}\right) \tag{3.2}$$

となる.ここで,$\varDelta E$はゼーマン分裂のエネルギー準位差で$2\mu B_0$であり,k_Bはボルツマン定数,T_0は温度である.NMRは,$\varDelta E$に相当する共鳴周波数(resonant frequency),もしくはラーモア周波数(Larmor frequency)と呼ばれる周波数$\varDelta E/h$の電磁波の吸収・放出を伴う量子力学的現象である.ただし,hはプランク定数である.

一方,MRIは,核スピン状態の期待値が観測値として現れる程度の水素原子核の集団について,それらの水素原子核が持つ核磁気モーメントの総和であるspin isochromat[1])と呼ばれる1個の古典的磁気双極子で代表させた概念で理解できるので,本章ではspin isochromatを「スピン」と呼び説明する.なお,「スピン」は巨視的磁化と呼ばれる場合もある.個々の核磁気モーメントはいかなる方向を向いたとしてもその大きさは式(3.1)で表され一定で不変であるが,それらの合成ベクトルを反映するスピンの大きさは一定ではない.スピンは,静磁場中ではそれに平行な核スピンと反平行な核スピンの分布数の差$N_- - N_+$に比例した大きさで発生し,古典的な角運動量を持つ磁気双極子と考えることができる(図3.2(a)).スピンの磁気双極子は,それを構成する全核磁気モーメントの大きさに対し

$$\frac{N_- - N_+}{N_- + N_+} \tag{3.3}$$

の割合の大きさで存在している.また,水素原子核のスピン角運動量の静磁場方向成分の大きさは,

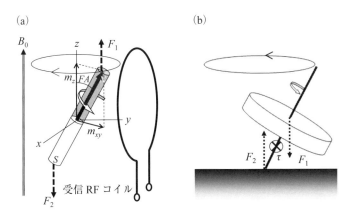

図3.2 角運動量を持つ物質の歳差運動
(a) 棒磁石で模式化したスピンの磁化ベクトルは太矢印で表され,その静磁場方向成分がm_zで,静磁場に垂直な成分がm_{xy}である.ただし,静磁場$\boldsymbol{B}_0$方向をz方向と定義する.FAはフリップ角である.
(b) コマの歳差運動.この図のコマの先端はこのときのトルクベクトル$\boldsymbol{\tau}$の方向に回転する.

$$S = \frac{1}{2} \cdot \frac{h}{2\pi} \quad (3.4)$$

なので式(3.1)よりμの値が算出され，常温でB_0が3 Tの場合でも$\Delta E/(k_B T_0)$は2×10^{-5}と小さな値となり式(3.2)が近似できるので，式(3.3)は，

$$\frac{N_- - N_+}{N_- + N_+} \approx \frac{\Delta E}{2k_B T_0} \quad (3.5)$$

となる．この式よりMRIで信号を発生する水素原子核の割合は3T装置でも10^{-5}程度とごくわずかであることがわかる．また，ΔEはB_0に比例するので（図3.1），発生する磁気共鳴信号もB_0とともに増大する．磁気共鳴信号を発生させるためには，共鳴周波数の電磁波を印加し静磁場方向を向いたスピンを傾ける．スピンが傾くと，それが持つ磁気双極子に静磁場によるトルクτが発生するので，角運動量ベクトルLを持つスピンの静磁場中での挙動は，次のトルク方程式に従う．

$$\frac{d\boldsymbol{L}}{dt} = \boldsymbol{\tau} \quad (3.6)$$

自転運動による角運動量を持つコマに重力によるトルクが加わると，トルク方程式に従い首振り運動（歳差運動）するが，スピンも静磁場中では同様に歳差運動を行う（図3.2）．このときの歳差運動方向は，静磁場方向について左回りである．

1.2　回転座標系[2)]

静磁場中でのスピンの挙動は，共鳴周波数で回転する回転座標系でわかりやすく示される．図3.3に静磁場中で傾いたスピンの静止座標系および回転座標系での挙動を示す．静止座標系では，スピンが$\boldsymbol{B_0}$の作用によりトルク方程式に従い歳差運動している様子が描かれ

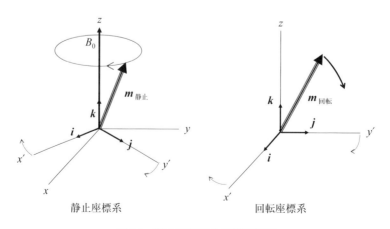

図3.3　静止座標系と回転座標系

第3章　磁気共鳴画像法

ている．回転座標系ではスピンが止まってみえるのみならず，静止座標系で存在したB_0が消失していることが大きな特徴である．このことは，座標変換により導出される．スピンの磁気双極子ベクトルをmとすると，静止座標系での歳差運動を表す式（3.6）は，

$$\frac{dL}{dt} = m \times B \tag{3.7}$$

となる．実際には至るところを均一な磁場に保つことは困難なので，ここでは静磁場をB_0以外の場合も含みBと記述する．スピンのmとLの関係は式（3.1）にならい$m = \gamma L$なので，式（3.7）の両辺にγをかけると，

$$\frac{dm}{dt} = \gamma m \times B \tag{3.8}$$

となる．回転座標系のそれぞれの座標軸の単位ベクトルをi, j, kとし（図3.3），回転しているmのi, j, k成分をm_x m_y, m_zとすると，mは次のように表せる．

$$m = m_x i + m_y j + m_z k \tag{3.9}$$

静止座標系でみたこの式を時間微分すると，i, j, kも動いているので，

$$\frac{dm}{dt} = \frac{\partial m_x}{\partial t} i + \frac{\partial m_y}{\partial t} j + \frac{\partial m_z}{\partial t} k + m_x \frac{\partial i}{\partial t} + m_y \frac{\partial j}{\partial t} + m_z \frac{\partial k}{\partial t} \tag{3.10}$$

となる．また，回転座標軸は共鳴周波数$\gamma B_0 / (2\pi)$で回転しているので，その動きは角速度ベクトル$\omega_0 = -\gamma B_0$を用いて次のように表せる．

$$\frac{\partial i}{\partial t} = \omega_0 \times i, \quad \frac{\partial j}{\partial t} = \omega_0 \times j, \quad \frac{\partial k}{\partial t} = \omega_0 \times k \tag{3.11}$$

式（3.11）を式（3.10）に代入すると，

$$\frac{dm}{dt} = \frac{\partial m_x}{\partial t} i + \frac{\partial m_y}{\partial t} j + \frac{\partial m_z}{\partial t} k - m_x i \times \omega_0 - m_y j \times \omega_0 - m_z k \times \omega_0 \tag{3.12}$$

となり，式（3.9）を用いると，

$$\frac{dm}{dt} = \frac{\partial m_x}{\partial t} i + \frac{\partial m_y}{\partial t} j + \frac{\partial m_z}{\partial t} k - m \times \omega_0 \tag{3.13}$$

と表せ，左辺に式（3.8）を代入し整理すると，

$$\frac{\partial m_x}{\partial t} i + \frac{\partial m_y}{\partial t} j + \frac{\partial m_z}{\partial t} k = \gamma m \times \left(B + \frac{\omega_0}{\gamma} \right) = \gamma m \times (B - B_0) \tag{3.14}$$

となる．この式の最左辺と最右辺は，回転座標系での磁気双極子ベクトル$m_{回転} = (m_x, m_y, m_z)$を用いて，

253

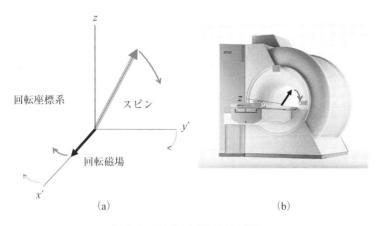

図3.4 励起用高周波回転磁場
(a) 回転座標系および (b) スキャナ内での高周波回転磁場.

$$\frac{d\boldsymbol{m}_{回転}}{dt} = \gamma \boldsymbol{m}_{回転} \times (\boldsymbol{B} - \boldsymbol{B}_0) \tag{3.15}$$

と表せる．したがって，回転座標系で有効な磁場は，静磁場ベクトル $\boldsymbol{B}_0$ を引いたものとなる．当然のことながら，$\boldsymbol{B}$ が $\boldsymbol{B}_0$ のとき，式 (3.15) の右辺は $\boldsymbol{0}$ となり回転座標系上では静磁場成分はなくなり $\boldsymbol{m}_{回転}$ は固定される．

1.3 励起

　静磁場方向に揃っているスピンを傾けて歳差運動させ，信号を発生させることを励起 (excitation) と呼ぶ．このとき加える電磁波は，その磁場方向が共鳴周波数で回転する高周波回転磁場である（図3.4）．回転座標系で一方向（図3.4(a) では x' 軸方向）に発生している磁場は，スキャナ内では磁場方向が共鳴周波数で回転している．この回転磁場とスピンの相互作用も式 (3.8) のトルク方程式に従うので，スピンは回転座標系で図3.4 (a) のように回転し傾く．

　回転磁場を加え終えるとスピンは，回転座標系ではそれまでに傾いた角度（フリップ角 (flip angle)）にとどまる（図3.3）．フリップ角は回転磁場の大きさおよび印加時間（1 ms 程度）に比例し，この短時間に印加される回転磁場はRFパルスと呼ばれる．なお，RFは radio frequency の略で一般に高周波と訳されることが多い．

　図3.2 (a) はあるフリップ角で励起されたスピンの例であるが，静止座標系ではスピンは共鳴周波数で回転するので，ループ状の検出器（受信コイル (receiver coil)）の両端には，回転しているスピンから発生する変動磁場に起因し，共鳴周波数の電圧が誘起され，それが磁気共鳴信号として検出される．励起後に得られるスピンからの信号強度は，回転座標系のスピンの x'-y' 平面成分 m_{xy} に比例する．また，得られる信号は，後述する横緩和などの影響により減衰し FID (free induction decay) と呼ばれる．

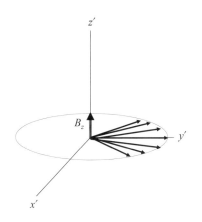

図 3.5 横緩和
スピンを構成する核磁気モーメントの x'-y' 方向成分が分散する様子. B_z は揺動磁場の z' 方向成分の一例.

1.4 横緩和

　スピンは，静磁場が均一なある小さな領域の核磁気モーメントのベクトル和を反映している．励起後，歳差運動するスピンを構成する核磁気モーメントのコヒーレンス（足並み）が低下し，その大きさが減衰する．このことを横緩和（transverse relaxation）と呼ぶ．核磁気モーメントのコヒーレンスの低下は，直感的には核磁気モーメントの x'-y' 面内の向きが揃わなくなると解釈してよい．式(3.5)で示したように励起される水素原子核の割合は小さく，励起後でも大部分の核磁気モーメントが磁場方向（平行または反平行）を向いているが，横緩和現象はこれらの励起されない核磁気モーメントによる磁場が主な要因であり，スピン-スピン緩和（spin-spin relaxation）とも呼ばれる．熱運動している核磁気モーメントからの磁場が静磁場に重畳し揺動要因となる．この揺動磁場を，回転座標系で z' 方向成分と x'-y' 方向成分に分離して考える．

　水素原子核を持つ分子の熱運動が遅い場合，揺動磁場の z' 方向成分はしばらく存在し，励起された核磁気モーメントの x'-y' 面内の向きを変える．そのとき，揺動磁場の z' 方向成分の大きさは，スピン（spin isochromat）を定義した領域内では正負さまざまな大きさなので，スピンを構成する核磁気モーメントの x'-y' 面内成分（横磁化成分）がランダム化され，結果としてスピンの大きさが減衰する（図 3.5）．なお，回転座標系が共鳴周波数で回転しているので，遅い動きの揺動磁場の x'-y' 方向成分は，回転座標系上では等方化されスピンに影響を与えない．以上のように横緩和は，分子運動が遅い場合ほど顕著となる．

1.5 縦緩和

　励起されたスピンは時間がたつと励起前の状態に戻る．このときのスピンの z' 方向成分（縦磁化成分）の変化過程を縦緩和（longitudinal relaxation）と呼ぶ．この現象も静磁場方向（平行または反平行）を向いている励起されない核磁気モーメントによる磁場が主因である．分子運動は，対象により動きやすさが異なりさまざまな分子運動のスペクトル密度を持

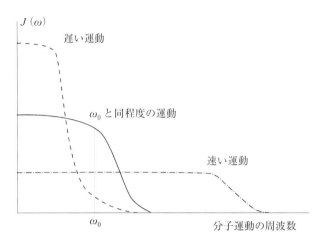

図3.6 分子運動のスペクトル密度

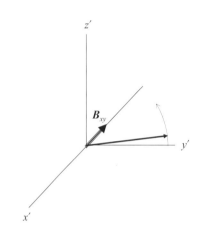

図3.7 縦緩和
B_{xy}は揺動磁場のx'-y'方向成分の一例.

つ(図3.6).

共鳴周波数と同じ周波数で振動する分子運動成分が多い場合に,縦緩和が顕著となる.また,装置の静磁場強度が低く共鳴周波数が低いほど,共鳴周波数で振動する成分も増加するので,縦緩和が増強する.共鳴周波数で振動する揺動磁場は,回転座標系では,そのz'成分は共鳴周波数で振動しランダム化されるが,共鳴周波数で回転するx'-y'成分が現れる.この揺動磁場のx'-y'成分がスピンを構成する核磁気モーメントの縦磁化成分も変化させる(図3.7).

核磁気モーメントの縦磁化成分の変化は,B_0と核磁気モーメントによる磁気的エネルギーの変化を伴うが,励起されたスピンが持つ磁気的エネルギーが熱エネルギー(格子エネルギー)として散逸する方向に向かう.このように縦緩和はスピンのエネルギー変化を伴いスピン-格子緩和(spin-lattice relaxation)とも呼ばれる.

1.6 ブロッホ方程式

スピンの動きは,横緩和,縦緩和も含み式(3.8)を拡張した下記のブロッホ方程式(Bloch equation)で記述される.

$$\left.\begin{array}{l} dm_z/dt = \gamma(\boldsymbol{m}\times\boldsymbol{B})_z - (m_z - m_0)/T1 \\ dm_x/dt = \gamma(\boldsymbol{m}\times\boldsymbol{B})_x - m_x/T2 \\ dm_y/dt = \gamma(\boldsymbol{m}\times\boldsymbol{B})_y - m_y/T2 \end{array}\right\} \quad (3.16)$$

ここで,$T1$は縦緩和の指数関数的回復曲線の回復時定数を表す縦緩和時間(longitudinal relaxation time)であり,$T2$は横緩和の指数関数的減衰曲線の減衰時定数を表す横緩和時間(transverse relaxation time)である.また,m_0は,励起前の静磁場中でその方向を向いたスピンの磁化である.m_zおよびm_{xy}の変化の様子を図3.8に示す.

1.7 スピンエコー

実際の測定系では,系全体の静磁場を均一にすることは困難である.たとえば,空気の磁化率はほぼ0であるが,生体はほとんどが反磁性体でその磁化率は負である.そのため磁力線は生体よりも空気に集まる傾向があり,生体中の磁場強度は乱れる.

横緩和に加え,この静磁場不均一の影響のために励起後の磁気共鳴信号はさらに減衰する.ボクセル内の静磁場が不均一な場合,ボクセル内で共鳴周波数が異なり,ボクセル内のスピンのベクトル和の大きさは低下し信号強度が減衰する.このときの信号減衰時定数を見かけ上の横緩和時間($T2^*$)と呼び,$T2$と次の関係がある.

$$\frac{1}{T2^*} = \frac{1}{T2} + \gamma\varDelta B \quad (3.17)$$

ここで,$\varDelta B$は式(3.17)で定義される測定系(ボクセル)内の磁場ひずみ量である.

測定系内の$\varDelta B$の影響を補正する方法にスピンエコー(spin echo)法がある.その原理を

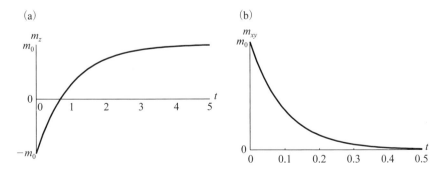

図3.8 縦緩和,横緩和による変化
(a) 縦緩和によるm_zの変化(初期値$= -m_0$,$T1 = 1$ s).(b) 横緩和によるm_{xy}の変化(初期値$= m_0$,$T2 = 0.1$ s).

回転座標系を用いて説明する（図3.9）．スピンエコー法は90°励起後に180°RFパルスを加える方法で，90°励起直後にy'方向に揃っていたボクセル内のスピンは，ボクセル内の磁場が不均一なために180°RFパルスまでの時間τ間にばらける．このばらけた状態でx'方向に180°RFパルスを加えると図3.10のようにスピンが変位する．変位したそれぞれのスピンが存在しているボクセル内での磁場強度はそのままなので，180°RFパルス印加前のそれぞれの回転方向と同じ方向に回転する（図3.9）．

その結果，180°RFパルス印加後さらにτ経過した後でスピンが再び揃う．そのため，180°RFパルスを再収束パルス（refocusing pulse）とも呼ぶ．また，励起後90°-180°間の倍の時間であるエコー時間（echo time: TE）でピーク信号が発生するが，これをスピンエコーと呼ぶ．それぞれのスピンは励起後T2緩和しているので，スピンエコー信号の大きさは，90°励起後直後の信号の大きさよりも減衰している．

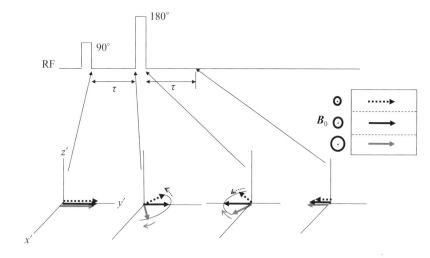

図3.9　スピンエコー法
90°励起後τ間にばらけたボクセル内のスピンは180°RFパルス印加後τ経過した後に揃う．

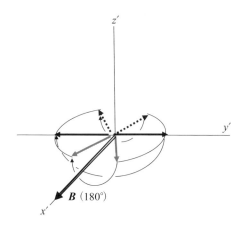

図3.10　180°RFパルスによるボクセル内のスピンの変位

1.8 NMR核種

核磁気モーメントを持つ原子核からは,磁気共鳴信号が発生する.中性子も磁気モーメントを持つので,磁気共鳴信号を発生するNMR核種は,陽子数または中性子数が奇数の原子核である.MRIでは,主に ^{1}H を対象とするが,生体中の ^{23}Na, ^{31}P のほかに, ^{13}C, ^{19}F, ^{3}He, ^{129}Xe からの異なる共鳴周波数の信号を用いた研究が行われている[3)-7)].

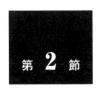

第2節 MRIの画像形成

MRIは,人体からの磁気共鳴信号に傾斜磁場(magnetic field gradient)を用いて空間情報を付与し画像化する.傾斜磁場には x, y, z 方向傾斜磁場があり,それらが発生しているときの様子を図3.11に示す.傾斜磁場は傾斜と名がついているが,磁場方向が傾いているのではなく,磁場方向は常に静磁場方向で,位置座標に比例し磁場強度が傾斜的に変化している磁場である.得られる画像の各ピクセルの信号源は,それぞれに対応する立体的なボクセル内のスピンであり,それらのベクトル和をボクセル磁化ベクトル(voxel magnetization vector)M と定義し,その挙動が画像信号を決める(図3.12).

M は回転座標系でスピンと同様な動きをし,M の横磁化成分 M_{xy} に比例する電圧信号が受信コイルに現れる.各ボクセルからの電圧信号の和が受信コイルで検出されるが,各ボクセルの電圧信号を分離して求め,その大きさを画像表示したものがMRI画像である.したがって,MRI画像は信号検出時の各ボクセルの M_{xy} を反映する.

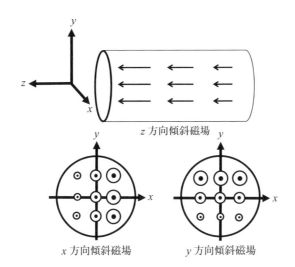

図3.11 傾斜磁場の様子
水平磁場MRIの位置座標はスキャナ中央に原点を置き,通常,z 軸は静磁場方向で,x 軸は左右,y 軸は上下方向である.(引用文献8)より転載)

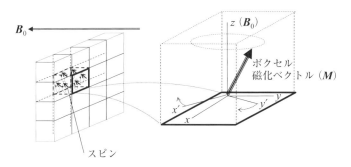

図3.12 ボクセル磁化ベクトルと回転座標系
ピクセル数を模式的に4×4の画像とした．(引用文献8)より転載)

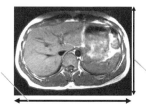

1) 選択励起（スライス選択）
断層面（スライス）全体から磁気共鳴信号を発生させる

2) 周波数エンコード
スライスから発生する磁気共鳴信号について、画像の一方向（たとえば左右方向）に周波数の違いを持たせる

3) 位相エンコード
励起ごとに磁化ベクトルの向き（位相）に違いをつけ、画像のもう一方向（たとえば上下方向）の区別を行なう

図3.13 MRI画像形成の3機能

画像形成の第一歩は，ある厚さ（スライス厚）を持った断層面（スライス（slice））内のMのみ選択的に励起し，次に，励起したスライス内のすべてのMから発生する信号に，傾斜磁場による空間符号化（エンコード（encode））が施される（図3.13）．このエンコードは，RFコイルに現れるそれぞれボクセルの交流電圧信号の周波数および位相を，スライス内のボクセル位置に依存させることで行われる．

2.1 スライス選択

z方向傾斜磁場G_zを発生させると，z座標に依存し磁場強度，すなわち共鳴周波数が異なる（図3.14）．その状態である周波数のRFパルスを印加すると，その周波数に等しい共鳴周波数を持つ位置の断層面のみが励起され，その断層面からの磁気共鳴信号が発生する．このことをスライス選択（slice selection）と呼び，このときに加える傾斜磁場をスライス選

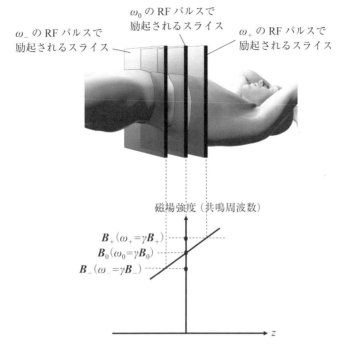

図3.14 スライス選択（axial撮像の場合）
z座標に依存し共鳴周波数が異なる．

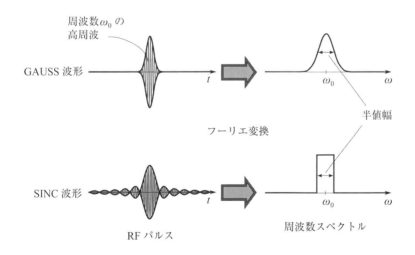

図3.15 RFパルスとその周波数スペクトル波形

択傾斜磁場（slice-selection gradient）G_s と呼ぶ．図3.14の場合，G_s として G_z が用いられたことになる．また，加えるRFパルスの周波数を変えることで，被検体を動かすことなく異なるスライスを選択励起することができる．スライス厚は頭部で3〜5 mm，腹部で5〜10 mm程度であるが，これらの値はRFパルスの周波数スペクトル波形（図3.15）と G_s 強

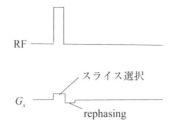

図3.16 スライス選択を表すパルスシーケンス

表3.1 スライス選択傾斜磁場と断層面の関係

スライス選択傾斜磁場（G_s）	断層面
G_x	矢状断（sagittal）
G_y	冠状断（coronal）
G_z	軸位断（axial）
G_x, G_y, G_zの組み合わせ	斜断面（oblique）

度で決まる．RFパルスの周波数半値幅が広く，また，G_s強度が小さいほどスライス厚は増加する．

多くの撮像法の場合，一定の周波数半値幅のRFパルスを用い，G_s強度を変えることでスライス厚を変えている．スライス内でもその厚さ方向の位置座標に依存し，回転磁場B_1強度が異なり，その依存性はRFパルスの周波数スペクトル（frequency spectrum）波形で表される（図3.15）．このスペクトル波形は，スライス内でのフリップ角分布を示し，この分布をスライスプロファイル（slice profile）と呼ぶ．RFパルス波形がSINC波であるとき，その周波数スペクトル波形は短形波となり，RFパルス波形がGAUSS波であるよりもスライス内でのフリップ角が均一である．なお，スライス厚は，スライスプロファイルの半値幅で定義される．実際の有限長のRFパルス幅に応じ，特に，SINC波形のスライスプロファイルにはリンギングが発生するので，SINC波形にウィンドウ関数を乗ずることなどによりスライス内フリップ角の均一化の工夫が行われている[9]．

スライス選択励起の際，励起されるスライス面内のスピンの共鳴周波数は，G_sが印加されていることでスライス厚方向の位置に依存し異なるので，回転座標系での励起後の向き（位相）が分散する．図3.16は基本的撮像法のRFパルスおよび傾斜磁場印加のタイムチャートでパルスシーケンス（pulse sequence）と呼ばれる．

このパルスシーケンスでは，RFパルスと同時にG_sを加えスライス選択し，その直後に反転した強度の傾斜磁場を加えているが，この反転傾斜磁場により，励起時に発生した位相分散がほぼ解消される．このとき加える反転傾斜磁場をrephasing傾斜磁場と呼ぶ．図3.16の傾斜磁場のタイムチャートの高さが傾斜磁場強度を表すが，rephasing傾斜磁場波形の面積は，スライス選択時のG_s波形の面積の約50％である．

図3.14はG_sとしてG_zを用いた横断像（axial image）のスライス選択の場合であるが，他の断層面を撮像する場合，G_sとして他の傾斜磁場が用いられる（表3.1）．以下では，axial撮像の場合を例に説明する．

2.2 周波数エンコード

スライス選択後に発生する信号はスライス内のすべての M からの合成信号である．画像の一方向について信号を分離するために（図3.13），傾斜磁場を加加した状態で信号を検出する（図3.17）．このとき加える傾斜磁場を読取り傾斜磁場（readout gradient）G_r と呼び，axial撮像の場合，G_x か G_y が用いられる．ここでは，G_r として G_x を用いた場合で説明する．

G_x 印加中，x 方向に磁場強度の違いが発生している（図3.11）ので，スライス面内から発生する信号の周波数が x 座標に依存し異なり，発生する信号の周波数の違いで x 方向を区別できる．検出された信号をフーリエ変換することで得られる周波数スペクトルは，スライス面内の信号の x 軸への投影（projection）データ（同じ x 座標のボクセル列内の信号の和）と

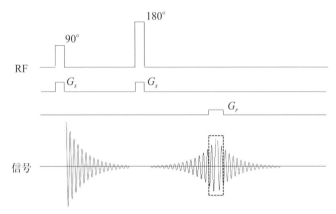

図3.17 スピンエコーパルスシーケンス
エコーピーク付近の信号（破線枠内）を検出し画像化する．

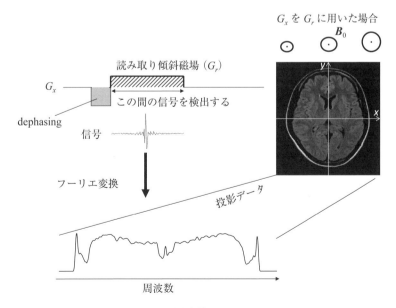

図3.18 周波数エンコード

なる（図3.18）．

G_rの前にdephasing傾斜磁場と呼ばれる負の強度の傾斜磁場を加えることで，G_r印加の中央で信号ピーク（グラディエントエコー（gradient echo））を発生させることができる．dephasing傾斜磁場がないとデータ打ち切りアーチファクト（第8節第7項）などが発生し画質が劣化する．ここで，図3.18のパルスシーケンス上でのdephasing傾斜磁場の面積（灰色部）は，G_rの面積（斜線部）のちょうど半分である．なお，スピンエコー法でもスピンエコーとグラディエントエコーが重なるようにdephasing傾斜磁場が設定されているが，図3.17では割愛してある．

また，このようにして発生するグラディエントエコーのみを用いる撮像法をグラディエントエコー法という．グラディエントエコー法は，スピンエコー法に比べて，磁場不均一の影響を受けやすいという欠点はあるが，180°パルスを用いる必要がないため，速い繰返しが可能であり，主に高速撮像法として使用されている（第4節第4項）．

2.3 位相エンコード

周波数エンコード（frequency encoding）によりx方向の区別ができるが，同じx座標のボクセル列内の信号の区別はできない．位相エンコード（phase encoding）は，周波数エンコードと直交する方向（y方向）についてM_{xy}を区別して求める方法である．1度の信号検

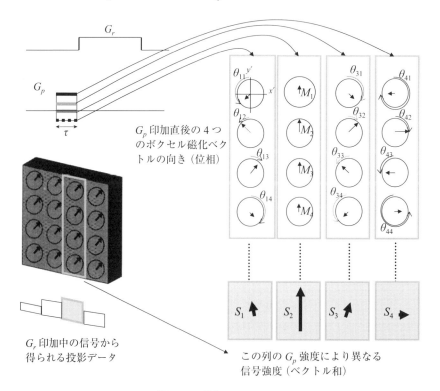

図3.19 位相エンコード

x'，y'軸は回転座標系の座標軸．この図のθ_{ij}はそれらの大きさの比を概念的に示したもので，実際のθ_{i1}，θ_{i4}の大きさはπの整数倍である．

第3章　磁気共鳴画像法

出では各ボクセル列内のM_{xy}の区別ができず，複数回励起し位相エンコードを施して信号を検出する繰り返し測定が必要である．たとえば，マトリックス256×256の画像のとき，原理的には256回励起し信号を取得する（通常は高速撮像法が用いられ，励起回数の低減が行われている．第4節第2項）．その際，励起ごとに異なる強度の位相エンコード傾斜磁場（phase encoding gradient）G_pを加えてから信号を検出する．簡単のため，マトリックス4×4の画像について説明する（図3.19）．x方向に並んだ各列からの信号（投影データ）は周波数エンコードにより分離し求まる．その際，励起ごとにG_p強度に依存し異なる大きさの投影データが得られる．位相エンコードはそれぞれの列内のM_{xy}についてy方向の区別をつけることなので，G_pとしてG_yが用いられる．

　図3.19の左から3列目の投影データを例にその列内のM_{xy}の位相がG_yによりどのように変化するかをみてみる．τ秒間のG_y印加により列内のM_{xy}はそれぞれのy座標に依存し回転座標系で異なる位相が発生する．G_rを印加し信号を検出している間は，y座標に依存し発生した各列内の位相差は固定され，同じ列内のM_{xy}は同一周波数で歳差運動する．したがって，励起ごとに検出された信号をフーリエ変換し求まる投影データは，各列内でy座標に依存した位相差を持つM_{xy}のベクトル和になる．回転座標系のx'-y'平面をy'軸を実軸とする複素平面で表すと，i番目の励起で得られる信号をフーリエ変換し求まる列内のボクセルからの合成信号（S_i）は次の行列式で表せる．

$$
\begin{pmatrix} S_1 \\ S_2 \\ S_3 \\ S_4 \end{pmatrix} = \begin{pmatrix} e^{i\theta_{11}} & e^{i\theta_{12}} & e^{i\theta_{13}} & e^{i\theta_{14}} \\ e^{i\theta_{21}} & e^{i\theta_{22}} & e^{i\theta_{23}} & e^{i\theta_{24}} \\ e^{i\theta_{31}} & e^{i\theta_{32}} & e^{i\theta_{33}} & e^{i\theta_{34}} \\ e^{i\theta_{41}} & e^{i\theta_{42}} & e^{i\theta_{43}} & e^{i\theta_{44}} \end{pmatrix} \begin{pmatrix} M_1 \\ M_2 \\ M_3 \\ M_4 \end{pmatrix} \tag{3.18}
$$

ここで，この列内の各ボクセルのM_{xy}を$M_1 \sim M_4$とした．i番目の励起のG_y強度はあらかじめ決められておりそれをg_i[T/m]とすると，位置y_jにあるM_{xy}に発生する位相θ_{ij}は$\gamma g_i y_j \tau$[rad]となり撮像法であらかじめ定まる値であるので（図3.19），式（3.18）の右辺の行列（$e^{i\theta_{ij}}$）は既知である．この行列の逆行列を式（3.18）の両辺にかけることで列内のすべてのM_jが求まる．

　一方，励起ごとに発生する列内のM_{xy}の位相を励起順に並べてみると（図3.19），M_{xy}がy座標に依存し異なる速度で回転しているようにみえる．したがって，励起ごとに得られる信号列（S_i）をフーリエ変換することでも列内のM_{xy}を分離して求めることができる（第2節第4項）．

　このように，周波数エンコードおよび位相エンコードに対応し2回フーリエ変換を行いMRI画像（各ボクセルのM_{xy}の画像化）が得られるのでMRIの画像再構成法は2次元フーリエ変換法とも呼ばれる．図3.17がスピンエコー法を用いて撮像する場合のパルスシーケンスである．G_pはG_r前に加えるとよいので，90°RFパルスと180°RFパルスの間に設定することも可能である．

265

2.4 k空間

MRIでは,検出されたデータ（raw data）を2次元フーリエ変換することで画像が得られる.一方,実空間座標上の2次元データである画像（MRI画像に限らない）を2次元空間フーリエ変換すると,波数空間（k空間）上の2次元データとなる（図3.20）.したがって,MRIのraw dataと画像のk空間データには相似性がある.

図3.21のデータ空間はraw dataを配列表示したものである.横軸を信号検出時の時間座標とし,縦軸を励起ごとに異なるG_p強度（G_p順）で示している.横軸の信号検出時の時間座標はG_r印加の中央時刻を0とし,縦軸のG_p順は負のG_p強度から順に並べており,k空間座標と撮像時のG_r,G_pは対応している.k空間はMRIの撮像法を理解し,アーチファクトを含めた画質を議論するうえでは欠かせない概念である.ちなみに,k空間の"k"は分光学者のKayserに由来し,波数は単位長さの波の数に相当しその単位はm^{-1}である.

1次元空間フーリエ変換は,

$$F(k)=\int f(x)e^{-2\pi ikx}dx \tag{3.19}$$

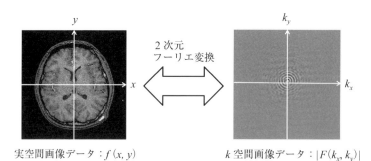

図3.20 実空間とk空間
実空間画像は$f(x,y)$の大きさを,k空間画像は$F(k_x,k_y)$の大きさをグレースケールで表示している.

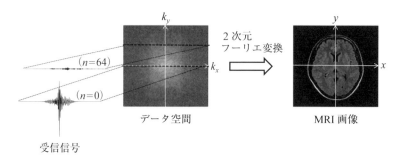

図3.21 データ空間（k空間）とMRI画像の関係の概念図
データ配列を2次元フーリエ変換するとMRI画像が得られる.実際は,直交検波し実部・虚部データが得られるので,図に示した実部k空間のほかに虚部k空間が存在する.また,MRI画像も図に示した振幅画像のほかに位相画像が存在する.（引用文献8）より転載）

で表せ，2次元フーリエ変換は，

$$F(k_x, k_y) = \iint f(x,y) e^{-2\pi i(k_x x + k_y y)} dx dy \tag{3.20}$$

となる．次に，MRIのraw dataについて考える．各ボクセル磁化ベクトル$\boldsymbol{M}$からの信号は，回転座標系でのM_{xy}の動き（位相変化）で決まる（図3.22）．回転座標系上で静止しているM_{xy}からは角周波数がγB_0の信号が得られるが，傾斜磁場強度g_xの$G_r(G_x)$を印加し信号を検出しているときは，x座標に依存した角周波数$\gamma(g_x x + B_0)$で歳差運動しているので，回転座標系での位相$\phi_x(t)$は

$$\phi_x(t) = \gamma g_x x t \tag{3.21}$$

で変化する（図3.23）．ここで，$G_r(G_x)$のdephasing傾斜磁場により信号検出期間の中央ですべての$\boldsymbol{M}$はy'方向を向くので，検出期間の時間座標tの原点はその中央としている．また，n番目の$G_p(G_y)$により信号検出前に発生する位相$\phi_y(n)$はy座標に依存し，

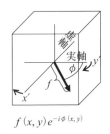

図3.22 座標(x, y)のボクセル磁化ベクトルの複素表示

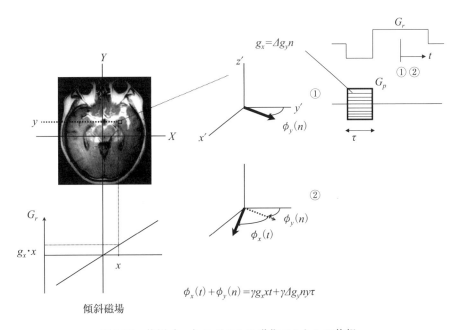

図3.23 位置(x, y)のボクセル磁化ベクトルの位相

$$\phi_y(n) = \gamma \Delta g_y n y \tau \tag{3.22}$$

である（図3.23）．ここで，Δg_y は G_p のステップ変化強度で，n は位相エンコード番号で256×256の画像の場合，$n = -127 \sim 128$ で定義している．したがって，信号検出期間中の各 M_{xy} の回転座標系上での挙動は，回転座標を複素表示（図3.22）すると，

$$f(x, y) e^{-i(\gamma g_x x t + \gamma \Delta g_y n y \tau)} \tag{3.23}$$

で表せる．ここで，$f(x, y)$ はスライス内の位置座標 (x, y) にあるボクセルの M_{xy} からの電圧信号強度を表す．RFコイルに電圧信号として受信される信号は，スライス中の全ボクセルからの信号の和であるので，受信されるデータ配列 $S(t, n)$ は式（3.23）をスライス内で積分し，

$$S(t, n) = \iint f(x, y) e^{-i(\gamma g_x t \cdot x + \gamma \Delta g_y n \tau \cdot y)} \, dx dy \tag{3.24}$$

と表せる．ここで，

$$k_x(t) = \frac{\gamma}{2\pi} g_x t \tag{3.25}$$

$$k_y(n) = \frac{\gamma}{2\pi} \Delta g_y \tau n \tag{3.26}$$

と定義すると，式（3.24）は式（3.20）と同様な式になるので，MRIのデータ配列は撮像対象画像の2次元空間フーリエ変換に相当することになる．式（3.20）は複素数なので，k空間は実部と虚部でそれぞれ定義される．

　一方，式（3.24）も複素数で表されており，検出されるデータは直交検波されることで実部と虚部が存在する（第3節第7項参照）．パルスシーケンスの傾斜磁場波形 $G_r(G_x)$，$G_p(G_y)$ について，励起直後からの時刻 t' を定義し $k_x(t')$，$k_y(t')$ を次のように表せる．

$$k_x(t') = \frac{\gamma}{2\pi} \int_0^{t'} G_x(t) \, dt \tag{3.27}$$

$$k_y(t') = \frac{\gamma}{2\pi} \int_0^{t'} G_y(t) \, dt \tag{3.28}$$

k空間座標上での点 $(k_x(t')$，$k_y(t'))$ は，パルスシーケンスの進行とともに移動する．その軌跡をk-trajectoryと呼び，スピンエコー法でのその例を図3.24に示す．この軌跡上，G_r が印加されているときに信号検出が行われる．撮像法に応じ，k空間上でさまざまな軌跡が描かれる．アナログ信号はディジタル化し計測されるので，得られるraw dataはk-trajectory上の離散的な座標点上のデータとなる．得られる画像のFOV（field of view：撮像径）とk空間上の計測点間隔（Δk）には，

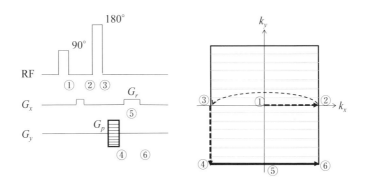

図 3.24 スピンエコーの k-trajectory
G_p 強度が最初（負で最大）の場合の軌跡であり，k_x 軸に平行な線上⑤（実線矢印）で信号検出が行われる．次の励起で，G_p 強度が 1 ステップ増加すると，k 空間上で信号検出を行っている軌跡は，k_y 方向に 1 ステップ移動した軌跡となる．なお，180°パルスにより k 空間上では②から③のように原点対称の点に飛ぶ．

$$FOV = \frac{1}{\Delta k} \tag{3.29}$$

の関係がある．また，k 空間上の計測点の広がり（L_k）と空間分解能（Δx）の間には，

$$\Delta x = \frac{1}{L_k} \tag{3.30}$$

の関係があり，k-trajectory が k 空間上で広い領域を網羅するほど画像空間分解能が向上する．

2.5 画像コントラスト

MRI では，組織の水分・脂肪の量（プロトン密度）や T1，T2 の違いにより，画像信号強度が異なり良好な組織コントラストが得られる．さらに，繰り返し測定の時間間隔（繰り返し時間：TR）や TE などの撮像パラメータを変えることで，異なる組織コントラストが得られる（図 3.25）．

脳脊髄液はほとんど水分でプロトン密度が最大であるが，T1 強調画像では低信号となっている．これは，脳脊髄液のように T1 が長いほど低信号となるように短い TR で撮像されたからである．まず，TR が画像信号にどのように影響するかを，あるボクセルからの信号を基に説明する．TR が長いとき，M_z は TR 間に元の大きさ M_0 まで十分縦緩和し回復するので，励起ごとに同じ大きさの信号が得られる．M_0 は正味磁化と呼ばれ，各ボクセルのプロトン密度に比例する．TR が短いときは，TR 間に M_z は，M_0 までは回復せずに T1 に応じ，次式の大きさまでしか回復しない（図 3.26）．

$$M_0(1-\exp(-TR/T1)) \tag{3.31}$$

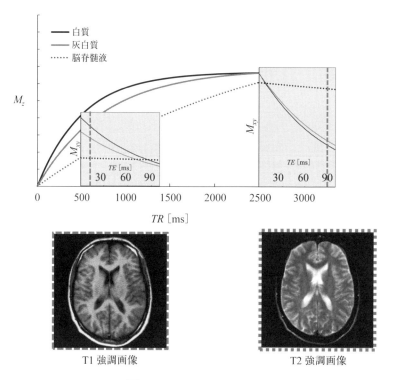

図3.25 コントラスト図
縦緩和の影響と横緩和の影響を組み合わせて表示．横緩和の影響のグラフ（灰色背景）の TE（T1強調：15 ms, T2強調：90 ms）に相当する値（破線上の値）がそれぞれの部位の画像信号強度を反映する．

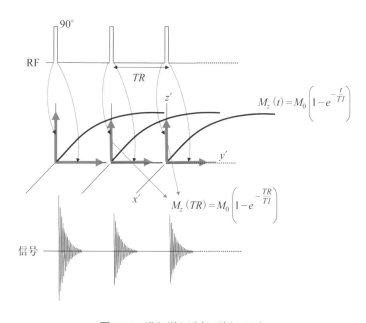

図3.26 繰り返し励起（短い TR）

このため，励起直後に得られる信号は2回目以降式(3.31)の大きさとなる．MRIの画像化には，通常，初回の信号は無視される．スピンエコー法の場合，180°RFパルスにより励起された信号の磁場不均一の影響が取り除かれ，TE間に横緩和した大きさの信号が検出される（図3.17）．TRの影響も含めると得られる信号は次式で表せる．

$$M_0\left(1-e^{-\frac{TR}{T1}}\right)e^{-\frac{TE}{T2}} \tag{3.32}$$

この式をグラフ化して表したものがコントラスト図である（図3.25）．脂肪のように短い$T1$の組織を強調するT1強調画像はTR，TEともに短く，脳脊髄液のように長い$T2$の組織を強調するT2強調画像はTR，TEともに長い．

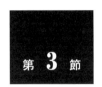

第3節　MRI装置

3.1　MRI装置の基本構成

MRI装置の典型的レイアウトは，スキャナ本体が置かれている検査室，操作を行う操作室，各種電源などが置かれている機械室からなる．MRI装置の主な構成は，静磁場用磁石，信号に空間情報を付与する傾斜磁場を発生する傾斜磁場コイル（magnetic field gradient coil），励起用高周波回転磁場を発生する送信コイル（transmitter coil），磁気共鳴信号を受信する受信コイル（receiver coil）が検査室内のスキャナ本体に含まれ（図3.27），制御および画像処理ハードウェアや傾斜磁場電源などが隣接する機械室に置かれている．なお，RF送信機，受信機をスキャナ本体内（静磁場磁石の脇）に置き，光ファイバを用いディジタル制御を行う装置が増えている．

検査室は，外部からの電磁波を遮蔽するために，壁面が銅箔で覆われた構造になっており，RFシールドルームと呼ばれる．機械室からの電気ケーブル類は，一部のRF系ケーブルを

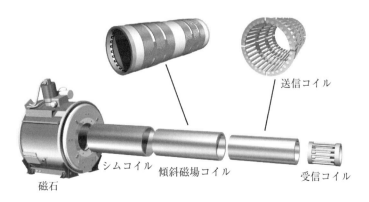

図3.27　スキャナ本体の基本構成

除き，ローパスフィルタを経て検査室へ配置されている．そのことで，磁気共鳴信号周波数のRFノイズがローパスフィルタで遮断され，受信RF信号への混入が防止できる．

電気ケーブル以外の水冷用ホースなどは，磁気共鳴信号周波数よりも低い遮断周波数を持つ円形導波管を通して検査室内へ導かれている．また，操作室と検査室の間には電磁波シールド性を増すため金属メッシュをはさんだガラス窓が備えられている．なお，送信コイルは被検体領域に高周波回転磁場を作り出すが，空中を伝播する電磁波も発生するので，RFシールドルームはそれを検査室外に漏洩しない働きもある．

3.2 静磁場磁石

MRIの静磁場を発生する磁石には，超電導磁石（superconducting magnet），永久磁石（permanent magnet），常電導磁石（resistive magnet）の3つのタイプがある．超電導磁石は静磁場磁石の中で最も強い磁場を発生することができ，国内臨床現場では，0.5〜3.0 Tの磁場強度のMRI装置が稼働しており，多くが水平磁場タイプである．超電導磁石は4.2 Kの液体ヘリウムを満たした冷却容器内に巻かれたNbTiなどの超電導線に数百 Aの電流が流れて磁場を作り出している（図3.28）．

MRI設置時に超電導線に電源ケーブルをつなぎ外部電源から電流を流し励磁するが，励磁後に電源ケーブルがはずされ閉じられた超電導線に永久電流が流れつづける．したがって，超電導磁石は停電時も磁場を発生する．液体ヘリウムの蒸発を低減するため，冷却容器は冷凍機によりたとえば50 Kに冷却されている．さらにヘリウムを液化する能力を持つ冷凍機（4 K冷凍機）を備えた機種の超電導磁石が増加している．液体ヘリウムは蒸発するので定期的に充填するが，4 K冷凍機を持つ機種では2〜3年ごとの超電導磁石のメンテナンス時にのみ液体ヘリウムを若干補充するとよい．

超電導線は臨界温度（NbTiは9.22 K）以上では常電導状態になり電気抵抗を有する．振動に伴う微量発熱などに起因し超電導線の一部が臨界温度以下に保たれなくなるとその部分が常電導化しジュール熱を持ち，その熱によりさらに超電導状態が破られる部分が広がり超

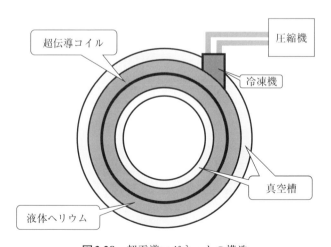

図3.28 超電導マグネットの構造

電導線の電流エネルギーが熱エネルギーにかわる．そのため，冷却容器内の液体ヘリウムが5分程度で蒸発し大量の冷却されたヘリウムガスが屋外に放出され，超電導磁石の磁場もなくなる．この現象をクエンチ（quenching）と称している．患者が鉄製品にはさまれるなどの場合，検査室や操作室の壁面に設置された緊急磁場停止装置を作動し故意にクエンチさせる．緊急磁場停止装置のスイッチを押すと，冷却容器内に配線された超電導線の一部を温める電熱線に電流が流れクエンチが発生する．

　また，磁場は磁石本体外にも漏洩するが，MRIの立入制限区域外は0.5 mT以下に収めなければならない（第11節第1項）．そのため，超電導磁石では主超電導コイルの外側に逆向きの電流を流す副超電導コイルを配置するアクティブシールドと呼ばれる二重コイル構造により漏洩磁場が低減されている[10]．

　永久磁石は対抗する磁極をヨーク（支持鋼材）が支えた垂直磁場タイプのものが多く，磁場強度は最大でも0.4 T程度であるが，その開放性を生かしinterventional radiology（画像下治療）や多様な姿勢での関節の診断などへも応用されている．しかし，永久磁石は温度依存性が大きいので，温度制御用ヒーターを用いるなどの恒温対策が施されている．また，常電導磁石は通常の電線を用いた電磁石なので発熱するため水冷で冷却される．磁場強度は0.2 Tまでのものが開発されたが，現在は販売されていない．

3.3　シムコイル

　静磁場磁石のみにより発生する磁場の均一性はMRI装置としては不十分である．スキャナ中央の被検者撮像領域内の磁場均一性を向上させる装置がシムコイル（shim coil）で（図3.27），円筒表面に多様なコイルが5チャンネル程度巻かれている．磁場均一性は直径40 cmの球面上の定められた複数の位置に磁場強度測定プローブを配置し測定される．

　測定される磁場は静磁場方向（z方向）のみで，それに直交する成分の磁場の乱れがあったとしても無視できる．たとえば，磁場ひずみが大きな場合でもたかだか100 ppm程度であるが，静磁場に直交する方向に100 ppmの磁場ひずみがあったとしても静磁場の方向は10^{-4} radしか傾かず，この程度の静磁場方向の傾きはMRI撮像に影響しない．しかし，静磁場方向の磁場強度の違いは共鳴周波数の違いとなり0.1 ppm程度の違いでもMRI撮像に影響する場合がある．

　磁場均一性は，通常，球面上の離散的な位置での測定により求められ，直径40 cmの球内（diameter spherical volume: DSV）で0.1 ppm程度以内に収めることが要求されている．球面上で測定される磁場は，球関数であるルジャンドル陪関数を用い解析され，直交座標で級数展開された$x, y, z, z^2, zx, zy, x^2-y^2, xy, \cdots$の各項の係数が求まる．

　シムコイルを構成する各コイルは，それぞれの項に相当する磁場分布を主に作り出すように設計されており，それらのコイルに流す電流値を調整することで磁場均一性を向上させている．ただし，x, y, zの一次磁場分布については，後述する傾斜磁場コイルにオフセット電流を流すことで調整している．また，人体はその存在がMRIの磁場を乱すので[11]，MRI検査ごとに一次磁場分布が調整されるが，検査ごとのシムコイル電流の調整はMRI装置に依存する．

3.4 傾斜磁場コイル

図3.11で示したG_x, G_y, G_zの傾斜磁場を発生させる装置が傾斜磁場コイルであり，それぞれの傾斜磁場を発生させる3種類の巻線のコイルで形成されている．MRIでは，通常，静磁場方向をz軸とし，左右方向をx，上下方向をy方向と定義している（図3.11）．G_zコイルは図3.29 (a) のように2つのリング状多巻回路からなり，それぞれに同じ大きさで逆向きの電流を流すことでz座標に依存し磁場強度が変化するG_zを発生する．なお，G_zの静磁場方向に直交する成分は撮像に寄与しない（第3節第3項）．

位置座標に依存する磁場強度変化（図3.29 (c)）の程度を表す傾斜磁場強度は，傾斜磁場コイルに流す電流値に比例し増加する．傾斜磁場の性能には，いかにスムーズに傾斜磁場強度を変えられるかの指標であるスリューレート（slew rate）と，発生できる最大傾斜磁場強度がある．最大傾斜磁場強度が80 mT/m（1軸）の装置もあり，そのような傾斜磁場コイルに流れる電流は数百Aに及び，しかも，パルスシーケンスに従いパルス状に電流が流れる．磁場中での電流にはローレンツ力が働くので，撮像中に傾斜磁場コイルが振動し，それが撮像中の騒音の原因となっている．なお，傾斜磁場コイルを真空容器内に収めることで騒音を低減している装置もある[12]．G_xコイルは図3.30に示すように基本的に4つのコイル回路の組み合わせからなる．また，G_xコイルを90°回転させたものがG_yコイルである．

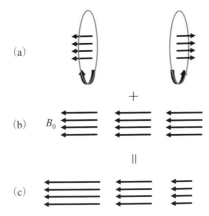

図3.29 z方向傾斜磁場（G_z）
(a) 2つのリング状コイルにより発生する磁場．(b) スキャナ内の静磁場．(c) G_z印加時の磁場分布例．

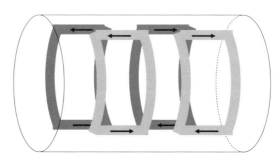

図3.30 x方向傾斜磁場（G_x）コイル

3.5 送信コイル

スキャナ内部の一番内側に配置（図3.27）され回転磁場を発生する送信コイルの一例を図3.31に示す．この例では，4つのコイルエレメントにRF電流が流れることで撮像領域にRF磁場が発生し，それらの組み合わせでRF回転磁場を作り出している．対抗するコイルエレメントA, Cに互いに逆向きの電流が流れると，撮像領域に実線矢印で示した磁力線が発生し，また，対抗するコイルエレメントB, Dからは斜線矢印で示した磁力線が発生する．

コイルエレメントA, Cに流す電流とコイルエレメントB, Dに流す電流の位相が90°異なると実線矢印と斜線矢印で示した磁力線は回転磁場を合成する．なお，一対のコイルエレメントのみの装置もある．一対のコイルエレメントからは直線状のRF磁場が発生するが，直線交流磁場は互いに逆回転の回転磁場の組み合わせである（図3.32）．歳差運動と同じ方向の回転磁場が核磁気モーメントを励起できる有効回転磁場で，その逆方向はNMR現象に寄

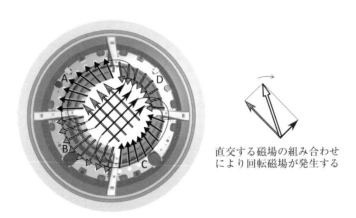

図3.31 回転偏向（circular polarization）型送信コイル

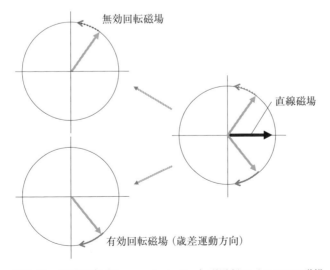

図3.32 直線偏向（linear polarization）型送信コイルのRF磁場

与しない無効回転磁場である．被検体にRF磁場を印加するとRF渦電流が誘起され被検体が発熱するが，直線交流磁場を用いた装置では，無効回転磁場分だけ余計に発熱する．

誘起されるRF渦電流はRF周波数に比例するので，高磁場MRIほど被検体が発熱し安全検査上の課題となっている（第11節第3項）．そのため，1.5 T以上のMRIは有効回転磁場のみを発生させる送信コイルが用いられている．さらに，高磁場MRI装置では，用いる電磁波の周波数の増加とともに，生体内での電磁波波長が被検体の大きさに匹敵するようになる．そのため，コイルエレメントに流すRF電流の振幅および位相を制御することで，被検体中の回転磁場の均一化の工夫が施されている[13]．

3.6 受信コイル

磁気共鳴信号を検出する受信コイルは撮像部位ごとに存在する（図3.33）．受信コイルの基本構造は銅製金属ループであり，励起されたスピンが歳差運動することで，ループ両端に磁気共鳴信号である誘導電圧が発生する（図3.34）．歳差運動している位置 (x, y, z) にあるスピンの横磁化を $m(x, y, z)$ とすると，そのスピンの運動により受信コイルに誘起される信号電圧（e_s）は次の式で定式化される[14]．

$$e_s = \frac{d}{ds}(\boldsymbol{B}_1(x,y,z) \cdot \boldsymbol{m}(x,y,z)) \tag{3.33}$$

ここで $\boldsymbol{B}_1(x, y, z)$ は受信コイルに仮想的に1Aの電流を流したときに，信号発生源となっているスピンの位置に生じる磁束密度ベクトルである．式 (3.33) の右辺括弧内が内積で，$\boldsymbol{m}(x, y, z)$ は B_0 方向に垂直な面内で回転するベクトルである．したがって，$\boldsymbol{B}_1(x, y, z)$ と $\boldsymbol{B}_0$ が平行な場合，右辺の内積が常に0になるので信号は検出されない．

図3.35に表面コイルの向きを変えてファントムを撮像した結果を示す．表面コイルに仮

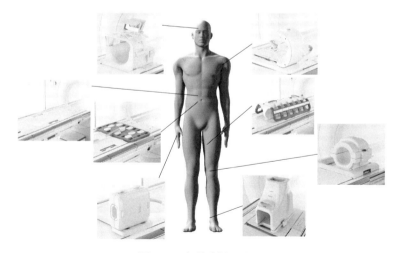

図3.33 各種受信コイル
画像提供：シーメンスヘルスケア(株)

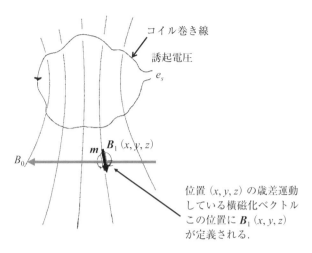

図3.34 歳差運動するスピンにより受信コイルに誘起される電圧
スピンの横磁化 m は静磁場 B_0 に直交する面内で回転する。$\boldsymbol{B}_1(x, y, z)$ はコイル巻き線に仮想的に電流を流したときの磁力線の接線方向に発生。（引用文献14）より改変して転載）

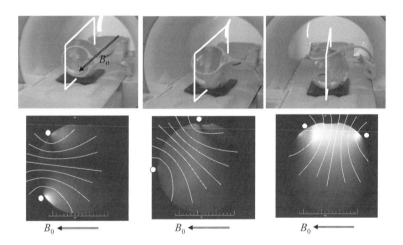

図3.35 表面コイル方向による感度分布の違い
上部3図の白枠内を撮像した下部3画像上の B_1 磁力線（白線）が B_0 に平行な個所で画像が欠損している。画像上の白丸は表面コイル位置を表す。

想的に電流を流したときに発生する磁力線の接線方向がそれぞれの接点での B_1 方向になる。得られた画像の欠損部位では B_1 方向が B_0 に平行になっていることがわかる。表面コイル面が B_0 に垂直になるような配置のとき欠損部分が最大となっているので，実際の検査ではこのような受信コイルの配置は行わない。

2つの受信コイルからの信号を効率的に加算する方法にQD（quadrature detection）技術がある（図3.36）。QDコイルは，B_0 に垂直な面内で2つの受信コイルの B_1 が直交するように配置されている。このとき一方の受信信号の位相が90°遅れるので，高周波回路により位相を90°進ませてから他方のコイルの受信信号と加算することで信号は2倍になるが，それぞれの受信コイルのノイズには相関がないので，加算されたノイズ電圧の大きさ（標準偏差）

は$\sqrt{2}$倍にしかならない．結果として信号対雑音比（SNR）は$\sqrt{2}$倍になる．バードケージコイル（birdcage coil）[15]もQDコイルの一種であり，そのほかにもさまざまな形状の受信コイルに応用されている（図3.37）．

また，複数の受信コイルからの信号を合成するRFコイル技術にフェイズドアレイコイル（phased array coil）がある（図3.38）．まず，2つの表面コイルの組み合わせについて説明

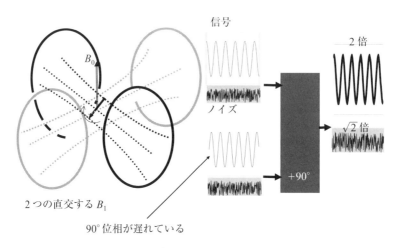

図3.36 QD（quadrature detection）コイル

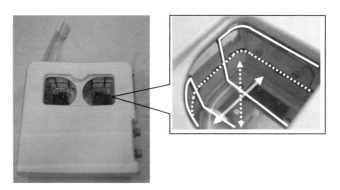

図3.37 マンモ用QDコイル
2組のコイル巻線（白実線，白点線）により直交するB_1（矢印）が形成される．

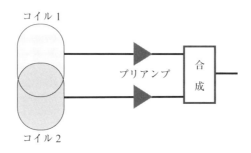

図3.38 フェイズドアレイコイル

する．2つのRFコイルが隣接した場合，信号電圧に加えノイズ電圧がそれぞれの表面コイルに誘起され，それに伴いコイルにノイズ電流が流れる（図3.39）．一方のコイルのノイズ電流により発生する磁力線は他方のコイル面をよぎるので，他方のコイルには隣のコイルのノイズに比例したノイズ電圧も誘起される（図3.39 (a)）．したがって，2つの受信コイルに誘起されるノイズ電圧は相関する．

また，2つの表面コイルの重なりを工夫すると，一方のコイルのノイズ電流により発生する磁力線が他方のコイル面をよぎる際，その全磁束が0となるような配置とすることが可能である（図3.39 (b)）[16]．そのとき，2つの表面コイルのノイズ電圧には相関がなくなり，合成したノイズ電圧は，相関がある場合よりも小さくなる．

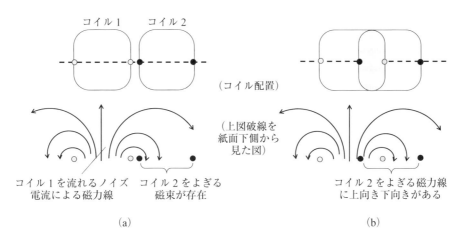

図3.39 フェイズドアレイコイルの工夫
(a) 2つのコイルが離れている場合．(b) 2つのコイルが一部重なる場合．それぞれの上図（コイル配置図）のコイル1を流れるノイズ電流による点線上の磁力線の様子を下図（上図破線を紙面下側から見た図）に示した．

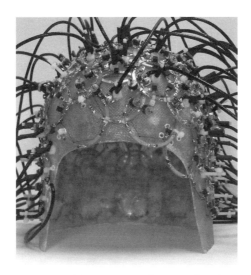

図3.40 頭部用96チャンネルアレイコイル
画像提供：シーメンスヘルスケア㈱

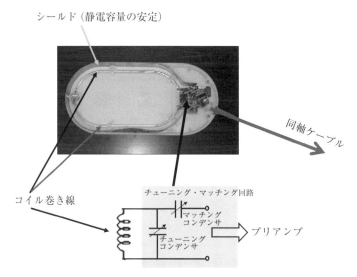

図3.41 表面コイル内部とその基本回路

　フェイズドアレイコイルでは，複数の表面コイルを配置する際，隣接するコイルの重なりにこのような工夫がなされている．なお，頭部用ファイズドアレイコイル（図3.40）の場合，SNRは頭部中央部ではQDタイプのコイルと同程度であるが，多数配置した表面コイル近傍で著しく高い．

　次に，受信コイルに誘起される微弱な信号電圧を高感度に検出するために必要な，基本的チューニング・マッチング回路について表面コイルの場合を例に説明する（図3.41）．チューニングコンデンサによりコイルループ回路を共振させ，その回路に誘起される電流によりコイル端（チューニングコンデンサ）に信号電圧を発生させ，マッチング回路によりプリアンプに信号エネルギーを効率的に伝えている（パワーマッチ）．さらに，初段増幅器（プリアンプ）の出力SNRに対する入力SNRの比である雑音指数（noise figure）を最適とするマッチング回路の調整も行われている（ノイズマッチ）．

　アナログ受信回路の最終段のSNRはほとんどプリアンプの雑音指数で決まるので，プリアンプの性能は特に重要である．また，ファイズドアレイコイルの場合は，低入力インピーダンスのプリアンプを用い，コイル端に高インピーダンスとなる並列共振回路を設け，コイルに流れる受信電流を著しく低減させている．そのことで，構成する表面コイル間の相互インダクタンスを低減し，隣接するコイルのみならず隣接しないコイルについてもノイズ電圧の相関を減らしている[16]．

　送信時には大きな誘導電圧が受信コイルに誘起されるが，そのとき受信回路を遮断するデカップリング回路が働きコイルループが共振しないように制御している．また，送信も受信も同一コイルで行う送受信兼用コイルもある．このコイルの送信電流と受信電流の切替えはT/Rスイッチと呼ばれる高周波回路により行われる．このコイルは，撮像領域に回転磁場を均一に印加するために，頭部や膝などの撮像対象を囲む形状になっているボリュームコイルの場合が多く，受信感度均一性が高い．

　さらに，撮像対象領域にのみ回転磁場を印加できるので，人体を発熱させるRFパルスの

影響を低減できる．また，スキャナ本体に備え付けられている送信コイルも送受信兼用コイルであり，受信感度が低いが受信可能であり，後述するパラレルイメージング（第6節）の基礎データ取得に用いられる場合もある．

3.7 計測制御および信号検出

送信RFパルスの生成も受信信号の検出も，シンセサイザから発生される基本高周波により制御されている．この基本高周波により，回転座標系で説明されてきたRFパルスによる回転磁場や，受信信号の元となる励起されるボクセル磁化ベクトルの動きが定められる．送信RFパルスの制御技術（第4節第4項）にRF位相変調があるが，この技術は，RFパルスの高周波搬送波のタイミング（位相）を変えることで，回転座標系での回転磁場の方向を変える技術である（図3.42）．

シンセサイザから作り出される参照波に同期した搬送波を持つRFパルスの場合，回転座

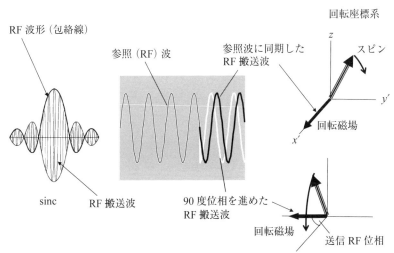

図3.42 送信RF位相変調

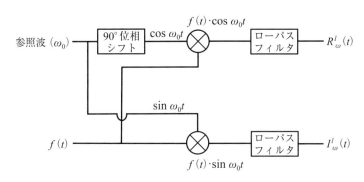

図3.43 直交検波

標系での回転磁場の方向はx'方向になり，また，搬送波の位相が参照波よりも$90°$進んだRFパルスの場合，回転座標系での回転磁場の方向は$-y'$方向になる（図3.42）．この技術は後述するグラディエントエコー法でのRFスポイリング（第4節第4項）やT1ρ撮像法[17]などで用いられている．

参照波を基に受信信号の検波が行われ（図3.43），回転座標系でのボクセル磁化ベクトルの動きを表す信号が検出される．受信コイルに誘起されプリアンプで増幅された信号$f(t)$が直交検波（quadrature detection）されると，次式で表されるように$f(t)$と参照波の$\cos$成分または$\sin$成分との積の信号$R(t)$と$I(t)$が得られる．

$$R(t) = f(t)\cos(\omega_0 t) \tag{3.34}$$

$$I(t) = f(t)\sin(\omega_0 t) \tag{3.35}$$

$f(t)$はG_rにより周波数エンコードされさまざまな周波数成分を持つが，周波数ω成分の振幅をAとし，$\cos$関数で表したときの位相をϕとすると，$f(t)$のω成分は$A\cos(\omega t + \phi)$と表せる．この信号成分を検波すると

$$R_\omega(t) = A\cos(\omega t + \phi)\cos(\omega_0 t) = \frac{A}{2}\left[\cos\{(\omega + \omega_0)t + \phi\} + \cos\{(\omega - \omega_0)t + \phi\}\right] \tag{3.36}$$

$$I_\omega(t) = A\cos(\omega t + \phi)\sin(\omega_0 t) = \frac{A}{2}\left[\sin\{(\omega + \omega_0)t + \phi\} - \sin\{(\omega - \omega_0)t + \phi\}\right] \tag{3.37}$$

となる．1.5 TのMRIの場合，ω_0は約64 MHzなので$\omega + \omega_0$は100 MHzを超えるが，周波数エンコード帯域（$\omega - \omega_0$）は最大1 MHz程度なので式(3.36)，式(3.37)の信号にlow pass filterを施し低周波成分を抽出すると

$$R_\omega^l(t) = \frac{A}{2}\cos\{(\omega - \omega_0)t + \phi\} \tag{3.38}$$

$$I_\omega^l(t) = -\frac{A}{2}\sin\{(\omega - \omega_0)t + \phi\} \tag{3.39}$$

が得られる．これらは，回転座標系を図3.22のように複素平面で定義したときの回転座標系でのボクセル磁化ベクトルの状態を表し，$R_\omega^l(t)$は実部成分，$I_\omega^l(t)$は虚部成分である．また，検出される信号は，$R_\omega^l(t)$，$I_\omega^l(t)$それぞれの全周波数エンコード成分の和であるが，実部の和を実部raw data，虚部成分の和を虚部raw dataと呼んでおり，第2節第4項で述べた複素数データ配列である$S(t, n)$は，実部raw data配列，虚部raw data配列で構成される．

3.8　超高磁場MRI装置

国内では磁場強度が3 TまでのMRIが臨床現場で用いられているが，ヒトを対象とした研究用装置では7, 9.4, 10.5, 11.7 Tなどの磁場強度のMRIが稼働している．磁場強度とともにSNRが向上するので高詳細な解剖情報が描出され，MRS（第9節）の時間・空間分解能も向上し，生体機能の非侵襲的詳細解析が進められている．また，脱酸素化ヘモグロビンは常

磁性体であり反磁性体の水と異なる磁化率を持つが，その磁化率の違いにより磁場がひずみ，共鳴周波数が異なる．この共鳴周波数の違いは磁場強度に比例するので，高磁場MRIほど生体中で水と異なる磁化率の物質の影響が増大し，脱酸素化ヘモグロビンなどの常磁性物質に敏感な画像が得られる（第10節第1項）．

一方，脳動脈瘤クリップや脊椎固定器具などの生体内埋め込み金属であるインプラントによる磁場ひずみの影響も高磁場ほど増大するので，それらのアーチファクトはより顕在化する[18]．さらに，用いるRF周波数も磁場強度に比例し増大するので（第1節第1項），装置の高磁場化に伴いRF波長が人体サイズに近づき均一な励起が困難になる．たとえば，磁場強度が3Tの場合，人体中（水中）のRF波長は25 cm程度となる．その対策として，送信コイルをマルチセグメント化しセグメントごとの送信RFの振幅・位相を制御するなどの工夫が急速に進歩している[19]．人体の比吸収率（specific absorption rate: SAR）も高磁場ほど増加するので，SARを低減すべくRF波形やパルスシーケンスの工夫がなされている[20]．

第4節　MRI撮像法

4.1　スピンエコー法

90°励起後に180°再収束パルスを印加し磁場ひずみの影響を補正するスピンエコー法（第1節第7項）（図3.17）は，臨床で最も多用される撮像法である．その画像コントラストは撮像パラメータであるTRとTEにより決められ，$T1$が短い脂肪が強調されるT1強調画像，$T2$が長い脳脊髄液が強調されるT2強調画像がある（図3.25）．さらに，長いTRを用い，十分な縦緩和の時間を与え，$T1$の違いによる影響を低減させるとともに，短いTEで撮像することで$T2$の違いによる影響も低減し，M_0の違いを反映するプロトン密度強調画像がある．各組織の$T1$値は共鳴周波数，すなわち磁場強度とともに延長するので（第1節第5項），TRは装置磁場強度に依存し異なる値を用いる．

4.2　高速スピンエコー法

高速スピンエコー（fast spin echo: FSE）法は，スピンエコーパルスシーケンスに複数の180°パルスを付加することで，撮像時間を短縮する方法である．90°励起後に，複数のエコー信号（マルチエコー）を取得し（図3.44），これらの信号をすべて用いて画像化する．マルチエコーの個数をETL（echo train length）と呼び，撮像時間はスピンエコー法の1/ETLになる．たとえば，T2強調撮像（TR = 2500 ms, マトリックスサイズ = 256×256）の場合，スピンエコー法の撮像時間は2.5 s×256 = 640 sであるが，ETL = 16の高速スピンエコー法では，その1/16の40 sとなる．撮像原理上の主な特徴は，エコーごとに位相エンコード（傾斜磁場強度）範囲を変えることである（図3.45）．

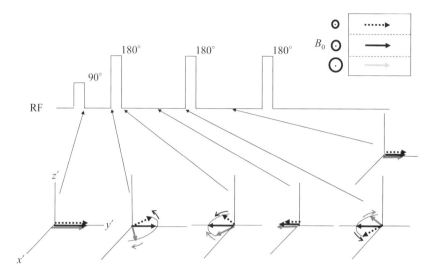

図3.44 マルチエコーの発生

回転座標系でのエコーピークが偶数番目のエコーと奇数番目のエコーで正負逆転するが，画像計算時に補正が施される．この図で用いているスピンエコー法はCP法であるが，CPMG法を用いた場合，偶数・奇数エコーで信号の符合は逆転しない[2]．

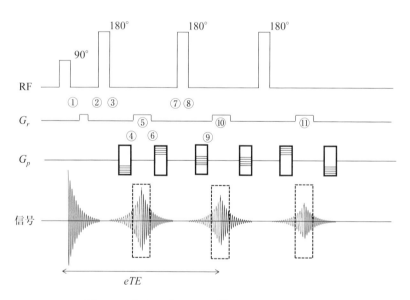

図3.45 高速スピンエコー法パルスシーケンス

信号検出（⑤，⑩，⑪）後のG_pは位相エンコードによる位相分散を元に戻す働きがありrewinding傾斜磁場と呼ばれる．

パルスシーケンスの傾斜磁場変化はk-trajectoryとして表せるので，G_rを印加し信号検出しているときのk-trajectoryを図3.46に示す．各エコーでスキャンすべきk空間の範囲を分担していることがわかる．k空間の原点およびその近傍の信号が画像コントラストを決めるので，その信号を分担しているエコー信号のエコー時間を実効エコー時間（effective TE: eTE）という（図3.45）．

第3章 磁気共鳴画像法

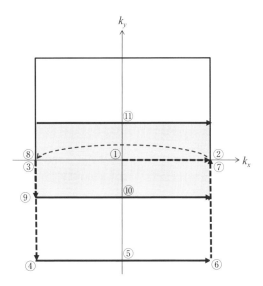

図3.46 高速スピンエコー法のk-trajectory

それぞれのエコーのG_p強度が最初（負で最大）の場合の軌跡であるが，k_x軸に平行な線上（実線矢印）で信号検出（⑤，⑩，⑪）が行われる．次の励起で，G_p強度が1ステップ増加すると，k空間上で信号検出を行っている軌跡は，k_y方向に1ステップ移動した軌跡となる．図中の番号は図3.45の番号に対応する．

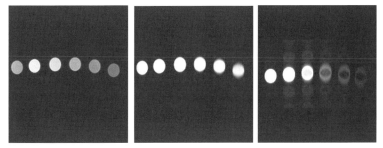

グラジエントエコー法（SPGR）　　　　高速スピンエコー法（TR=2000 ms）
TR=180 ms, TE=7 ms　　　TE=9 ms, ETL=5　　　TE=50 ms, ETL=11

図3.47 $T2$の異なるファントムのグラディエントエコー法と高速スピンエコー法による画像
磁場強度が1.5 Tで，異なる造影剤（Gd-DTPA）濃度（左側から0.0, 0.1, 0.25, 0.5, 0.75, 1.0 mM）のファントムを撮像．

高速スピンエコー法ではマルチエコー信号を利用するため，後段のエコーほどT2緩和し得られる信号強度が減衰するが，通常，位相エンコードの波数kが大きな範囲を後段のエコーが分担している．そのため，k空間上で位相エンコードのkが大きな範囲の信号が減衰し，位相エンコード方向に減衰フィルタが乗算されたことになり，得られる画像は，$T2$が短い部位ほど信号減衰が大きく位相エンコード方向にボケる（blurring）（図3.47）．ETLが大きいほど，この減衰フィルタも急峻になるので，blurringは顕著となる．

MRIでは異なるスライスを同時に撮像でき，この方法をマルチスライス法という（図3.48）．1枚のスライス撮像のTR間の空き時間に，異なるスライスを異なる周波数のRFパ

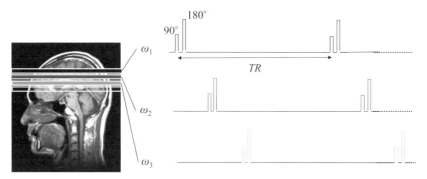

図 3.48 マルチスライス法
左図の位置決め用 sagittal 像上にそれぞれの RF 周波数で励起される axial スライス位置を示した.

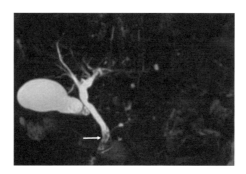

図 3.49 MR 胆管膵管造影（MRCP）
総胆管末端の低信号部分は総胆管結石（白矢印）.

ルスを用いて励起する．高速スピンエコー法では ETL が大きいほど，TR 間の空き時間は少なくなるので，撮像できるマルチスライス枚数が減少する．また，スライスプロファイルの半値幅で定義されるスライス厚外へも励起が及ぶので（図 3.15），マルチスライスの場合，隣接するスライス励起の干渉を防ぐため，スライス間にギャップを設ける．

4.3　MRハイドログラフィ

　体内の胆汁や脳脊髄液など液体成分を強調し形態診断を行う手法を MR hydrography（MR ハイドログラフィ）といい，胆汁および膵液を画像化する MRCP（MR cholangiopancreatography: MR 胆管膵管造影）（図 3.49）や脳脊髄液を画像化する MR cisternography や MR myelography がある．これらの方法は，液体成分の $T2$ が 2000 ms 程度と他の実質成分よりも著しく長いことを利用し，長い TE の高速スピンエコー法を用い水分を強調する．

　MRCP は，蠕動などの動きの影響を避けるため，single shot FSE により一度の励起で撮像を行い，たとえば，TR = 2800 ms, eTE = 1100 ms, ETL = 128, スライス厚 = 70 mm, FOV = 300×300 mm^2, マトリックスサイズ = 256×240 のパラメータが用いられる．胆管膵管を含む厚いスライス厚であることが特徴であり，位相エンコード数（240）よりも ETL が小さなことは，k 空間の半分強しか信号取得を行っていないことになる．

式 (3.20) から容易にわかるように，スピンエコー信号はk空間上でエルミート対称性 ($F(-k_x, -k_x) = \overline{F(k_x, k_y)}$) を持つので，理論的にはk空間上で上半分（または下半分）のみ取得するとよい（$\overline{F}$はFの複素共役を示す）[21]．実際には，k空間の原点付近の下側（または上側）の信号も若干含んで取得し，取得しなかった信号をエルミート対称性に従い算出して画像化する．特に，このような高速スピンエコー法をHASTE（half fourier acquisition single shot turbo spin echo）と呼ぶ．

4.4　グラディエントエコー法[22]

あるフリップ角で励起し信号を検出する方法がグラディエントエコー法である．短いTRを用いて高速撮像に用いられる場合が多いが，スピンエコー法にある180°再収束パルスを用いないので，磁場不均一の影響が残存し，TEが大きなほど磁場不均一によりT2*減衰する．

一方，磁場不均一性に敏感であることを利用し，後述する磁化率強調撮像にも用いられている．グラディエントエコー法のTRは短いものは1 ms程度であり，そのような場合，TR間にT2緩和しきらないので，次の励起前にM_{xy}が残存する．傾斜磁場印加の仕方により励起直前の残存したM_{xy}の扱いが異なり，グラディエントエコー法にはさまざまなタイプがあるが，大きくコヒーレント（coherent）型と非コヒーレント（incoherent）型に分かれる（図3.50）．

コヒーレントとは足並みを揃えるとの意味で，コヒーレント型はボクセル内のスピンの横磁化方向を揃えて励起直前にM_{xy}を残存させ，それを次の励起にも利用する方法である．また，非コヒーレント型は，励起直前にM_{xy}を故意に消滅させる方法である．次にこの非コヒーレント型から説明する．

・非コヒーレント型

M_{xy}の情報を故意に消滅させることをスポイリング（spoiling）という．励起直前に大き

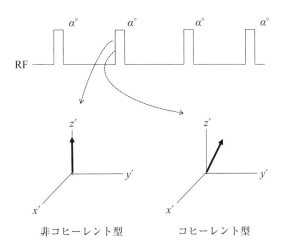

図3.50　グラディエントエコー法の大分類

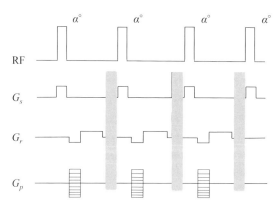

図3.51 非コヒーレント型グラディエントエコー法パルスシーケンス

傾斜磁場印加領域（灰色長方形）にスポイリング傾斜磁場が印加されるが，その傾斜磁場強度が一定の場合，分散した位相の再収束効果がある．そのため，励起ごとにスポイリング傾斜磁場強度を変えるなどにより，励起直前に残存するM_{xy}の情報が画像信号強度に現れない工夫が施されている[23]．

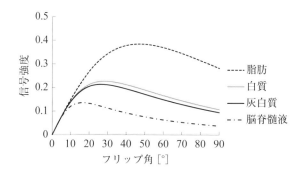

図3.52 グラディエントエコー法の信号のフリップ角依存性
1.5 Tで$TR = 100$ msの場合．

な傾斜磁場（スポイリング傾斜磁場）を印加することで（図3.51），傾斜磁場によりボクセル内の磁場が故意に不均一になり，ボクセル内のスピンの横磁化の位相が分散されM_{xy}が消滅する．励起直前のM_zは，撮像開始から10励起程度以降にはほぼ定常状態となり，その大きさは

$$M_z = \frac{M_0\left(1-e^{-\frac{TR}{T1}}\right)}{1-e^{-\frac{TR}{T1}}\cdot\cos\alpha} \quad (3.40)$$

となる．ここで，αはフリップ角である．得られる信号強度Sは，

第3章　磁気共鳴画像法

$$S = \frac{M_0\left(1-e^{-\frac{TR}{T1}}\right)\sin\alpha \cdot e^{-\frac{TE}{T2^*}}}{1-e^{-\frac{TR}{T1}}\cdot\cos\alpha} \quad (3.41)$$

となり，画像コントラストは組織の$T1$, $T2^*$のみならず，撮像パラメータのフリップ角に依存する（図3.52）．なお，Sがピークとなるフリップ角をエルンスト角α_Eといい，

$$\alpha_E = \arccos\left(e^{-\frac{TR}{T1}}\right) \quad (3.42)$$

で表される．

また，スポイリング傾斜磁場を用いずに，RFパルスの位相（図3.42）を励起ごとに一定位相（117°または123°）増加させることで，励起直前に残存するM_{xy}の影響を除去する方法があり，この方法をRFスポイリング法と呼んでいる[24]．

・コヒーレント型

励起直前に残存するM_{xy}を次の励起でも有効に利用する方法が，コヒーレント型グラディエントエコー法である．励起時のボクセル磁化ベクトルの様子を図3.53に示す．この撮像のフリップ角をαとすると，最初の励起のみ$\alpha/2$とし，それ以降$-\alpha$, $+\alpha$, …と繰り返す．TRは5 ms以下である場合が多く，生体組織の$T1$, $T2$よりも著しく短いので得られる信号Sは，TR, TE依存性が現れず，

$$S = \frac{M_0\sin\alpha}{\left(\frac{T1}{T2}+1\right)-\cos\alpha\left(\frac{T1}{T2}-1\right)} \quad (3.43)$$

となる．コヒーレント型グラディエントエコー法のパルスシーケンスは，励起直前のM_{xy}を

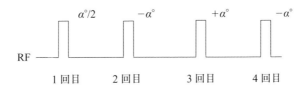

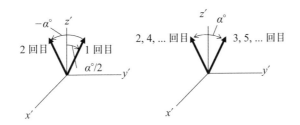

図3.53　コヒーレント型グラディエントエコー法

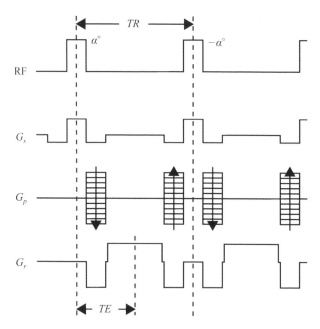

図3.54 コヒーレント型グラディエントエコー法パルスシーケンス

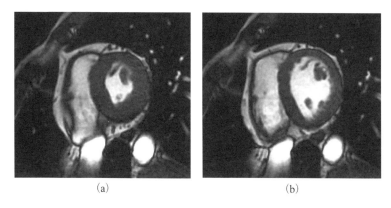

図3.55 コヒーレント型グラディエントエコー法の臨床画像例
　　　 心電波形に同期して撮像．(a) 収縮期，(b) 拡張期．

回転座標系のy'軸にそろえ位相を0とするため，傾斜磁場印加の工夫がなされ（図3.54），TR間のすべての傾斜磁場波形の時間積分値が0となっている．そのため，G_pのrewinding傾斜磁場に加え，G_sのrephasing傾斜磁場，G_rのdephasing傾斜磁場の各波形と同様な傾斜磁場が信号検出後にも印加されている．

　得られる信号強度の式(3.43)はTRに依存しないので，コヒーレント型グラディエントエコー法はTRを短縮し効率的に信号を取得できる方法であるが，スリューレートなどの傾斜磁場ハードウェア上の制約があるのでTR短縮には制限がある．また，式(3.43)はαの関数であり，各組織の信号強度を最大とするαが存在し，そのときの最大信号は$\sqrt{T2/T1}$に比例するので[25]，一般に水分が多く$T2$が長い血液などが強調される（図3.55）．

　コヒーレント型グラディエントエコー法は図3.53のように，撮像中のボクセル磁化ベク

トルが±α/2°励起された定常状態（steady state）で歳差運動（precession）しているので，trueFISP（fast imaging with steady state precession）と呼ばれ，また，TR間の傾斜磁場波形の時間積分値が0（ballance）となっているので（図3.54），ballanced FE（field echo）とも呼ばれている．

・疑似コヒーレント型

コヒーレント型グラディエントエコー法でTRを大きくすると，磁場不均一の影響が顕在化する．その影響について，磁場が静磁場B_0とΔB異なる場合のボクセルを例に説明する（図3.56）．α/2°励起されたボクセル磁化ベクトルは，TR間に回転座標系での位相が

$$\Delta\phi = \gamma\Delta B \cdot TR \tag{3.44}$$

だけ進む．$\Delta\phi$がちょうどπ（180°）である場合，次の-α°励起でフリップ角は定常状態の-α/2°にはならず-3α/2°と大きくなり，さらに励起が進むとさらにフリップ角が大きくなりボクセル磁化ベクトルは減衰し信号が得られなくなる．このような状態をオフレゾナンス（off resonance）と呼び，この条件$\Delta\phi=(2n+1)\pi$

$$\Delta B = \frac{\pi(2n+1)}{\gamma TR} \tag{3.45}$$

を満たすボクセルからの信号が発生しなくなり，その部位が暗部となるバンディングアーチファクト（banding artifact）が発生する（図3.57）．ここで，nは整数である．検査で用いるコヒーレント型グラディエントエコー法は，図3.55のように$TR = 4.2$ msと短いTRを用い，式（3.44）で示される位相が180°に至らずバンディングアーチファクトを防いでいる．

一方，さらなるT2コントラストを求めるためにはTRを延長しTEを増加させる必要がある．このために，主にG_sの傾斜磁場をバランスさせないことで（図3.58），バンディングアーチファクトを抑制する方法が疑似コヒーレント型グラディエントエコー法である．G_sをバランスさせないと，スライス厚方向の磁場不均一の影響を故意に残存させることになり，バ

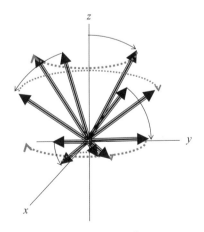

図3.56 オフレゾナンス

B_0不均一性がある場合のTR間に180°位相が回るほどΔBが大きなところのボクセル磁化ベクトルの様子．励起が進むに従い，ボクセル磁化ベクトルは減衰し信号が発生しなくなる．

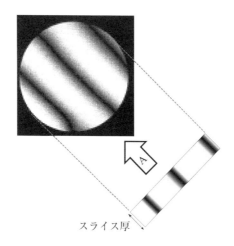

図3.57 バンディングアーチファクトが発生した均一ファントムの画像
(A) 方向から見たスライス内を模式的に表示.

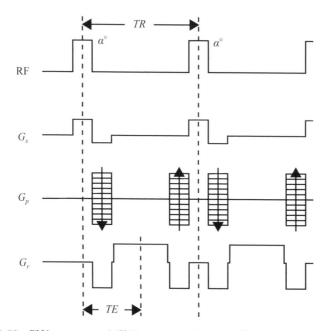

図3.58 擬似コヒーレント型グラディエントエコー法パルスシーケンス

ンディングアーチファクトは図3.59のようにスライス面内に分散する.その結果,疑似コヒーレント型グラディエントエコー法の画像信号は,スライス内に分散したバンディングアーチファクトによる信号減衰を加味したものとなり,各ボクセルの信号強度はコヒーレント型グラディエントエコー法よりも低下する.しかし,TRおよびTEを広く変えることができるので,画像コントラストの多様性は高い.

また,コヒーレント型グラディエントエコー法ではRFパルス系列を±α°を交互に繰り返す必要があったが,仮にα°を連続した場合は,式(3.45)のΔBのボクセル部位からは信号が発生するオンレゾナント状態となり,

$$\Delta B = \frac{2\pi n}{\gamma TR} \quad (3.46)$$

のボクセル部位がオフレゾナンスとなりバンディングアーチファクトが発生する．疑似コヒーレント型では図3.59のようにバンディングアーチファクトがボクセル内に分散するので，$\alpha°$を連続しても同等な結果となる．したがって，疑似コヒーレント型では$\alpha°$で連続励起する場合が多い．疑似コヒーレント型でも励起直前にM_{xy}が部分的に残存しているが，そのコントラストの仕組みはコヒーレント型とは異なり複雑である[26]．その理解のために，連続するRFパルスにより発生するエコー信号成分を考えなければならない．

90°，180°のRFパルスによるスピンエコー以外にも，連続する90°RFパルスによってもHahnエコーと呼ばれるエコー信号が発生する（図3.60）．同様に任意のフリップ角のRFパ

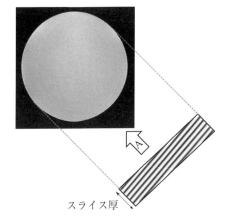

図3.59 疑似コヒーレント型グラディエントエコー法ファントム画像
G_sをバランスさせない場合の（A）方向から見たスライス内を模式的に表示．

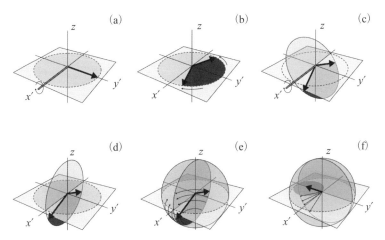

図3.60 Hahnエコー
(a) 第一の90°RFパルス励起直後の様子．その後，(b) スピンが分散し，(c) 第二の90°RFパルスを印加すると (d) のようになり，(e) そこから各スピンは再収束しはじめ，(f) エコーを発生する．

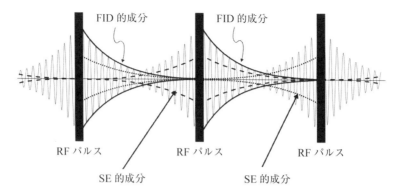

図3.61 SSFPの信号
励起直後に発生する成分（FID成分）と連続する励起により発生するSE的成分が混在する．

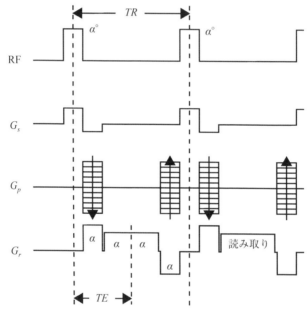

図3.62 PSIF法パルスシーケンス

ルスの連続によってもエコー信号成分が発生するので，M_{xy} を残存させ，短い TR で励起しつづけた SSFP（steady state free presession）状態では，FID成分とSE的成分が共存する（図3.61）．

　疑似コヒーレント型では，FID成分とSE的成分が混在して描出され，コヒーレント型のtrueFISPと区別し単純にFISP法と呼ばれる場合がある．一方，その綴りを反対に綴ったPSIF法と呼ばれる方法はSE的成分を抽出し画像化する方法である．PSIF法では励起直後の G_r が dephasing 傾斜磁場とは逆極性になっているので，FID成分がスポイリングされる（図3.62）．

　PSIF法の G_r 系列を連続する $2TR$ 間でみてみると，dephasing 傾斜磁場の積分値の大きさを a とすると，最初の TR の G_r 積分値は $+2a$ で，この傾斜磁場積分値によるエコー成分の位

相は，次のRFパルスにより$-2a$に相当する位相にフリップされ，このRFパルス直後の傾斜磁場積分値$+a$を加味すると$-a$相当の位相となり，これはちょうど読み取り傾斜磁場に対するdephasing傾斜磁場の働きに相当する．したがって，連続するRFパルスによりエコー成分が検出される．

PISF法の実際のエコー時間は$TR+TE$であり，TRよりも長い値となる．したがって，PISF法のエコー時間は，TEまたは$TR+TE$の値で表記される．なお，グラディエントエコー法名称は，メーカーにより異なる[27]．

・3次元高速撮像

3次元高速撮像にグラディエントエコー法を用いた臨床画像例を図3.63に示す．3次元高速撮像は，厚い領域（スラブ）を励起し，スラブ厚方向にも位相エンコードを行い，スラブ内の複数のスライスの3次元画像データを取得する方法である（図3.64）．マルチスライス法の場合，隣接するスライスの干渉を防ぐためスライス間にギャップを設定するが，3次元撮像ではその必要がなくギャップレス撮像となる．図3.63の場合，$TR=6.8$ ms，マトリッ

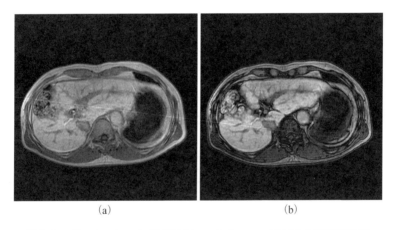

図3.63　非コヒーレント型グラディエントエコー法による臨床画像例
(a) 3Dマルチエコー撮像による肝臓のin-phase画像．(b) out-of-phase画像（第8節第3項）．

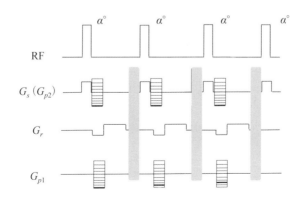

図3.64　3次元グラディエントエコー法パルスシーケンス
グラディエントエコー法の種類に依存し，傾斜磁場印加領域（灰色長方形）などに様々な傾斜磁場が印加される．

クスサイズが360×160, スライス数が30枚で, 後述のパラレルイメージング (第6節) を用い, 1/2の時間で撮像しているので, 撮像時間は約16sである.

4.5 MRA

流れる血液からの磁気共鳴信号は, 流れの影響を受ける. そのことを利用し, 血管を描出する方法 (angiography) がMRA (magnetic resonance angiography) である. MRAの代表的撮像法には, TOF (time-of-flight) 法とPC (phase contrast) 法がある.

・TOF法

グラディエントエコー法を用いる方法で, 撮像領域 (スラブ) に流れ込む血液からの信号が高信号となる性質を利用している. グラディエントエコー法で, スラブ内の流れていない水からの励起直前のM_zはM_0よりも小さくなるが (式 (3.40)), TR間にスラブへ流入する血流量が大きいほど, 血管内の励起直前のM_zは増加する (図3.65). そのことで, 血管のコントラストが向上する. この現象をIn-Flow効果という. 得られたスラブ内のグラディエントエコー画像データにMIP (maximum intensity projection) 処理を施すことで, 高輝度である血管部位が抽出され3次元MRA画像として表示される (図3.66).

頭部MRAの場合, In-Flow効果は動脈血が流入するスラブ下面が大きく, 上面に行くに従い低下する (図3.65). このため, 複数のスラブに分割し撮像する方法や, 2次元マルチスライス法で上面ほどフリップ角を増加させるTONE (tilted optimized nonsaturating excitation)[28] などの方法が使用される場合がある.

・PC (phase contrast) 法

励起後のスピンが傾斜磁場下で移動すると, その移動に依存し位相変化が発生する. このことを利用し傾斜磁場印加の仕方を工夫することで, 得られる磁気共鳴信号に血流速に比例した位相を持たせることができる. PC法はこのような位相情報を用いて画像化する方法で, 血流速度マッピングが可能である (図3.67).

血流速に比例した位相を持たせるために, 図3.68に示した正負の傾斜磁場強度を持つバイポーラ傾斜磁場を信号受信までの間に加える. x方向傾斜磁場のバイポーラ傾斜磁場を印

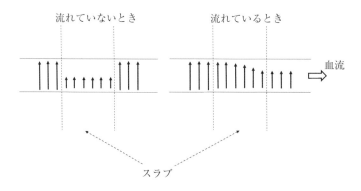

図3.65 血液の流入効果 (In-Flow効果)
励起直前のM_z (実線矢印) の様子.

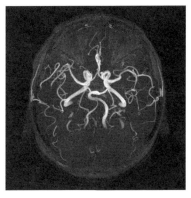
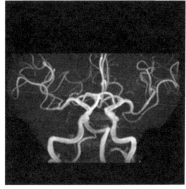

図3.66 TOFを用いたMRA
$TR = 30$ ms, $TE = 6.8$ ms, フリップ角 = 20° で撮像し, MIP処理した画像.

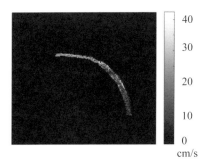

図3.67 上矢状静脈洞の3D血流速マッピング（PC法）

加したとき, x方向に速度v_xで流れている血液中のスピンの位相変化は,

$$\phi = \int_{t_1}^{t_4} \gamma G_x(t) \cdot (x + v_x t) \, dt = \gamma x \int_{t_1}^{t_4} G_x(t) \, dt + \gamma v_x \int_{t_1}^{t_4} G_x(t) t \, dt \tag{3.47}$$

となり, 左辺第1項は, $G_x(t)$がバイポーラ傾斜磁場なので0となる. 第2項を計算すると,

$$\begin{aligned}\phi &= \gamma v_x \int_{t_1}^{t_4} G_x(t) t \, dt = \gamma v_x \left\{ \int_{t_1}^{t_2} (-g_x) t \, dt + \int_{t_3}^{t_4} g_x t \, dt \right\} \\ &= \gamma v_x g_x \left(\frac{t_1^2}{2} - \frac{t_2^2}{2} + \frac{t_4^2}{2} - \frac{t_3^2}{2} \right) = \gamma v_x g_x \tau T_i\end{aligned} \tag{3.48}$$

となり, 位相が血流速に比例する. ここで, g_xはバイポーラ傾斜磁場の傾斜磁場強度である. このとき得られる複素信号は

$$S_+ = M_{xy} e^{-i(\phi + \phi_s)} \tag{3.49}$$

となる. なお, ϕ_sは磁場不均一性などにより発生する位相である. バイポーラ傾斜磁場の正負の順を逆にすると得られる位相は$-\phi$となり, 得られる複素信号は

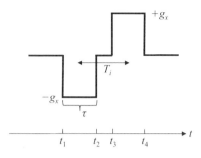

図3.68 バイポーラ傾斜磁場
$+g_x, -g_x$ は傾斜磁場強度を表す.

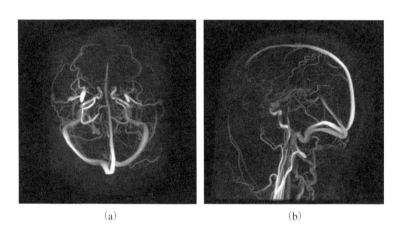

(a) (b)

図3.69 3D PC-MRAによるMIP頭部静脈画像
(a) 頭尾方向表示．(b) 左右方向表示．

$$S_- = M_{xy}e^{i(\phi-\phi_s)} \tag{3.50}$$

となる．S_+ と S_- の差の絶対値は，

$$|S_+ - S_-| = 2M_{xy}\sin(\gamma g_x v_x \tau T_i) \tag{3.51}$$

となり，この値を画像化すると，v_x に依存した信号強度が得られる．特に，流れていない部位（$v_x = 0$）の信号強度は0となるので，流れていない部位の信号が抑制され血流を敏感に画像化できる（図3.69）．また，$\sin(\gamma g_x v_x T_i) = 1$，すなわち，$\gamma g_x v_x \tau T_i = \pi/2$ の時最大の信号強度となり，このときの流速 $\pi/(2\gamma g_x \tau T_i)$ がVENC（velocity encoding）と呼ばれるパラメータである．

VENCはバイポーラ傾斜磁場の形状により決まるが，血流速に相関した画像を得るためには，血流速がVENC以内になければならないので，対象とする血流速に応じてVENCの値を調整する．MR検査時には，検査対象血管の最大血流速を予測して調整を行う．さらに，y, z 方向にもバイポーラ傾斜磁場を加えて同様な撮像を行うことで，それぞれの方向の血流速 v_y, v_z に依存した画像が得られる．

PC法では，x, y, z 方向それぞれの順極性および逆極性のバイポーラ傾斜磁場を加えてス

第3章 磁気共鳴画像法

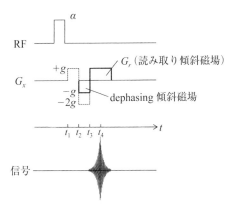

図3.70 flow compensation
$-2g, -g, +g$は傾斜磁場強度を表す.

キャンするので,合計6種類のスキャンが必要となり,TOF法よりも時間がかかる.さらに,S_-(式(3.50))とS_+(式(3.49))の複素信号の位相差は2ϕであり,式(3.48)よりこの位相差から流速が求まるので血流速を画像化ができる(図3.67).

・flow compensation

dephasingおよび読取り傾斜磁場などによっても血流に依存した位相が発生するが,その位相の発生を抑制する方法がflow compensationであり,TOF法,PC法ともに併用されている.図3.70の読取り傾斜磁場の中央点(t_4)がk空間のk_x座標の原点に相当し,そのときの位相が画像の位相情報として取得されるので,t_4までに発生する位相を考察する.flow compensationが施される前のdephasingと読取り傾斜磁場の波形を$G_x^0(t)$(図3.70の太線)とすると,速度v_xで流れている血液のt_4での位相は,

$$\phi = \int_{t_2}^{t_4} \gamma G_x^0(t) \cdot (x + v_x t) dt = \gamma x \int_{t_2}^{t_4} G_x^0(t) dt + \gamma v_x \int_{t_2}^{t_4} G_x^0(t) t dt \tag{3.52}$$

となり,右辺の第1項は$G_x^0(t)$波形より0であるので第2項が残存し,

$$\phi = \gamma v_x \int_{t_2}^{t_4} G_x^0(t) t dt = \gamma v_x \left\{ \int_{t_2}^{t_3}(-g) t dt + \int_{t_3}^{t_4} g t dt \right\} = \gamma v_x g \left\{ \left(\frac{t_2^2}{2} - \frac{t_3^2}{2} \right) + \left(\frac{t_4^2}{2} - \frac{t_3^2}{2} \right) \right\}$$
$$= \frac{\gamma v_x g}{2} \{(t_2 - t_3)(t_2 + t_3) + (t_4 - t_3)(t_4 + t_3)\} \tag{3.53}$$

となる.ここで,

$$t_3 - t_2 = t_4 - t_3 \tag{3.54}$$

なので,式(3.54)は,

$$\phi = \frac{\gamma v_x g}{2}(t_4 - t_3)(t_4 - t_2) = \gamma v_x g \tau^2 \tag{3.55}$$

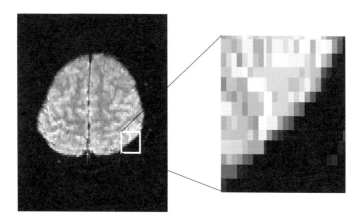

図3.71 エコープラナー画像

となる．ここで，簡便な説明のため，$t_3 - t_2 = t_4 - t_3 = \tau$ とした．

血管内の血流速は，中央の速度が速く一様ではない．そのため，血管のボクセル内のスピンの位相は式（3.55）に従って分散するので，そのスピンのベクトル和であるボクセル磁化ベクトルの大きさは低下する．このボクセル内の位相分散を抑制する方法がflow compensationで，信号検出前に図3.70の点線のような傾斜磁場を付加する．そのとき位相は，

$$\phi = \int_{t_1}^{t_4} \gamma G_x(t) \cdot (x + v_x t) dt = \gamma x \int_{t_1}^{t_4} G_x(t) dt + \gamma v_x \int_{t_1}^{t_4} G_x(t) t dt \tag{3.56}$$

で表され，右辺の第1項は0となり第2項が残存し，

$$\begin{aligned}
\phi &= \gamma v_x \int_{t_1}^{t_4} G_x(t) t dt = \gamma v_x \left\{ \int_{t_1}^{t_2} gt dt + \int_{t_2}^{t_3} (-2g) t dt + \int_{t_3}^{t_4} gt dt \right\} \\
&= \gamma v_x g \left\{ \left(\frac{t_2^2}{2} - \frac{t_1^2}{2} \right) - 2 \left(\frac{t_3^2}{2} - \frac{t_2^2}{2} \right) + \left(\frac{t_4^2}{2} - \frac{t_3^2}{2} \right) \right\} \\
&= \gamma v_x g \frac{\tau}{2} \left\{ (t_2 + t_1) - 2(t_3 + t_2) + (t_4 + t_3) \right\} = 0
\end{aligned} \tag{3.57}$$

となり，いかなる血流速（v_x）のときも位相が揃う．flow compensation用傾斜磁場はG_x，G_y，G_zを用いて読み取り傾斜磁場方向のみならず，3次元方向に加えられる．

4.6 超高速撮像法[29]

励起から検出終了まで0.1s程度で1画像撮像する超高速撮像法に，エコープラナー法（echo planar imaging: EPI）とスパイラルスキャン法がある．k空間上の計測ピッチ（Δk）が画像FOVを決め（式（3.29）），計測範囲（L_k）が画像空間分解能を決める（式（3.30））ので，いずれの方法も，k空間上の所望の計測範囲内を短時間に網羅するk-trajectoryの工夫が施されている．式（3.27），式（3.28）より，k-trajectoryは傾斜磁場の印加の仕方で決まり，両方法のパルスシーケンスは特徴的な傾斜磁場波形を持っている．

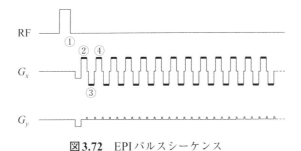

図 3.72　EPI パルスシーケンス

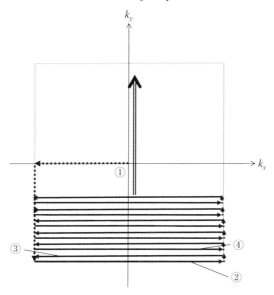

図 3.73　EPI 法の k-trajectory
データ取得（実線矢印）を k_y 方向（二重矢印）に繰り返す．図中の番号は図 3.72 に対応．

・エコープラナー法

　この方法のマトリックスサイズは通常 64×64 程度で，粗い画像が得られる（図 3.71）．エコープラナー法の典型的パルスシーケンスを図 3.72 に示す．この図の太線のタイミングに信号を検出する．この信号検出の様子を，式 (3.27)，式 (3.28) に従い k 空間上に示すと，k-trajectory はジグザグ状になる（図 3.73）．図 3.72 はグラディエントエコーを用いたエコープラナー法であるが，スピンエコー法を併用したエコープラナー法もある．なお，撮像時間が犠牲になるが，繰り返し励起して k-trajectory を一部ずつなぞることで，広い範囲の k 空間の網羅が可能となり，空間分解能を向上させる分割エコープラナー法もある．

・スパイラルスキャン法

　図 3.74 に示すように，この方法の k-trajectory は k 空間上でらせんを描く．k 空間上のデータ取得点は等間隔ではないので，グリッド状の等間隔点へのデータ変換（regridding）が施されて画像化される．この方法にもエコープラナー法同様に分割する方法がある．エコープラナー法に比較して，用いる傾斜磁場波形が矩形状ではなく三角関数的なので，後述する傾

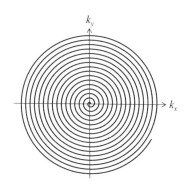

図3.74 スパイラルスキャン法のk-trajectory

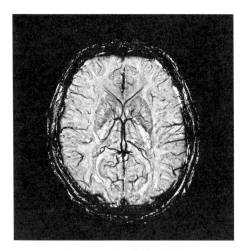

図3.75 磁化率強調画像

斜磁場のdB/dtが小さく，MR検査安全上有利である（第11節第4項）．

4.7 磁化率強調撮像法[30]

生体中の典型的な常磁性体は脱酸素化ヘモグロビンであり，静脈血は酸素飽和度が低く脱酸素化ヘモグロビンが多いので周囲の組織に比べ常磁性体が豊富である．そのため，静脈血の磁化率は，生体を構成する反磁性体である水に代表される磁化率とは異なるので，静脈周囲の磁場は乱れる．磁化率強調撮像法（susceptibility weighted imaging: SWI）は，磁場ひずみに敏感なグラディエントエコー法によるT2*強調撮像を行い，磁場の乱れを敏感に反映する位相情報も利用した画像処理を施すことで静脈を明瞭に描出する方法である（図3.75）．

T2*強調撮像の位相画像の各ピクセルには磁場ひずみに比例した位相が発生している．磁場ひずみには，静脈周囲に局在した乱れに加え，生体と空気との磁化率の違いなどによる広範な（空間的に低周波な）乱れが重畳している．そこで，位相画像に空間ハイパスフィルターをかけて静脈周囲の空間的に高周波な磁場の乱れを抽出した位相画像を算出し，その算出した位相画像を振幅画像に乗算し静脈を強調する．その際，べき乗（3次程度）した位相画像

を乗算することで静脈のコントラストを向上させている．

4.8 拡散強調撮像法

　生体中の水分子のブラウン運動は，脳脊髄液のように自由水的に運動しやすいものや，細胞内のように運動しにくいものまでさまざまな運動の程度（拡散係数）を示し，拡散係数は組織や病変により異なる．拡散強調撮像法（diffusion weighted imaging: DWI）は，拡散係数が小さいほど高信号となる撮像法である（図3.76）．この撮像法は，撮像中の体動などの動きの影響に敏感なため，SE-EPI法を応用したsingle shot撮像を行っている．

　拡散係数に応じたコントラストを得るために，SE-EPI法の180°RFパルスをはさみmotion probing gradient（MPG）と呼ばれる傾斜磁場パルスを印加する（図3.77）．仮に水分子が動かない場合，最初のMPGによりボクセル内に発生した位相分散は，次のMPGで再収束する．MPG間の水分子の移動が大きくなるに従い，再収束し難くなり，ボクセル磁化ベクトルは低下する．その低下の程度は，拡散係数を D [mm^2/s] とすると，

$$e^{-bD} \tag{3.58}$$

で表され，b [s/mm^2] はb値（b factor）と呼ばれ，

$$b = \gamma^2 G^2 \delta^2 (\Delta - \delta/3) \tag{3.59}$$

で表されるMPGにより決まる値である（図3.77）．

　MPGは，用いる x, y, z 方向傾斜磁場の組み合わせによりさまざまな方向に加えることができる．たとえば，x 方向傾斜磁場によるMPGを用いた場合，水分子の x 方向の動きのみが反映されたDWIが得られる．x, y, z 方向別々にMPGを加え得られたDWI信号強度（S_x, S_y, S_z）の積の3乗根（$\sqrt[3]{S_x \cdot S_x \cdot S_x}$）を画像化することで，それぞれの方向の拡散係数の平

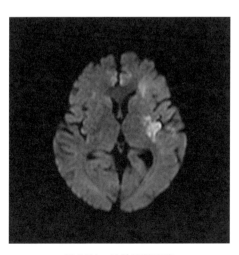

図3.76　拡散強調画像
上下肢片麻痺などの症状発症後約1時間半の脳梗塞患者の画像．細胞性浮腫（細胞内への水分子の流入）により水分子の拡散性が低下することで，病変部が高輝度に現れる．

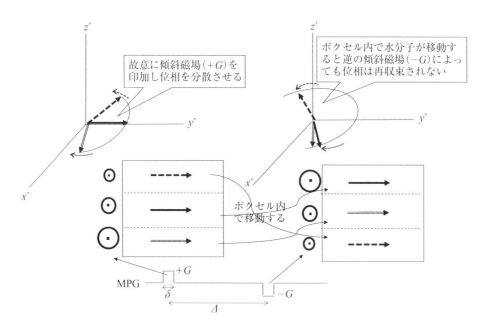

図3.77 motion probing gradient (MPG) の働き
+G, −Gは傾斜磁場強度を表す．

均を反映した画像が描出される（式(3.58)）[31]．なお，通常の拡散強調撮像はMPG間に180°パルスを印加するスピンエコー法を用いるので，2つめのMPGの傾斜磁場強度は正の値となる．

4.9 拡散テンソルイメージング[32]

白質中の水分子は，神経線維（ミエリン鞘）により拡散に異方性がある（図3.78）．そのため，用いるMPGの方向に依存し得られる拡散強調信号強度が異なる．拡散の異方性は3次元的に表され，固有の拡散方向を示す3つの固有ベクトルで表現される．それぞれの固有拡散方向の拡散係数（$D1, D2, D3$）を持つ固有ベクトルを求め，平均拡散係数MD (mean diffusivity) である $(D1+D2+D3)/3$ や拡散の異方性の指標であるFA (fractional anisotropy) を画像化するものが拡散テンソルイメージング（diffusion tensor imaging: DTI）である．

FAは

$$\sqrt{\frac{3\{(D1-MD)^2+(D2-MD)^2+(D3-MD)^2\}}{2(D1^2+D2^2+D3^2)}} \quad (3.60)$$

で表され，等方拡散（$D1=D2=D3$）のとき0で，$D1 \gg D2, D3$ のとき最大値1となるように異方性を表す．また，最大の拡散係数を持つ固有ベクトルを3次元的に線状につなげ表示することで神経線維を画像化する方法を拡散トラクトグラフィ（diffusion tractography）という（図3.79）．固有ベクトルを基にした座標空間（固有ベクトル空間）で定義された拡散

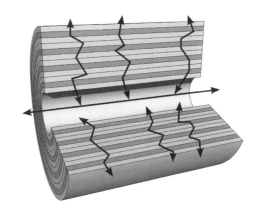

図3.78 神経線維の水分子の拡散異方性

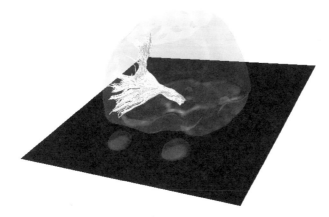

図3.79 拡散トラクトグラフィ

テンソル（diffusion tensor）は対角行列で表されるが，画像データを取得するMRIのx, y, z座標空間に変換すると，下記の拡散テンソルに拡張される．

$$\begin{pmatrix} D_{xx} & D_{xy} & D_{xz} \\ D_{yx} & D_{yy} & D_{yz} \\ D_{zx} & D_{zy} & D_{zz} \end{pmatrix} \quad (3.61)$$

このテンソルは対称行列（$Dij = Dji$）で，独立変数は$D_{xx}, D_{yy}, D_{zz}, D_{xy}, D_{xz}, D_{yz}$の6個となる．この個数は，DTIで求める量である3つの固有拡散方向とそれぞれの拡散係数の合計6個の未知数に対応している．式(3.61)を対角化することで3つの固有値および3つの固有ベクトルが求まり，固有ベクトルの方向が固有拡散方向，固有値がそれぞれの方向の拡散係数となる．式(3.61)の6個の独立変数を求めるために，傾斜磁場の組み合わせを変えることで6方向のMPGを加えて画像データを取得する．このとき，拡散による信号低下の程度を抽出するために，MPGを印加しない画像データも取得し，そのデータでMPGを加えた画像データを除した値を用いて，式(3.61)の6個の独立変数を算出する．また，MPGの印加方向を6軸からさらに増し，DTIの精度向上が行われている[33]．

4.10 心臓撮像法

心拍に同期しデータ収集を行うことで，動いている心臓を撮像することができる．撮像時間を短縮するために，高速スピンエコー法や高速グラディエントエコー法が併用される．さらに，180°反転パルスを用い血液の信号を抑制する（black blood）ことで，心内腔，心筋を明瞭に描出できる（図3.80）．この方法は，最初の非選択180°パルスで血液も含め広い領域内の磁化ベクトルを反転し，それに連続して撮像スライスに限定した選択180°パルスを加えると撮像スライス内の磁化ベクトルが元の状態に回復される．

TI（inversion time）間に撮像スライス内には反転した血液が流入するが，反転された血液の磁化ベクトルが縦緩和0となるTI（null point）後に撮像を行うので，得られる画像の血液の信号は抑制される．血液のTI（null point）は磁場強度および心拍周期にも依存するが400〜600 ms程度なので，心電波形のR波に同期してこのパルスシーケンスを適用することで，拡張期の心臓画像が得られる．

1心拍中の各時相のデータを収集し，時相ごとに得られた画像を繰り返し連続表示することで心臓の動きを動画表示できる．このことを心臓シネMRIと称している．この方法には，データ収集にECG triggering法とretrospective ECG gating法の2種類の方法がある．ECG triggering法は，心電波形に同期してデータ収集する時相数をあらかじめ決め，心拍ごとに異なる位相エンコードのデータを収集する方法である．

retrospective ECG gating法は，連続的に位相エンコードを変えたデータ収集を繰り返す方法である．その際，同時に心電波形をモニタし，各データの時相を記録し，データ収集後に時相ごとの異なる位相エンコードデータを集めて，各時相の画像を得る．ECG triggering法はR波に同期させるため，その直前の位相が欠落するが，retrospective ECG gating法は1心拍中の動きを途切れずに画像化できる．

しかし，retrospective ECG gating法は，時相ごとに位相エンコードを網羅する必要があ

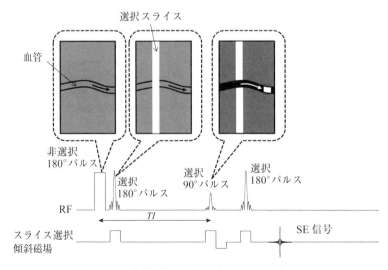

図3.80　二重反転black bloodパルスシーケンス

り，ECG triggering法よりも撮像時間が長い．両方法とも各時相を複数のグラディエントエコーで取得することで高速化が図られている．用いるグラディエントエコーにより血液の信号の特徴が異なる．非コヒーレント型の場合，血流速の違いに敏感であるので，血流の不均一性により心内腔の描出が不明瞭となる．一方，コヒーレント型の場合，血液が高信号となり心内腔が明瞭に描出されるので，心臓体積計測に用いられる（図3.55）．

　画像上の信号を縞状または格子状に抑制し，心筋の動きを観測する方法にタギング（tagging）法がある（図3.81）．縞状の信号抑制は，二項RFパルスと傾斜磁場の組み合わせにより行われる（図3.82）．二項RFパルス（二項係数の強度比のRFパルス）は，22.5°，45°，22.5°の連続するRFパルスを印加することで，合計90°励起される．しかし，それらのRFパルス間に傾斜磁場が印加されることで，ボクセル磁化ベクトルの位相が傾斜磁場方向に周期的に変化する．常に回転座標系のy'方向を向くボクセル磁化ベクトル（位置座標②

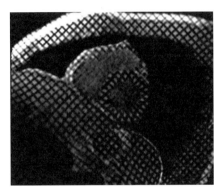

図3.81　心臓タギング撮像
タギング後に行われる画像データ取得のタイミングに依存し，抑制された格子が変形する．
画像提供：シーメンスヘルスケア㈱

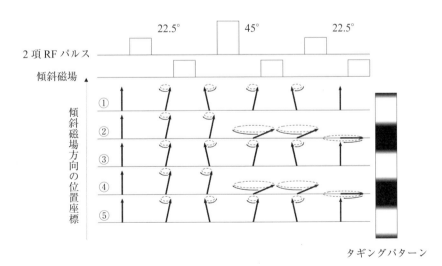

図3.82　タギングパルスシーケンス
傾斜磁場方向に位置が異なるスピン（実線矢印）は，傾斜磁場による位相回りが位置座標に依存し周期的に異なりタギングパターンが発生する．

④）は 22.5°＋45°＋22.5°＝90°励起されるが，励起ごとに位相が180°変化するボクセル磁化ベクトル（位置座標①③⑤）は，22.5°−45°＋22.5°＝0°と元に戻る．90°励起されたボクセル磁化ベクトルをスポイリング傾斜磁場により抑制することで，引き続くデータ取得では，元に戻されたボクセル磁化ベクトルのみが励起され，縞状の画像が得られる．この二項RFパルスを連続して加え，異なる方向の傾斜磁場を用いてタギングすることで格子状のタギングが得られる（図3.81）．また，二項パルス印加から時間がたつほど抑制されたボクセル磁化ベクトルが回復するため，心電図波形に同期した撮像では，二項パルスから離れた時相ほどタギングコントラストが低下する．

第5節 抑制技術とMRI造影剤

5.1 領域抑制[34]

臥位腹部撮像の場合，呼吸による腹側の動きに起因しアーチファクトが発生するが，動きが顕著な腹側領域の信号を抑制することでこのアーチファクトを防止できる．定められた領域の信号抑制は，撮像パルスシーケンスの前段階で行われる．傾斜磁場により信号を抑制する領域を選択し90°励起した後，スポイリング傾斜磁場により信号を抑制する．

5.2 FLAIR

脳の画像診断には，脳脊髄液の信号を抑制したT2強調画像が用いられる．この脳脊髄液などの液体成分を抑制する方法がFLAIR（fluid-attenuated inversion recovery）である（図3.83）．この方法は180°パルスにより縦磁化を反転させてから設定したTI後に高速スピンエコーで撮像するIR法（図3.84）を応用したパルスシーケンスで，脳脊髄液の信号が0とな

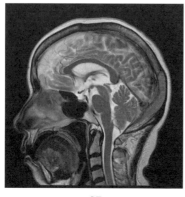 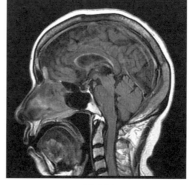

SE　　　　　　　　　　　FLAIR

図3.83 SEとFLAIR画像

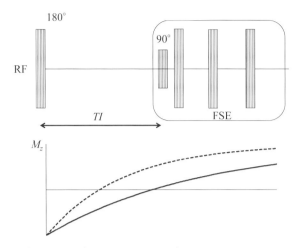

図3.84 IR (inversion recovery) パルスシーケンス
180°パルスにより縦磁化を反転してからTI後にボクセル磁化ベクトルが0となる組織（実線）からは信号が発生しない．

るnull point TIを設定する．null point TIは脳脊髄液のT1およびTRに依存する．1.5 T装置の場合，脳脊髄液のnull point TIは約2500 msである．

5.3 脂肪抑制

　脂肪の^{1}Hは，その周りの電子運動による磁気遮蔽効果により脂肪中の^{1}Hに加わる磁場が低下する．一方，水分子は，電気陰性度の高い酸素原子に電子分布が偏り^{1}Hの磁気遮蔽効果が低下する．そのため，水分子の^{1}Hの共鳴周波数は，脂肪の^{1}Hよりも高くなる．その違いは脂肪で最も多いエチル基の場合3.5 ppmであり，このppm単位の値は磁場強度には依存しない．

　1.5 T装置では，水と脂肪の^{1}Hの共鳴周波数の違いは，1.5 Tの共鳴周波数（64 MHz）の3.5 ppmである224 Hzとなる．通常の撮像の送信RFパルスの周波数帯域幅は1 kHz以上であるので，224 Hzの違いは区別されずに水，脂肪ともに励起され，水と脂肪からの信号が得られる．特に，T1強調画像では脂肪は高輝度となり診断を妨げるので，脂肪からの信号を抑制した撮像が行われる．脂肪抑制方法は，IR法を利用する方法，共鳴周波数を選択し励起する方法，水と脂肪の^{1}Hの信号の位相の違いを利用する方法の3種類に分類される．

・IR法を利用する方法

　TIを脂肪の^{1}Hのnull pointに設定して脂肪からの信号を抑制する方法で，STIR法（short TI inversion recovery）と呼ばれる．このときのTIはTRにも依存するが，1.5 Tの場合200 ms程度である．

・共鳴周波数を選択し励起する方法

　CHESS (chemical shift selective) 法と呼ばれ，撮像励起前に，狭帯域のRFパルス（CHESSパルス）を用いて脂肪の^{1}Hのみを90°励起し，スポイリング傾斜磁場により飽和（saturation: M_zもM_{xy}も0であること）させる．磁場が不均一な場合，共鳴周波数が場所に

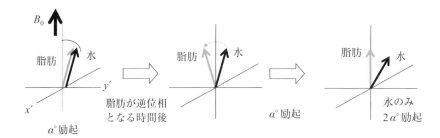

図3.85 α°−α°励起による脂肪信号の抑制

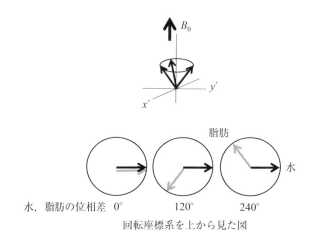

図3.86 3 point Dixon法

依存しCHESSパルスの抑制帯域内に脂肪の共鳴周波数が収まらない部位が発生するので，CHESS法は磁場不均一性に弱い．

・信号の位相の違いを利用する方法[35),36)]

水と脂肪の^{1}Hは共に励起された後，それぞれの共鳴周波数が異なるため，水と脂肪のスピンに位相差が発生する．フリップ角をα°で励起したのち，その位相差が180°となるタイミングでさらにα°励起すると，脂肪のスピンは励起前の方向（z方向）に戻るが，水のスピンは合計2α°励起されることになり水のみの信号が発生する（図3.85）．なお，水と脂肪で180°の位相差が発生するに要する時間は，1.5 Tの場合，水と脂肪の共鳴周波数差が224 Hzなので2.23 msとなる．この時間をはさむRFパルス列は，上記の1：1のほかに1：2：1や1：3：3：1などの二項係数比のフリップ角比であればよい．二項パルスによる励起中の水の位相は不変であることが必要なので，この方法はCHESS法同様に磁場不均一性に弱い．

一方，同じ水と脂肪の位相差を利用するが，磁場不均一性に強い方法に3 point Dixon法がある．この方法は，水と脂肪の位相差が0°，120°，240°になるような異なる3つのTEで撮像した複素画像を合成することで，脂肪の横磁化成分を相殺し，水のみの画像を描出する（図3.86）．磁場が不均一な場合も，各ボクセルの水のスピンの位相差は常に設計された3つの値となる．

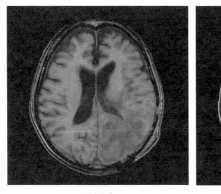
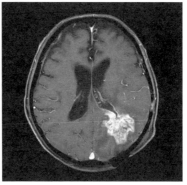

造影前　　　　　　　　　造影後

図3.87 Gd-DTPAの造影効果
神経膠芽腫（glioblastoma）のT1強調画像.

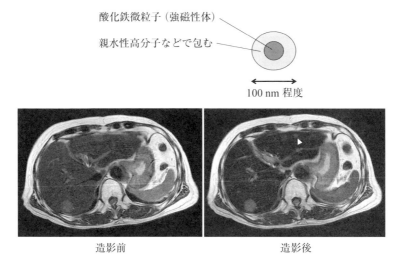

造影前　　　　　　　　　造影後

図3.88 超常磁性造影剤
転移性肝腫瘍の症例．造影後の画像では造影前では描出されなかった小さな腫瘍（矢頭）も描出されている．

5.4　造影剤

MRI用造影剤には，常磁性造影剤（paramagnetic contrast media）と超常磁性造影剤（superparamagnetic contrast media）がある．常磁性造影剤は，Gd-DTPAなど不対電子を多く持つ常磁性分子からなる．Gd-DTPAに含まれるGd^{3+}イオンは7個の不対電子を持つが，電子には^{1}Hの660倍の磁気モーメント（ボーア磁子）があるので，その磁気モーメントからの磁場が，^{1}Hに作用し緩和時間を短縮させる．その短縮効果は，縦緩和率（$R1 = 1/T1$），横緩和率（$R2 = 1/T2$）が造影剤濃度に比例し変化することで表される．

造影剤を投与した場合，組織により分布量が異なるが，たとえば，ラットの肝臓では，Gd-DTPA投与量［mmol/kg］当たりの$R1$変化量は4.8［1/(s·mmol/kg)］で，$R2$変化量は14.5［1/(s·mmol/kg)］である[37]．Gd-DTPAによる造影効果の例を図3.87に示す．

超常磁性造影剤は単一磁区の酸化鉄微粒子などの強磁性体が親水性高分子で包まれた微細な二重構造である（図3.88）．親水性高分子が生体中で解離することで，クーロン相互作用により互いの超常磁性造影剤粒子は分散する．コアにある磁化された強磁性体からの磁場は超常磁性造影剤粒子外に広がり，その周囲の磁場を乱す．このことで，T2*緩和が促進される．超常磁性造影剤を投与し，グラディエントエコー法などを用いたT2*強調撮像を行うと，それらが分布した組織の$T2^*$は短縮し画像信号強度が低下するので，超常磁性造影剤は陰性造影剤と呼ばれている．特に，肝組織では正常クッパー細胞が異物である超常磁性造影剤を取り込むが，がん腫瘍ではそれを取り込まないので，正常組織の信号強度が低下し癌腫瘍が浮き上がって描出される（図3.88）．

第6節　パラレルイメージング

パラレルイメージング（parallel imaging）は複数のRFコイルを配置し，それらのRFコイルからの信号を同時に検出することで撮像時間を短縮する方法である．撮像時間は基本的にRFコイル個数分の1にまで短縮できる．その原理は，大きく実空間法とk空間法に分類される．なお，撮像時間短縮の程度（$1/R$）を表すRをreduction factorと呼んでいる．

6.1　実空間法

対向する2つの受信コイルを配置した場合を例に説明する（図3.89）．位相エンコード数を半減し，撮像時間を半減させる．このとき，空間分解能は一定で，位相エンコード方向のFOVを半減し撮像すると，それぞれのコイルにより得られる画像はFOV外の領域が折り返されアーチファクトとして重なったものとなる（第8節第6項）．図3.89で，それぞれのコ

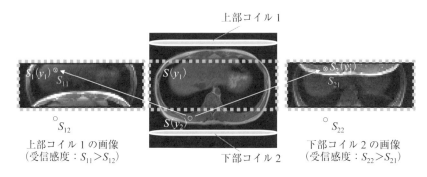

図3.89 実空間法パラレルイメージング
それぞれの受信コイルを用い，位相エンコード方向に半減したFOV（破線枠）の撮像を行うと，FOV外の領域が折り返されて重なる．それぞれの受信コイルの受信感度（S_{ij}）はそれぞれのコイルに近いほど高い．

イルで撮像する画像上の y_1 上には，半減した FOV 外の y_2 の画像信号が重なっている．

コイルが異なると撮像領域内のそれぞれのコイルの受信感度分布が異なるので，y_1，y_2 の位置からの画像信号 $S(y_1)$，$S(y_2)$ は，それぞれのコイルの受信感度分布による重み付けが異なる．それぞれのコイル 1，2 で受信される同じ位置座標 (y_1) の信号 $(S_1(y_1)$，$S_2(y_1))$ は次のように表される．

$$\text{上部コイル 1} \quad S_1(y_1) = S_{11} \cdot S(y_1) + S_{12} \cdot S(y_2) \tag{3.62}$$

$$\text{下部コイル 2} \quad S_2(y_1) = S_{21} \cdot S(y_1) + S_{22} \cdot S(y_2) \tag{3.63}$$

ここで，S_{ij} は，コイル i の位置 y_j における受信感度である．式 (3.62)，式 (3.63) の連立方程式を解くと，$S(y_1)$ および $S(y_2)$ が求まり，これらを半減しない FOV の画像上の位置 y_1，y_2 に表示することで折り返しアーチファクトのない画像が得られる．

このように複数のコイルから得られる折り返しのある画像から，それぞれのコイルの受信感度分布を利用し，折り返しのない画像を算出することを 展開処理（アンフォールディング）という．この展開処理を行列式では次のように表現できる．

$$\begin{pmatrix} S(y_1) \\ S(y_2) \end{pmatrix} = \begin{pmatrix} S_{11} & S_{12} \\ S_{21} & S_{22} \end{pmatrix}^{-1} \begin{pmatrix} S_1 \\ S_2 \end{pmatrix} \tag{3.64}$$

それぞれの受信コイルの受信感度分布を求めるには，次のような方法などが用いられている．まず，被検者を配置したあとに折り返しのない FOV 上に 32×32 程度の粗い画素数のマトリックスを設定し 3 次元グラディエントエコー法により撮像し，次に，送信コイルで受信も行い同様な撮像を行う．なお，送信コイルは送受信兼用コイル（ボディーコイル）なので，受信も可能である（第 3 節第 5 項）．それぞれの受信コイルとボディーコイルの 3 次元画像データの比から受信コイルの受信感度分布が求まる．

また，展開処理され得られる画像の SNR は，

$$SNR = \frac{SNR_0}{g} \cdot \sqrt{\frac{1}{R}} \tag{3.65}$$

で表される．ここで，SNR_0 は FOV を低減せずに得られる画像，すなわち，それぞれの受信コイルからの画像を加算平均した画像の SNR であり，R は reduction factor で位相エンコード数を $1/R$ に低減する．また，g は geometry factor と呼ばれ，それぞれの受信コイルの感度分布と配置により決まる 1 以上の数値である．FOV を低減したときに重なる位置での感度が，受信コイルごとに異なるほど g ファクタは 1 に近づき SNR が向上する．以上の実空間法は，SENSE（sensitivity encoding for fast MRI）法と名づけられており，位相エンコード方向 R 本ごとに 1 本残すように間引いた k-trajectory となっている．

6.2　k 空間法

この方法の k-trajectory も実空間法同様に位相エンコードを間引いて撮像する方法である．

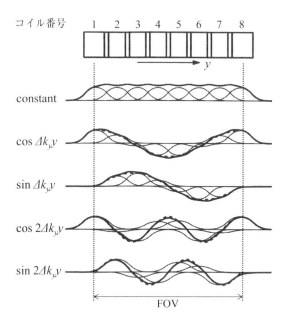

図3.90 k空間法パラレルイメージング
各受信コイルの重み付けした感度分布（実線）を合成し，位相エンコード方向（y）に信号変調（太実線）が得られる．Δk_y は単位位相エンコード量（空間分解能の逆数）である．（文献38）より転載）

この方法では，k空間上の位相エンコード方向に周期的に間引いて得られたraw dataは，各受信コイルからの信号の和であるが，受信コイルごとの信号に重み付けを工夫して加算することで，k空間上の間引かれたraw dataを作り出すことができる．

k空間法では，図3.90にあるような受信コイルの配置が基本となる．受信コイル配置列方向を位相エンコード方向として撮像すると，位相エンコードが0のとき，それぞれの受信コイルからの信号の和は，当然，位相エンコードが0のraw dataとなる．また，このとき得られた各受信コイルからの個々の信号を利用し，たとえば，受信コイル位置に依存しFOVで1波長となるようなsin的重み付けを行い加算した信号，およびcos的重み付けを行い加算した信号を組み合わせることで，位相エンコード±1の2つのraw data成分が作られる．さらに，FOVで2波長となるような重み付けを行うことで，位相エンコード±2のraw data成分が作られる．同様に，間引かない位相エンコードkのとき得られる各受信コイルからの信号を用い，間引かれた位相エンコード$k±1$，$k±2$……のraw dataを作ることができる．これが，SMASH（simultaneous acquisition of spatial harmonics）法と呼ばれるk空間法の原理である．

しかし，図3.90以外の配列の受信コイルの場合，このような重み付けによるraw dataの作成が困難になる．その対策としてオートキャリブレーション法が開発された．オートキャリブレーション法は，SMASH法同様に位相エンコード方向に周期的に間引いて撮像するが，位相エンコードが0付近のraw dataのみ間引かずに取得し，その間引かずに取得したraw dataと，位相エンコードが0の各受信コイルの信号から重み付けして算出されるraw dataを比較して，最小二乗法にて重み付けの値を最適化する方法である．さらに，間引いた

k空間上のそれぞれのデータをその周囲の間引かないデータを用いて重み付けの値を最適化するGRAPPA (generalized autocalibrating partially parallel acquisition) 法により画質が改良された．

第7節　MRIの画質とQA/QC

7.1 信号対雑音比

あるボクセルから発する磁気共鳴信号の信号対雑音比（signal-to-noise ratio: SNR）は，主にRFコイルに誘起される信号電圧とノイズ電圧の比で決まる．他の要因はプリアンプ（初段増幅器）で発生するノイズなどである．信号を発しているボクセル磁化ベクトルの横磁化成分をM_{xy}とすると，RFコイルに誘起される信号振幅電圧（e_s）は式(3.33)より

$$e_s = \omega_0 M_{xy} B_1 \tag{3.66}$$

となる．ここで，ω_0は共鳴角周波数，B_1は受信コイルに仮想的に1Aの電流を流したときにM_{xy}があるボクセルの位置に発生する磁束密度である（図3.34）．一方，RFコイルに発生するノイズ電圧（e_n）は，

$$e_n = \sqrt{4k_B \cdot T \cdot BW \cdot R_e} \tag{3.67}$$

で定義される．ここで，k_Bはボルツマン定数，Tは絶対温度，BWは受信バンド幅，R_eは受信コイル系の等価回路の抵抗成分である．BWはデータ検出時のサンプリング時間の逆数で定義される．また，R_eは受信コイルの抵抗成分R_cと被検体による等価抵抗成分R_lの和になる（図3.91）．R_lは被検体と受信コイルとの主に誘導結合により発生する．被検体中のイオンなどの電荷の熱運動により発生する磁場がRFコイルにノイズ電圧を誘起するが，そのノ

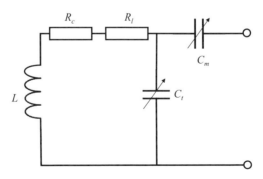

図3.91 RFコイルの等価回路
LはRFコイルのインダクタンス，R_cはRFコイルの抵抗成分，R_lは被検体による等価抵抗成分，C_tはチューニング容量，C_mはマッチング容量．

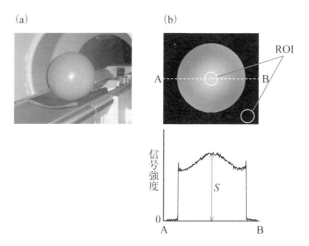

図3.92 背景雑音強度によるSNR測定
(a) 球形ファントム，(b) axial像およびAB（破線）上の信号強度プロファイル．

イズ電圧が等価回路での抵抗成分R_lにより発生しているものと解釈できる．

誘導結合により誘起されるノイズ電圧は，電磁誘導の法則より，その角周波数，すなわちω_0に比例し，また，等価回路の抵抗成分はそのノイズ電圧の二乗に比例するので（式(3.67)），結果としてR_lはω_0^2に比例し増大する．

一方，R_cはRFコイル線材の表皮効果の影響で$\omega_0^{1/4}$でしか比例しないので，高磁場になるほどR_lの寄与が主要になる．撮像範囲，すなわち被検体領域が小さなRFコイルは，R_lの値が小さくR_cを無視できないが，コイル径の増大にしたがいR_lが増加し，高磁場装置ではR_eはほぼR_lで代表されω_0^2に比例するので，したがってe_nはω_0に比例する（式(3.67)）．また，M_{xy}はM_0に比例するが，M_0は，

$$M_0 = n\gamma \left(\frac{h}{2\pi}\right)^2 I(I+1)\omega_0 / (3k_B T) \tag{3.68}$$

で表せる[39)]．ここで，nはボクセル中の原子核数，Iはスピン量子数で^{1}Hの場合1/2である．したがって，M_{xy}はω_0に比例するので，式(3.67)よりe_sはω_0^2に比例し，e_s/e_nで定義されるSNRは1.5 T以上ではほぼω_0に比例して増大する．

次に画像上でのSNRについて図3.92を用いてその定義を説明する．均一ファントムを対象としても，一般にRFコイルの感度分布は不均一なのでSNRは位置に依存するが，ここではファントム中央の位置のSNRを例に説明する．

図3.92のSがファントム中央の位置の画像信号強度となる．実際にSを測定する際，ROI（region of interest）を設定し，その中の平均信号強度をSとしており，ROI内の感度分布の多少の不均一性（図3.92では多少湾曲している）は無視される．

雑音強度は画像信号のゆらぎの標準偏差で定義される．図3.92の場合，雑音強度は感度分布に従い湾曲した画像信号に重畳されたゆらぎの標準偏差になるが，ROI内の画像信号のゆらぎ測定には，その領域内の感度分布が影響する．

そこで，この感度分布の影響を防ぐため雑音強度の測定法には，背景雑音強度を測定する

方法（図3.92）と差分画像による方法がある．背景雑音強度を測定する方法では，測定対象物がない領域の背景雑音強度を測定する．通常のMRI画像は，複素磁気共鳴信号の振幅情報が画像表示されるが，複素雑音は，実部，虚部，共にガウス分布し，それらが，十分大きな画像信号に重畳された場合，得られる画像信号の大きさも平均画像信号を中心にガウス分布する．一方，複素雑音の振幅はレイリー分布しており，その分布が表れる背景雑音強度は，画像信号のガウス分布の標準偏差として定義された雑音強度の$\sqrt{\pi/2}$（≒1.25）倍となる[40]．したがって，背景雑音強度を$\sqrt{\pi/2}$で除した値を雑音強度としてSNRが求められる．ただし，フェイズドアレイコイルを組み合わせた受信コイルの場合，背景雑音はある程度の指標となるが，受信信号を組み合わせることなどの影響のため，SNRは正確に求まらない．

また，差分画像により測定する方法は，同じ撮像を2回行い，得られる2枚の画像の差分画像を求めると画像信号強度が差し引かれ，平均値が0で正負にガウス分布するゆらぎ成分（ノイズ）のみが残存する．差分で使用した2枚の画像のノイズは相関しないので，差分画像のノイズは2枚の画像のノイズの和と同等である．したがって，差分画像上に残存するノイズの標準偏差は雑音強度の$\sqrt{2}$倍となるので，残存ノイズの標準偏差を$\sqrt{2}$で除したものを雑音強度としてSNRを求める[41]．

7.2　空間分解能

空間分解能には，撮像法で定められるピクセルサイズとスライス厚に加え，専用ファントムを用いた画像により評価するコントラスト分解能がある．ピクセルサイズは画像空間分解能（in-plane spatial resolution）とも表記され，辺ごとのFOVをマトリックスサイズで除した値で求められる．k空間上でraw dataが満たす領域の外側を0信号で埋めたデータを用いて画像再構成することで，見かけ上の画像空間分解能が向上する．このことをzero fill interpolationと呼ぶ．

スライス厚は送信バンド幅とスライス選択傾斜磁場強度により設定され，スライス厚方向の信号強度分布であるスライスプロファイルの半値幅で定義される．送信RFパルス波形をフーリエ変換したものが，スライス厚方向の位置に依存したフリップ角分布となり，送信RFパルス波形に応じ異なるスライスプロファイルとなる．送信RFパルス波形がガウシア

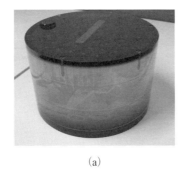 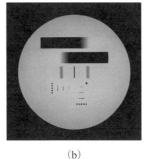

(a)　　　　　　　　　　(b)

図3.93　JISファントム
(a) ファントム本体．(b) コントラスト分解能およびスライス厚測定画像．

ンの場合は，フリップ角分布もガウシアンとなるが，SINC波形の場合，フリップ角分布は矩形状となる（図3.15）.

実際に視認される空間分解能はSNRに依存するが，それを劣化させる要因には，RF渦電流など装置に起因するものや，$T2$や$T2^*$などの被検体の磁気共鳴特性に起因するものがある．空間分解能は，日本工業規格（診断用磁気共鳴装置用ファントム：JIS Z 4924-1995）に準拠した専用のファントムなどを用いて確認される（図3.93）.

コントラスト分解能（JIS Z 4924-1995では空間分解能と表記）は，ファントム中に置かれたプラスチックに空けられたサイズの異なるスリットの配列を目視で評価する．スライス厚測定には，くさび状に設けられた信号発生部分を用いる．

7.3　空間直線性（画像ひずみ）

傾斜磁場は座標軸に依存し直線的に磁場強度が変化するが，その直線性が乱れると画像がひずむ．また，RF渦電流による擾乱磁場や，静磁場不均一性も画像ひずみの原因となる．その評価は，図3.93に示したファントムなどを用い，ファントム直径など画像上の距離と実際のファントム構造の寸法を比較する．

7.4　画像均一性

均一ファントムを撮像した場合でも，得られる画像は不均一となる．その主な原因は，送信コイルが発生する回転磁場強度の不均一性と，受信コイルの感度不均一性であり，パルスシーケンスに依存し得られる画像の均一性が異なる．また，励起時にファントム内に誘起されるRF渦電流によっても均一性が劣化するので，溶液電気伝導度がヒト等価の値よりも低いACRファントムなどが用いられる．ファントムを撮像し，ファントム画像の75％以上の広さのROI内の最大信号強度と最小信号強度を測定し，それらの差の平均信号強度に対する比を画像均一性としている．なお，MR室内の室温とファントム温度の差が大きな時，ファントム内に対流が発生し，その影響によっても画像均一性が劣化するので，ファントムをMR室内に十分な時間置いたあとで測定を行う．

7.5　ゴーストアーチファクト

データ収集時の信号検出が不安定になると背景領域にゴースト状のアーチファクトが現れる．それは，一般に位相エンコード方向に現れるので，均一ファントムを撮像し，位相エンコード方向，および周波数エンコード方向の背景領域の雑音強度を測定して評価される．そのファントム領域の75％以上の広さのROIの平均信号強度をSとし，背景領域の周波数エンコード方向にファントムをはさみ設定した2か所のROIの雑音強度をN_{F1}, N_{F2}とし，同様に位相エンコード方向に設定した2カ所のROIの雑音強度N_{P1}, N_{P2}とすると，ゴーストアーチファクトの精度は次の式で定義される．

$$\left| \frac{(N_{P1}+N_{P2})-(N_{F1}+N_{F2})}{S} \right| \tag{3.69}$$

この値が1％未満であると正常である．

7.6 QA/QC

　QA（品質保証）活動の具体的性能確認にQC（品質管理）項目がある．その項目は，国際電気標準会議（International Electrotechnical Commission）の規格（IEC 62464）を基に作成された日本工業規格のJIS Z 4952（磁気共鳴画像診断装置―第1部：基本画質パラメータの決定方法―）に記載されており，信号対雑音比，均一性，スライス厚およびスライスプロファイル，幾何学的ひずみ，空間分解能，ゴーストアーチファクトからなる．

　主なQA活動には，MRI装置導入時の受入試験と定期的な不変性試験がある．日々の不変性試験の場合，短時間で実施するために，信号対雑音比，幾何学的ひずみ，ゴーストアーチファクトに限定した試験が行われる．なお，米国には米国電子機器工業会（National Electrical Manufacturers Association: NEMA）[42]，米国放射線医学会（American College of Radiology: ACR）[43]や米国医学物理学会（American Association of Physicists in Medicine: AAPM）[44]が定めたQA活動に関する標準規格がある．

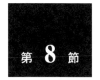

第8節　アーチファクト

8.1　動きのアーチファクト

　生体の動きには，呼吸による肺や腹部の動きや拍動による動きの周期的なものと，不随意的な動きがある．呼吸などの周期的変動の影響で，ゴースト状アーチファクトが発生する（図3.94）．

　検出される信号はその周期 T_m で変調され，k空間データ（raw data）に周期的変調が現れ，画像の位相エンコード方向に多重にshiftした像が重畳したゴースト状アーチファクトが発生する．周期変調されたk空間データ成分は，位相エンコード方向に T_m/TR ライン周期の周期関数との積で近似できるので，コンボリューション定理により，画像空間では本来のk空間データをフーリエ変換したアーチファクトのない画像データと，周期関数のフーリエ変換のコンボリューションとなる．k空間上の T_m/TR ライン周期の周期関数のフーリエ変換は，画像空間では $FOV \cdot TR/T_m$ の位置成分を持つので，コンボリューション計算結果は，位相エンコード方向にその距離だけshiftしたアーチファクトとなり，それが元画像に重なる．

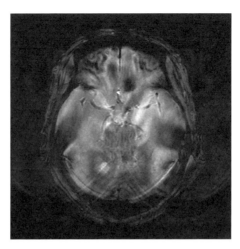

図3.94 ゴースト状アーチファクト
肺結節に鉄が沈着した患者のグラディエントエコー画像．肺結節の鉄による頭部までおよぶ磁場歪みが呼吸に同期して変動することにより，位相エンコード方向（左右方向）にアーチファクトが発生．

8.2 流れによるアーチファクト

　生体内で流動しているものは，主に血液と脳脊髄液である．撮像スライス外から流入する血液からの信号を利用する方法にTOF法によるMRAがあるが，流入する血液が拍動する場合，位相エンコード方向へのゴースト状アーチファクトとなる．また，スピンエコー法の場合，90°励起から180°パルスまでの間に励起された血液がスライス外に移動すると，180°パルスにより再収束されなくなるので，血管部位の信号が欠損する（図3.95）．この現象はflow voidと呼ばれ，血流速が速いと顕在化する．また，撮像中に印加される周波数や位相エンコード傾斜磁場は移動しない^{1}Hを前提として設計されているので，^{1}Hが撮像中に移動すると，ゴースト状アーチファクトやflow voidに加え，他のアーチファクトが発生する場合もある．

　動脈の速い血流速である100 cm/s程度の流れをグラディエントエコー法で撮像する場合を例に考察する．この場合，読み取り傾斜磁場を加え，信号を検出している間にも血流が1ピクセル以上の距離を移動する．たとえば，信号検出期間が4 msの場合，4 mm移動する．信号検出期間の中点の時点での^{1}Hの位置が，画像上で周波数エンコード方向の位置となり，その移動に従い周波数エンコード方向にshiftする．一方，位相エンコード情報はその中点に至る前に付与されるので上流で^{1}Hに付与されたものとなり，その分上流側にshiftして描出される．このため，血管の位置ずれは血流方向に依存し，スライス面内で斜め±45°方向に走行する血管の位置ずれが最大となる[45]．

8.3 化学シフトアーチファクト

　第5節第3項の脂肪抑制で述べたように，分子内電子による磁気遮蔽効果により水と脂肪の共鳴周波数が異なるが，このような共鳴周波数の違いを化学シフト（chemical shift）と

呼び，基準物質（テトラメチルシラン）の共鳴周波数との差をppm表示で表す．化学シフトアーチファクト（chemical shift artifact）は，主に，脂肪の画像の位置がずれて表示されてしまう現象である．脂肪（主にエチル基）の共鳴周波数は水よりも3.5 ppm低周波なので，周波数エンコードのずれとなる．1.5 T MRIでは，3.5 ppmの違いは224 Hzであり，1ピクセル当たりの受信バンド幅が120 Hzの場合，脂肪の位置は，読み取り傾斜磁場方向に約2ピクセルずれる．

受信バンド幅が低下し信号検出期間が延長するとSNRは増加するが，化学シフトによる位置ずれは増大する．また，高磁場MRIほど，水と脂肪の共鳴周波数差は増加するので，化学シフトによる位置ずれは増す．脂肪の^{1}Hには，TEに比例し$\gamma \cdot 3.5 \times 10^{-6} \cdot B_0 \cdot TE$の位相が発生するので，水と脂肪が混在するボクセルでは，$TE = \dfrac{(2n+1)\pi}{\gamma \cdot 3.5 \times 10^{-6} \cdot B_0}$で水と脂肪の^{1}Hの位相差が180°となり互いに打ち消し合い（out-of-phasse, opposed phase），$TE = \dfrac{2n\pi}{\gamma \cdot 3.5 \times 10^{-6} \cdot B_0}$では互いに強め合う（in-phase）．ここで$n$は0または正の整数である．1.5 Tで最短の$TE$は，opposed phaseで2.2 ms，in phaseで4.5 msであり，これらのTEを用いて化学シフトアーチファクトが発生しないような高いBWで撮像し，生体内脂肪情報の判断に利用されている（図3.63）．

8.4 磁化率アーチファクト

水は反磁性体であるので，ほとんどの生体組織の磁化率は負である．脳動脈瘤クリップや脊椎固定用器具などの多くのMR適合インプラント（生体埋め込み医療器具）は磁化率が正

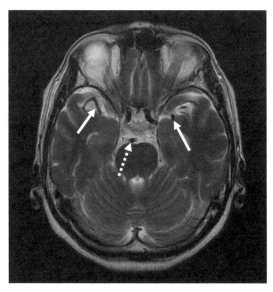

図3.95 flow void
T2強調画像軸位横断像．左右の中大脳動脈（白矢印），脳底動脈（白点線矢印）はflow voidにより低信号となっている．

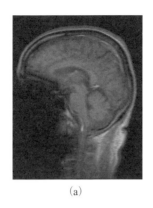 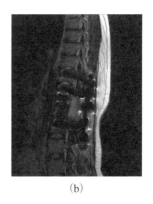

(a) (b)

図 3.96 (a) 歯科用口腔内金属, (b) 脊椎固定用 pedicular screw によるアーチファクト
(文献18) より転載)

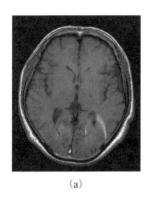 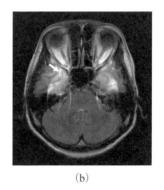

(a) (b)

図 3.97 歯科用口腔内金属によるアーチファクト
(a) 陽性アーチファクトを示すスピンエコー画像, (b) 不完全な脳脊髄液抑制によるアーチファクト(白矢印)を示す FLAIR 画像. (文献18) より転載)

の常磁性体なので，生体組織と磁化率が異なる．磁化率が異なる物質の存在により MRI の静磁場が乱れ，その乱れが大きな個所では，ボクセル内のスピンの位相が分散し画像が欠損する（図3.96）．

また，その磁場の乱れにより，選択されたスライス厚およびスライス位置が乱れ，想定したスライス外からの写り込みが発生する場合があり（図3.97），磁化率アーチファクトは陰性，陽性両性質を併せ持つ．さらに，FLAIR などの抑制技術の妨げともなる．

インプラントの磁化率アーチファクトは，静磁場に対するインプラントの向きや，撮像法，撮像パラメータに依存し異なり（図3.98），グラディエントエコー法による $T2^*$ 強調撮像で磁化率アーチファクトが顕在化する．また，空気の磁化率は0であり生体の負の磁化率とは異なるので，前頭洞や蝶形骨洞などの空気の存在によっても磁化率アーチファクトが発生し，特に fMRI で用いられるグラディエントエコー EPI 法では，頭蓋底横断像スライスの前頭部が大きく乱れる．

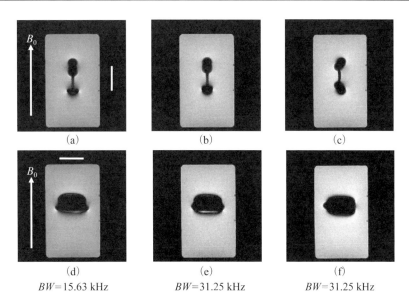

(a) (b) (c)

(d) BW=15.63 kHz (e) BW=31.25 kHz (f) BW=31.25 kHz

図3.98 金属棒アーチファクト

寒天ファントム中に金属試料（Co-Cr-Mo合金，直径5 mm，長さ50 mm）を静磁場（B_0）に平行（a, b, c）または垂直（c, d, f）に置き，周波数エンコード方向を上下方向（a, b, d, e）または左右方向（c, f）に設定し，グラディエントエコー法（$TE=6.8$ ms）で撮像．B_0は静磁場方向を，白棒は金属試料サイズを表す．（文献18）より転載）

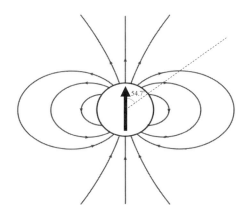

図3.99 核磁気モーメントが発する磁場

8.5 マジックアングルアーチファクト

横緩和の主な要因は，核磁気モーメントが発生する磁場である．励起される核磁気モーメントの割合はボルツマン分布に従い10^{-5}オーダーで（第1節第1項），撮像中もほとんどの核磁気モーメントは静磁場方向かその逆向きの状態で，図3.99のような磁場を発している．

励起された核磁気モーメントは隣接する周囲の核磁気モーメントからのこのような磁場にさらされており，これらの磁場の静磁場方向成分が横緩和を促進させる．しかし，図3.99の点線上の位置では，核磁気モーメントが発する磁場の静磁場方向成分が0であり，隣接す

る核磁気モーメントがこの点線上に存在する場合，横緩和は促進されない．

この点線と静磁場とのなす角は54.7°であり，マジックアングルと呼ばれている．コラーゲン線維が束ねられた腱中の水分は線維方向に配列しているので[46]，腱が静磁場に対し54.7°で配向している場合，横緩和は促進されず$T2$は延長し，T2強調画像では高輝度となる（図3.100）．

8.6 折り返しアーチファクト

被撮像部位がFOVより広い場合，FOVからはみ出た部位が図3.101のように折り返されて重複して表示される．周波数エンコード，位相エンコードともにFOVからはみ出た部分は，設計した周波数・位相エンコードよりも高周波・高位相成分になり，そのような成分は

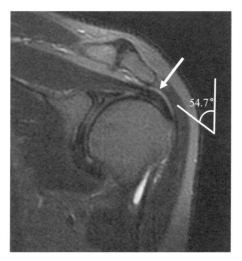

図3.100　マジックアングルアーチファクト
肩関節の脂肪抑制T2強調画像．

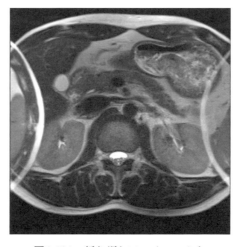

図3.101　折り返しアーチファクト

サンプリング定理により，設計した最大の周波数・位相エンコードの値を差し引いた低周波・低位相成分として認識される．このことで折り返しアーチファクトが発生する．

折り返しアーチファクトの対策は，FOVを広げることである．k空間上でのサンプリング間隔の逆数がFOVに相当するので，k空間上のサンプリング間隔を狭めることでFOVが広がる．ピクセルサイズを維持しつつ，FOVを広げるためには，k空間上でサンプリング間隔を狭めつつ同じ広さの領域をサンプリングしなければならない．したがって，サンプリング数が増加するので，このことをオーバーサンプリングという．

8.7 ギブスアーチファクト

図3.102に示すように被検体のエッジ部分が重複して現れることがギブスアーチファクト（Gibbs artifact）（データ打ち切りアーチファクト）の典型例である．このアーチファクトは空間分解能の低下とともに顕在化する．k空間上では，空間分解能に応じた範囲のデータサンプリングになるので，得られたraw dataは，そのk空間上の範囲を限定する矩形（パルス状）ウィンドウ関数と，2次元フーリエ画像変換データとの積になる．

コンボリューション定理により，k空間上の関数の積は，実画像空間上のそれぞれの関数のフーリエ変換のコンボリューション積分となる．矩形波ウィンドウ関数のフーリエ変換はsinc関数となり，画像データのフーリエ変換は撮像する原画像である．

均一ファントムの場合のsinc関数と原画像関数のコンボリューション積分により原画像のエッジ付近にギブスアーチファクトが現れる．このアーチファクトの第一の対策は，空間分解能の向上であるが，k空間上のウィンドウ関数を，たとえばガウシアンとすることで，そのフーリエ変換もガウシアンとなるので，sinc関数のときような離散的高輝度部位が現れなくすることもできる．しかし，この方法には画像のblurring（ボケ）が増加する欠点がある．

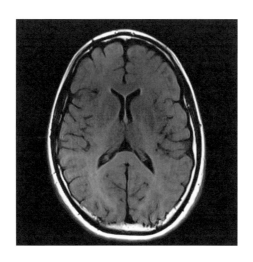

図3.102 ギブスアーチファクト

8.8 クロストークアーチファクト

マルチスライスの隣接するスライス間距離が短い場合に現れ，信号強度が低下する現象である．スライス選択RFパルス波形によりスライスプロファイルが決まり，スライス外，すなわちスライス半値幅以外にも弱いながらも励起が隣接するスライス位置まで及び，隣接するスライスの信号強度を低下させる．そのため，スライス間ギャップが設定される．特に，このアーチファクトは，画像信号の定量解析の際の妨げとなる．

8.9 RFノイズによるアーチファクト

このアーチファクトの主因は，周辺機器からの高周波ノイズであり，受信周波数帯域内の一定の周波数の高周波ノイズが混入した場合，周波数エンコード上，単一の周波数のノイズ成分となるので，その周波数に対応した位置に線状のアーチファクトが現れる．また，データ空間（k空間）上でパルス状（点状）に高周波ノイズが混入した場合，複数の一定間隔の線状のアーチファクトとなる．

このことを数式で説明する．k空間上に混入した点状のノイズをデルタ関数$\delta(k_x, k_y)$で表すと，それが画像上でどのようなアーチファクトとなるかを表すフーリエ逆変換は，

$$f(x,y) = \iint \delta(k_x, k_y) e^{-2\pi i(k_x x + k_y y)} dk_x dk_y = e^{-2\pi i(k_x x + k_y y)} \tag{3.70}$$

となり，この複素ノイズが複素画像データに重畳されて，振幅成分が画像として表示される．したがって，$k_x x + k_y y =$一定の条件を満たす等間隔で並んだ線状のアーチファクトとなる．さらに，データ空間上に混入するノイズが複数の場合，k_x, k_yの値が異なるのでさまざまな方向の線状アーチファクトの重ね合わせとなる．

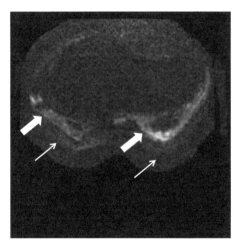

図3.103 脂肪抑制不良アーチファクト

本来の乳房の輪郭（細矢印）より腹側にその輪郭が重なってみえるアーチファクト（太矢印）が現れた拡散強調画像例．

第3章　磁気共鳴画像法

8.10　脂肪抑制不良アーチファクト

　脂肪抑制が不良となる場合，残存する脂肪成分が画像に現れアーチファクトとなる（図3.103）．静磁場および送信RF磁場が不均一なことが，このアーチファクトの主な原因であるが，脂肪抑制技術によりそれらの影響の程度が異なる．

8.11　EPIアーチファクト

　EPIでは化学シフトアーチファクトが位相エンコード方向に顕在化するので，脂肪抑制は必須である．EPIの受信バンド幅は大きく，1ピクセル当たりの受信バンド幅は通常1 kHz以上であるので，水と脂肪の化学シフト差（1.5 T MRIで224 Hz）は1ピクセル内の受信バンド幅内に収まり，周波数エンコード方向には化学シフトアーチファクトは発生しない．一方，位相エンコード方向には水と脂肪の化学シフト差が大きく影響する．位相エンコードはk空間上での受信1ラインごとに一定量加算される．たとえば，1ラインごとに位相エンコード傾斜磁場（傾斜磁場強度をΔg）がブリップ状（時間幅τの小さなパルス状）に加えられる場合（図3.72），受信1ラインごとに増加する位相は，

$$\gamma \Delta g \tau y \tag{3.71}$$

となる．ここで，位相エンコード方向をyとした．また，脂肪からの信号の周波数は水よりも224 Hz低いので脂肪の位相は，1ラインごとに$2\pi \cdot 224 \cdot \tau'$減少する．ここでは，$\tau'$はEPIのエコースペース時間（ラインごとの時間間隔）である．したがって，1ラインごとに発生する脂肪の位相は，

$$\gamma \Delta g \tau \left(y - \frac{2\pi \cdot 224 \cdot \tau'}{\gamma \Delta g \tau} \right) \tag{3.72}$$

となり，この式の括弧内2項目がEPIにおける脂肪の化学シフトによる変位量（Δy）である．式（3.71）の値は位相エンコード方向のFOVで決まり，

$$\gamma \Delta g \tau \times FOV = 2\pi \tag{3.73}$$

の関係がある．この式を用いると，

$$\Delta y = FOV \cdot 224 \cdot \tau' \tag{3.74}$$

となり，たとえばFOVが180 mmで，τ'が1 msの場合，Δyは40 mmとなり，脂肪の位置がy方向にΔyだけシフトする．拡散強調画像はSE-EPI法を用いているので，図103は脂肪抑制不良により残存した脂肪が位相エンコード方法にシフトして現れたアーチファクト例である．

　この化学シフトアーチファクトのほかに，EPIにおいて典型的なアーチファクトにN/2（Nハーフ）アーチファクトがある．このアーチファクトは，位相エンコード方向にFOVの半分の距離だけシフトした画像が重畳して現れる．EPIではデータ検出の1ラインごとに正負

327

の周波数エンコード傾斜磁場を交互に加えるが，この傾斜磁場の大きさが等しくない場合，位相エンコードに2ライン周期の変調成分が生じる．この変調は位相エンコード方向にFOVの1/2の距離シフトするアーチファクト，すなわち，N/2アーチファクトを発生させる（第8節第1項）．

第9節 MRS

9.1 水抑制

生体内で水や脂肪以外にも ^1H を含み磁気共鳴信号を発生するコリンなどの生体代謝分子も存在する．それらからの磁気共鳴信号を検出し解析する方法がMRS（magnetic resonance spectroscopy）である．生体代謝分子の量は水と比較すると3桁から4桁ほど小さいので，プロトンMRS（^1H MRS）では，まず水の信号を抑制し，その後で生体代謝分子の ^1H のみからの信号を検出する．この水抑制（water suppression）の具体的方法には，狭帯域のRFパルスを用い水分子の ^1H のみを励起したのちに速やかにスポイリング傾斜磁場を用い強制的に水分子からの磁気共鳴信号を減衰させる方法（CHESS法）がある．その直後，広帯域励起を行うことで水以外に ^1H を含む分子からの磁気共鳴信号を検出することができる．

9.2 化学シフト

磁気共鳴信号の共鳴周波数は静磁場強度（B_0）に比例するが，各分子内の ^1H が感ずる磁場強度はそれぞれの ^1H 周囲の電子状態などに依存するので，各 ^1H の共鳴周波数は分子構造や分子内での位置に依存する．

静磁場中での電子の運動により B_0 と反対方向に微小な磁場が誘起される．そのような分子中の ^1H が感ずる磁場は $B_0(1-\sigma)$ となり，共鳴周波数も低下する．ここで，σ は磁気遮蔽定数（magnetic shielding constant）と呼ばれる．たとえば，水では電気陰性度の高い酸素に電子が集まり ^1H の周囲電子密度が低下するので ^1H の磁気遮蔽が弱まり共鳴周波数の低下は小さい．テトラメチルシランの ^1H の共鳴周波数との差が化学シフトで表されるが（第8節第3項），各 ^1H は，分子構造に依存した固有の化学シフトを持つ．

化学シフトを横軸にとり，それぞれの ^1H からの磁気共鳴信号強度を縦軸に表示したものをNMRスペクトルと呼ぶ．正常脳組織のNMRスペクトルを図3.104に示す．左側ほど共鳴周波数が上昇していることを正の化学シフトとして表している．初期のNMR分析装置は一定周波数の電磁波を用い，磁石の磁場強度を低磁場から高磁場へ変化させて測定していたために，低磁場でも共鳴する場合がNMRスペクトルの左側に相当するので，NMRスペクトルの横軸に示す化学シフトは左側を正として表記する．

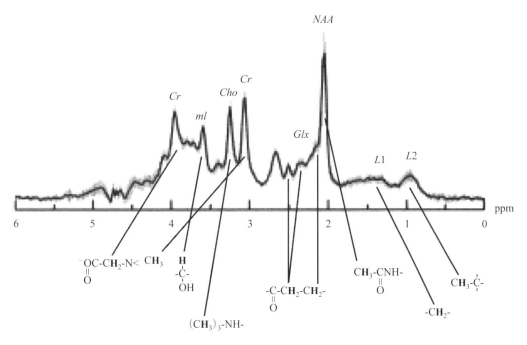

図3.104　正常脳組織の ^{1}H NMR スペクトル（引用文献47)より転載)

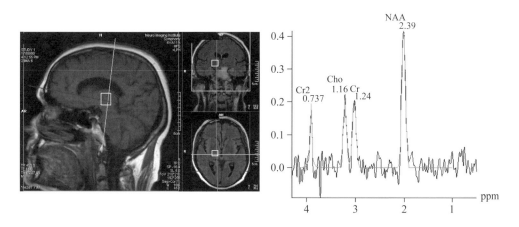

図3.105　single-voxel MRS
頭部画像上の白枠部分（体積3 cc）からのスペクトル（数値は各ピークの相対積分値）．$TE = 135$ ms.
（画像提供：シーメンスヘルスケア(株)）

9.3 領域選択法

　MRSでは対象とする分子の生体内での量は水よりも圧倒的に少ないので，通常，1 cm^3 程度以上の大きなボクセルからの信号取得が行われる．そのため，単一ボクセルを選択励起するsingle-voxel法と，たとえば8×8などの粗い画素ごとに磁気共鳴スペクトルを求めるmulti-voxel法が行われている．

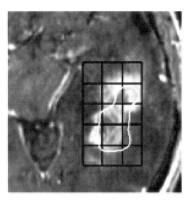
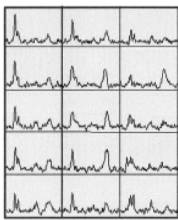

図3.106　multi-voxel MRS（引用文献48）より転載）

・single-voxel法

　3つのRFパルスと3種類のスライス選択磁場を用いることで任意の場所で任意の大きさの3次元領域から磁気共鳴信号を取得することができる．その主な方法にPRESS法とSTEAM法がある．

PRESS（point resolved spectroscopy）法

　この方法は，90°-180°-180°の3つのRFパルスを用い，発生する第2スピンエコーを利用するもので，それぞれのRFパルス印加時に加えるスライス選択傾斜磁場方向を変えることで，得られる第2スピンエコー信号を3つのスライスが交わる領域のみから発生させる（図3.105）．スピンエコー信号は，次に述べるstimulated echoの2倍の信号強度（TEが等しい場合）なので，次に述べるSTEAM法よりもSNRがよい．

STEAM（stimulated echo acquisition mode）法

　90°パルスが2つ連続するとHahnエコーが発生するが，3つ連続するとstimulated echoと呼ばれるエコーも発生する[49]．STEAM法は3つの連続する90°パルスにより発生するstimulated echoを利用し領域選択する方法である．このとき，PRESS法同様にそれぞれの90°パルス印加時に加えるスライス選択傾斜磁場方向を変えることで，stimulated echoを3つのスライスが交わる領域のみから発生させる．この方法は，180°パルスを用いるPRESS

法よりもフリップ角の小さな励起を行うため，RFパルス不均一性の影響が低減され領域選択性に優れる．

・multi-voxel法

STEAM法またはPRESS法を用いて単一ボクセルよりも広い領域を選択し，その領域内をたとえば8×8などの粗いマトリックスで撮像して各ボクセルのNMRスペクトルを求める方法をmulti-voxel法，またはCSI（chemical shift imaging）という（図3.106）．特に，頭部 ^{1}H MRSでは頭皮の脂肪からの大きな信号を避けるため，脳実質部分のみを選択的に励起し，その領域内をmulti-voxel化することが行われる．multi-voxel法は代謝物質分布の一覧性に優れている反面，すべてのデータを取得した後でなければスペクトル情報は得られない．一方，single-voxel法は素早くデータを把握することができるので，*TE*などのパラメータを調整しつつ，スペクトルの変化を調べることなどに向いている．また，multi-voxel法では画素数が少ないので，原理的に周囲のボクセルからの信号が混入する（第8節第7項）．

第10節 fMRI

fMRI（functionl MRI）は神経賦活に伴う血流変化を敏感に反映する撮像法を用い，さまざまな脳機能部位を描出する脳機能イメージング法のひとつである（図3.107）．fMRIは被ばくの影響がなく繰り返し測定が可能なことも大きな特徴で，その対象は，視覚，聴覚，体性感覚などの一次脳機能から，発話，言語などの高次脳機能へと広がり，さらに，偽り，選択など心理学へと応用され，ニューロマーケッティングや神経経済学などの新たな学問領域も登場している．このようにfMRIは，さまざまな脳機能に応じた賦活部位を描出する方法

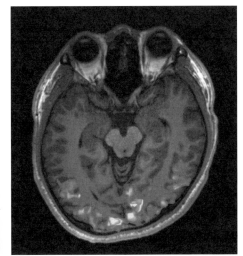

図3.107 視覚野の賦活のfMRI画像例（口絵参照）

で，脳機能研究に必須な手段となっている．

10.1　BOLD効果

　生体中の代表的な内因性常磁性体に脱酸素化ヘモグロビンがあり，この脱酸素化ヘモグロビンによっても静磁場が乱される．一方，酸素化ヘモグロビンは，静磁場と逆方向に磁化される性質を持つ反磁性体である．反磁性は静磁場中に置かれた物質中の電子の運動により，静磁場とは逆方向の磁場が発生することに起因している．このとき誘起される磁場は，常磁性の発現要因である不対電子のボーア磁子による磁場よりもはるかに小さいので，酸素化ヘモグロビンの反磁性による磁気共鳴信号強度の低下は無視できる．したがって，T2*強調撮像では常磁性体である脱酸素化ヘモグロビン量が多いと磁気共鳴信号強度が低下し，少ないとMRI信号強度が増加する．神経細胞が賦活するとその賦活した神経細胞へ酸素などの代謝物質を供給する血管の血流が増加する[50]．そのため，神経細胞賦活領域では動脈血の流入が顕著となる．動脈血はほとんどのヘモグロビンが酸素化されているので，神経細胞賦活領域の毛細血管床から静脈へかけて脱酸素化ヘモグロビン量が希釈される．すなわち，神経細胞が賦活するとそれに対応した領域内の脱酸素化ヘモグロビン量が減少し，その結果，その領域の静磁場が均一化され磁気共鳴信号強度が増加する．これがいわゆるBOLD (blood-oxygenation-level dependent) 効果[51]である．

10.2　脳機能マッピング

　実験で対象とする脳機能に従い，被験者にどのような刺激を与えるか，または，どのような作業を行わせるか（タスクパラダイム）を定める．たとえば光刺激の場合，どのような映像を表示するかを決定し，刺激時間，安静時間，それらの繰り返し回数を決める．なお，刺激状態および安静状態を等間隔で行うタスクパラダイムは多くの研究で用いられ，block designと呼ばれる．繰り返し間隔は十数秒程度から数分にまで及ぶが，通常20～60秒程度である．また，刺激時間を短縮し，たとえば，数十msから1秒程度の短い光刺激を数十秒ごとに繰り返すevent-related fMRIもある．MRIスキャナ内で被験者にタスクパラダイムを遂行させつつ，一度の励起で1スライスの撮像を行うsingle shot EPIを用い2～4秒ごとに連続撮像を行う（図3.108）．

　頭部全体を対象とするwhole brain撮像と対象賦活部位に撮像領域を絞った限定撮像が行われるが，whole brain撮像の場合，スライス枚数が40枚程度となり，時間分解能との兼ね合いで64×64などの低画素数での撮像となる．皮質の厚さが約3 mm程度であることからwhole brain撮像では$3 \times 3 \times 3$ mm^{3}の立方体ボクセルの場合が多く，時間分解能は2～4秒程度である．スライス枚数を減少すると時間分解能を向上させ得るがSNRが劣化するので，高速化しても時間分解能は0.5～1.0秒程度である．

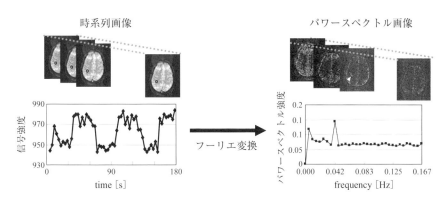

図3.108 fMRIの時系列撮像と賦活領域の信号の性質
24秒間の安静状態と指運動を交互に繰り返した際の指運動野（時系列画像中の黒丸）の信号強度変化を左グラフに示す．その変化をフーリエ変換したパワースペクトル（右グラフ）上0.042（＝1/24）Hzにピークがみられ，その周波数に対応するパワースペクトル画像上の指運動野（白矢頭）が描出されている．

10.3　画像データ処理

刺激周期に連動した信号強度変化を示す賦活領域ピクセルを描出する原理について，cross correlation法[52]をもとに説明する．cross correlation法は，block designタスクパラダイムの場合，たとえば矩形波を繰り返すboxcar関数を参照関数に設定し，各ボクセルの時系列信号強度データと参照関数との相関係数を求める．それぞれのボクセルについて，相関係数の帰無仮説（時系列信号強度データと参照関数とに相関がない）を定め検定し，相関が有意なボクセルを描出する．この方法は参照関数に脳血流変化の時間遅れや信号変化パターンを考慮することで，さらに描出精度が上がる．次いで，賦活部位の時系列信号強度変化をグラフ化すると，その変化量（％変化）や変化の潜時が明らかになる．

次に，fMRIの画像処理に広く用いられているSPM（statistical parametrical mapping）の概略を説明する．SPMは，当初，脳機能測定のためのPET画像処理用に英国のWelcome Department of Cognitive Neurologyで開発されたフリーのソフトウェアであり，cross correlation法より高度な一般線形モデル（general linear model: GLM）を用い画像処理を行っている．

・位置補正（realignment）

時系列画像データについて，まず，撮像実験中の動きの補正を行う．数分間のfMRI撮像中，被験者頭部はボクセルサイズ（3 mm程度）程度動く場合があるので，一連の時系列画像が，ある参照画像と同じ断層像となるように動きの（並進，回転）を求め，それに応じ画像データの再構築を行い，動きを補正する．なお，並進変位がピクセルサイズの20％程度以内のfMRI測定データのみ解析に用い，動きの補正は行わない場合が多い．

・標準化（normalization）

脳の形態には個体差がある．集団検査（multi subject analysis）を行い，一般化した脳機能を調べるためには，その個体差のある脳画像を標準的脳画像に合うように変形する．このことを空間的標準化（spatial normalization），解剖学的標準化（anatomical standardization）または解剖学的正規化（anatomical normalization）という．SPMではTalairachの標準脳[53]

のみならず任意の脳画像データを標準脳として設定できるので，日本人に合った標準脳も定義できる．

・平滑化（smoothing）

画像ノイズを低減し賦活領域の描出能を向上させるために行う．具体的には，ガウス関数を用い空間フィルタリング（ガウス核のコンボリューション）処理を行う．ガウス関数の半値幅はボクセルサイズの2～3倍程度が推奨されている．

・統計的処理（statistics）

神経賦活による基本的信号強度変化パターン（hemodynamic response function）を用い，複雑なタスクパラダイムにも対応できる一般線形モデル（general linear model: GLM）により，タスクパラダイムと信号変化の回帰係数をボクセルごとに求め統計処理を行い，賦活部位を描出する．

また，脳の3次元高分解能画像（T1強調画像）を別途撮像し，この画像にfMRI撮像により得られる賦活部位を重ねて表示する．さらに，脳溝に埋もれた賦活部位を表示するため，脳溝を開いた表示方法もある[54]．

第11節 MRIの安全性

MRI装置の安全基準については，日本工業規格のJIS Z 4951（磁気共鳴画像診断装置—基礎安全及び基本性能）で定められ，静磁場，傾斜磁場，高周波磁場および騒音について，通常臨床業務，特殊業務などに対応した操作モードごとに基準が決められている．操作モードには3種類あり，通常操作モードは通常臨床業務で用いられ，第一水準管理操作モードは医療管理者による管理を必要とし，第二水準管理操作モードは倫理委員会などによる認可を必要とする．

11.1 立入制限区域

鉄などの磁性体を含む物体がMRIの磁石に吸引されることや，ペースメーカーなどの機能がMRIの漏洩磁場により損なうことを防止する目的で定められており，漏洩磁場強度が0.5 mT（5 Gauss）以上の領域が立入制限区域とされている．患者モニタリング装置や生命維持装置および緊急治療装置など，立入制限区域内でその動作が不良となる場合があるので，MRI装置周辺で用いる機器には「MR適合」「MR条件付き適合」「MR非適合」の表示を行わなければならない．

11.2 強磁場下の磁性体の吸着

MRI装置の磁石は，強磁場を発生しており，鉄などの強磁性体は強く吸引され（図3.109），

第3章 磁気共鳴画像法

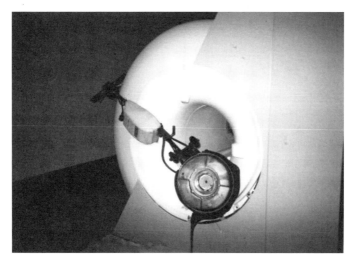

図3.109 吸着事故例
画像提供：シーメンスヘルスケア(株)

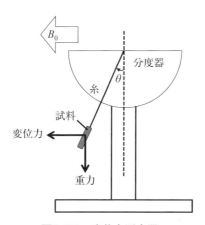

図3.110 変位力測定器

酸素ボンベ吸引による死亡事故も発生している．磁場（磁束密度：B）の下での物体の磁気ポテンシャルエネルギーを$U(B)$とすると，吸引力は，$|\nabla U(B)|=|(\partial U(B))/(\partial B)\nabla B|$で表され，磁場が均一な（$\nabla B=0$）ボア内では働かず，スキャナ外部，特に$\nabla B$が大きく磁場が急激に変化しているボア開口部で最大となる．

脳動脈瘤クリップなどのインプラント（体内埋め込み医療製品）のMR適合性基準のひとつに吸引力（変位力：displacement force）についての項目がある．その試験は，インプラントを変位力測定器に吊るしMRIの磁場下での最大吸引角を測定する（図3.110）．最大吸引角が45°未満，すなわち，変位力が自重よりも小さなことがMR適合の条件である．なお，ほとんどの脳動脈瘤クリップは，常磁性体でありMR適合品である．球体以外の物体の場合，磁気ポテンシャルエネルギーは，磁場に対する物体の向きに依存するので，磁場が均一なボア内でもトルクが働く[55]．トルクについてのMR適合条件は，磁場によるトルクが自重トルクよりも小さなことであり，磁場中でのトルクはトルク測定装置で測定される（図3.111）．

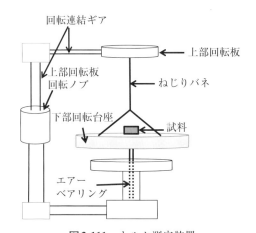

図3.111　トルク測定装置
上部回転板と下部回転板の角度差よりトルクが算出される.

11.3　RF防護

　撮像時に高周波（RF）磁場が印加されると，被験者にRF渦電流が誘起され，それによりジュール熱が発生するので，MRI検査では発熱に関する安全基準があり，単位質量当たりの発熱量（specific absorption rate: SAR）で定められている．SAR安全基準は操作モードごとに，頭部，全身などに分けて定められ，たとえば，通常操作モードの頭部を対象とした撮像では3.2 kW/kgである．SARは撮像法に依存し，TRが短いほど増加する．なお，TR中のRFパルス印加時間の割合をduty cycleと定義している．Maxwellの方程式（rot $\bm{E} = -\dfrac{d\bm{B}}{dt} = i\omega\bm{B}$）より，被験者内に誘起される誘導電界は周波数に比例し，また，発熱量は誘導電界の二乗に比例するので，SARは周波数，すなわち，磁場強度の二乗に比例し増大する．また，生体中での電磁波の波長は$1/\sqrt{比誘電率}$に比例する．生体の比誘電率は50程度なので，たとえば，3 T MRIの場合の生体中の波長は33 cmという被験者の大きさを無視できない長さとなり，生体中の電磁界分布は高磁場MRIほど不均一となる．そのため，SAR分布は磁場強度とともに局在化する傾向がある．

11.4　傾斜磁場防護

　撮像中はパルスシーケンスに応じ傾斜磁場が変動し，その変動によっても被験者に渦電流が誘起される．傾斜磁場変動の周波数帯域はたかだか数百kHzなので，誘起される渦電流によるSARはRF渦電流によるものよりも著しく小さく無視できる．しかし，末梢神経への影響は低周波ほど敏感になるため，神経細胞を興奮させる末梢神経刺激（peripheral nerve stimulation: PNS）や筋細胞の不随意収縮を誘発する場合がある[56]．そのため，傾斜磁場の最大変化率dB/dtに制限が定められている．

11.5 騒音

撮像中に傾斜磁場コイルから騒音が発生する（第3節第4項）．被験者には140 dB以上の騒音を加えてはならず，また，99 dB以上の騒音に曝される場合は，耳栓などの防音措置をとらなければならないので，MRI検査では患者が耳栓を装着する場合が多い．騒音低減のため，傾斜磁場コイルを真空容器内に封入するハードウェアの工夫や，騒音の出にくい傾斜磁場電流波形のソフトウェアの工夫などが行われている．

11.6 クエンチ

超電導磁石のクエンチが起こると（第3節第2項），気化した低温のHeガスが大量に発生するので，MRI装置にはこのHeガスを速やかに戸外に排気するための太い排気管が設備されている．何がしかの理由で，この排気管の排気抵抗が高まっていると設計以上の圧力が発生し，排気管が破損しMRI検査室内にHeガスが充満する恐れがある．このため，検査中にクエンチが発生した場合，患者を速やかに退避させなければならない．また，緊急減磁場装置は，吸着した磁性物質に患者などが挟まれる場合や，火災の消火活動を想定している．

（山本徹）

参考文献

Larkman DJ, Nunes RG: Phys. Med. Biol. 52: R15, 2007
似鳥俊明，他：MRIアーチファクトの光と影（画像診断 32巻1号）．2012，学研メディカル秀潤社，東京
Graves MJ, et al.: J. Magn Reson Imaging 38: 269, 2013
Hakky M, et al.: Am. J. Roentgenol. 201: 369, 2013
磯辺智範，他：医学物理 36: 85, 2016
松島明：医学物理 36: 92, 2016
福山秀直監訳：fMRI 原理と実践，2016，メディカル・サイエンス・インターナショナル，東京
日本磁気共鳴医学会・安全性評価委員会 監修：MRI安全性の考え方 第2版．2014，学研メディカル秀潤社，東京

引用文献

1) Hahn EL: Phys. Rev. **80**: 580, 1950
2) 赤坂一之，井本敏明 共訳：ファーラー・ベッカー パルスおよびフーリエ変換NMR―理論および方法への入門―．1983，吉岡書店，京都；p. 11-20
3) Madelin G, et al.: Prog. Nucl. Magn. Reson. Spectrosc. **79**: 14, 2014
4) Kemp GJ, et al.: Acta Physiol. **213**: 107, 2015
5) Keshari KR, et al.: Chem. Soc. Rev. **43**: 1627, 2014
6) Wolters M, et al.: Invest. Radiol. **48**: 341, 2013
7) Zhou X, Mehods Mol. Biol. **771**: 189, 2011
8) 山本 徹：応用物理 **81**: 905, 2012
9) Bernstein MA, et al.: Hnadbook of MRI pulse sequences. 2004, Elsevier Academic Press, USA. Chaper 2 Radiofrequency pulse shapes.
10) Hawksworth DG, et al.: IEEE Trans. Magn. **23**: 1309, 1987
11) Li S, et al.: Magn. Reson. Med. **36**: 705, 1996
12) 山下裕市：医学物理 **36**: 110 , 2016
13) 村田勝俊：Med. Imag. Tech. **32**: 3, 2014
14) Hoult DI, et al.: J. Magn. Reson. **24**: 71, 1976
15) Hayes CE: NMR Biomed. **22**: 908, 2009

16) Roemer PB, et al.: Mang. Reson. Med. **16**: 192, 1990

17) Rizi RR, et al.: J. Magn. Reson. Imaging. **8**: 1090, 1998

18) 山本 徹：まてりあ **49**: 157, 2010

19) Ibrahim TS, et al.: NMR Biomed. **22**: 927, 2009

20) Srinivasan S, et al.: Magn. Reson. Med. **71**: 1035, 2014

21) Bracewell RN: The Fourier transform and its applications. 1999, McGraw-Hill, USA

22) Chavhan GB, et al.: Radiographics **28**: 1147, 2008

23) Wang HZ, et al.: Magn. Reson. Med. **15**: 175, 1990

24) ibid 9) 14.1.1 Response to a series of RF excitation pulses; p. 582.

25) Haacke EM, et al.: Magnetic resonance imaging: Physical principles and sequence design. 1999, Jhon Willy & Sons, USA 18.2.3 Utility of SSC Imaging; p. 480

26) ibid 25) 18.3 SSFP signal formation mechanism; p. 482

27) 土屋一洋監修：MRI データブック．2007，メジカルビュー社，東京

28) Pike GB, et al.: Magn. Reson. Med. **25**: 372, 1992

29) 町田好男，他：医用画像情報学会雑誌 **30**: 7, 2013

30) Haacke EM, et al.: Am. J. Neuroradiol. **30**: 19, 2009

31) Mukherjee P, et al.: Am. J. Neuroradiol. **29**: 632, 2008

32) 荒木力：拡散 MRI ―ブラウン運動，拡散テンソルから q 空間へ―．2006，秀潤社，東京

33) Tuch DS, et al.: Magn. Reson. Med. **48**: 577, 2002

34) Barish MA, et al.: Magn. Reson. Imaging Clin. N. Am. **7**. 289, 1999

35) Hore PJ: J. Magn. Reson. **55**: 283, 1983

36) Eggers H, et al.: J. Magn. Reson. Imaging **40**: 251, 2014

37) Shuter B, et al.: Magn. Reson. Imaging. **14**: 243, 1996

38) Sodickson DK, et al.: Magn. Reson. Med. **38**: 591, 1997

39) Abragam A: Principles of Nuclear Magnetism. 1961, Oxford University Press, UK

40) Edelstein WA, et al.: Med. Phys. **11**: 180, 1984

41) 宮地利明編：標準 MRI の評価と解析．2012，オーム社，東京

42) https://www.nema.org/Standards/Pages/All-Standards-by-Product.aspx?ProductId=604e6a9c-e279-4133-8d16-12ba6b64fb24（accessed June 30, 2016）

43) ACR Committee on MRI Accreditation: 2015 MRI Quality Control Manual. 2015, American College of Radiology, USA

44) American Association of Physicists in Medicine: AAPM Repot No. 100, 2010

45) 森一生他編：CT と MRI―その原理と装置技術―．2010，コロナ社，東京．19.3 動きによる位置ずれアーチファクト；p. 198

46) Fullerton GD, Amurao MR: Cell Biol. Int. **30**: 56, 2006

47) 山本 徹：日本臨床 **63**: 222, 2005

48) Nelson SJ: Molecular Cancer Therapeutics **2**: 497, 2003

49) ibid 25) p. 493

50) Roy CS, Sherrington CS: J. Physiol. **11**: 85, 1890

51) Ogawa S, et al.: Proc. Natl. Acad. Sci. USA **87**: 9868, 1990

52) Bandettini PA, et al.: Magn. Reson. Med. **30**: 161, 1993

53) Talairach J, Tournoux P: Co-planar Stereotaxic Atlas of the Human Brain. 1988, Thieme Medical Publishers, USA

54) http://www.brainvoyager.com/（accessed February 13, 2017）

55) ASTM F2213－06. 2011, ASTM International, USA

56) Ham CL, et al.: J. Magn. Reson. Imaging 7: 933, 1997

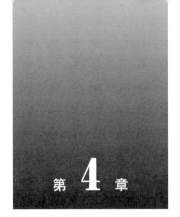

第4章 超音波

第1節 超音波の生体特性

医用分野への超音波の応用において，音速や減衰などの生体中の超音波の伝搬特性は，最も基礎的なデータである．超音波診断装置は，生体の平均音速を用い，送受した超音波パルスの伝搬時間を生体内距離に換算する．そして，組織の散乱強度の分布を反映した臓器の断面画像を表示し，診断の基本となっている形態的特徴の情報を提供する．また，減衰の周波数依存性は診断に用いることのできる音波の周波数の上限を決定する．さらに，媒体の物理的性質を反映する超音波の伝搬特性を指標として，生体の組織や臓器に病変が発生した際の組織成分と組織の構造上に現れた変化を定量化しようとする，超音波によるtissue characterizationも試みられている．

1.1 波動の基礎

超音波診断装置の画像を形成するのに用いられるのは縦波音波である．縦波音波は波動の進行方向に媒質粒子が振動する結果，媒質の粗密が生じ，圧力変化として媒質内を伝搬する現象である（図4.1）．音波という用語は，狭義では空中を伝搬する縦波弾性波動を指すが，広義では気体，液体，固体の弾性体中を伝搬する縦波・横波弾性波動を指し，本節でも広義の意味で「音波」を用いることとする．およそ20 kHz以下の可聴域を超えた音波は超音波（ultrasound）と呼ばれる．縦波音波の静圧からの圧力変動分は音圧（sound pressure）と呼ぶ．縦波は，気体，液体，固体いずれも伝搬（propagation）することができる．

一方，図4.2にように，媒質の振動方向が波動の伝搬方向と直交するものを横波（transverse wave）と呼ぶ．横波弾性波は，超音波診断分野で組織の硬さ計測に用いられている．横波は，気体，液体中では存在せず，固体中の波である．

音波が平面波として伝搬し，音圧が単一の周波数成分で変化しているとすると，音圧の距離方向の変化は図4.3(a)に示すようになる．このとき，波は進行方向に伝搬速度 c [m/s] で進んでいる．最大振幅の点の間隔が波長 λ [m] である．空間のある場所でこの波動を観測すると図4.3(b)のような時間波形を観測することができる．最大振幅の点の間隔が周期 T [s] であり，この逆数が1秒間の振動回数を示す周波数 f [Hz]（または [1/s]）である．

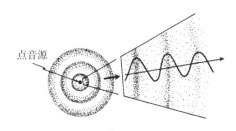

図4.1 縦波の伝搬

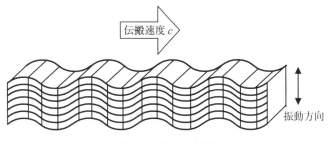

図4.2　横波の伝搬

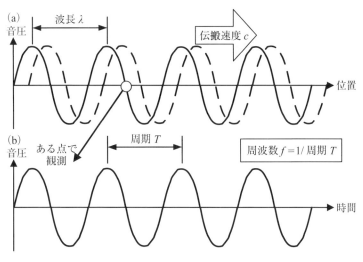

図4.3　波動の空間・時間変動と波動パラメータの関係

これらのパラメータの間には，

$$c = \lambda f = \lambda/T \tag{4.1}$$

の関係がある．

1.2　音速と波長

1.2.1　縦波音速

軟部組織中の超音波伝搬は，超音波診断装置（ultrasonic diagnostic equipment）で主に用いられるMHz帯では，ほぼ縦波（longitudinal wave）のみと考えてよい．このとき，音波の伝搬を液体モデルで考えることができ，伝搬速度c [m/s] は媒質の密度ρ [kg/m^3] と体積弾性率（bulk modulus）K [Pa] を用いて，次のように表せる．

$$c = \sqrt{K/\rho} \tag{4.2}$$

体積弾性率Kは圧縮のしにくさを表す特性量であり，

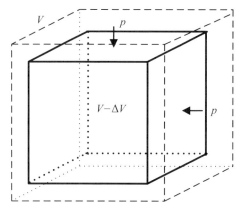

図4.4 体積ひずみと体積弾性率

$$K = \frac{p}{\Delta V/V} \quad (4.3)$$

で表される（図4.4）. ここで, pは圧力, $\Delta V/V$は体積変化の割合（体積ひずみ）であり, 体積弾性率の単位はPa（パスカル）である.

体温付近の温度での生体組織の平均的な音速値として1530～1540 m/sが診断装置内の設定として用いられている. 体積弾性率は, 2.4 GPa程度である. 生体の平均的音速値は, 水の音速1524 m/s（37°C）に近い. 脂肪組織の音速はこれよりも小さく, それ以外のヒト軟部組織の音速は, 肝臓組織で1585 m/s, 心臓組織で1580 m/sなど, この平均値より大きい. また, 肝臓, 心臓などの組織音速の37°C付近の温度係数は水と同様に正の値を持ち, 生体の縦波音速は構成要素である水の影響を強く受けていることを示している.

音波の波長 λ [m]と周波数 f [Hz]の関係は,

$$\lambda = c/f \quad (4.4)$$

であるから, 生体の音速（speed of sound）を 1.5×10^3 m/s（1500 m/s）と粗く近似し, 超音波診断でよく使われる周波数を例にとれば, 3 MHzの周波数では, 波長はおよそ0.5 mm, 5 MHzの周波数では0.3 mmとなる. 波長は, 分解能の上限を与えるので, これ以下の大きさの詳細な変化を観察することは難しいことになる.

1.2.2 横波音速

医師は触診により対象の硬さについての情報を得ているが, このような触診によって得られる組織の構造を支える硬さに関係が深い特性量は, 媒質のずり弾性率（剛性率, せん断弾性率）(shear modulus) である. このずり弾性率を反映する音波の特性量として, 横波であるずり波（せん断波）(shear wave) の音速がある.

生体のような粘弾性体では組織構造スケールに対応する高周波の横波は伝搬が困難であるが, 数kHz以下の低い周波数帯では, 軟部組織でも組織構造が観測可能な横波が伝搬する. 横波音速 c_T は, ずり弾性率 G と密度 ρ を用いて,

第4章 超音波

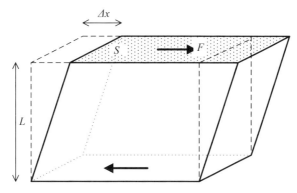

図4.5 せん断ひずみとずり弾性率

$$c_\mathrm{T} = \sqrt{G/\rho} \tag{4.5}$$

と表される．ずり弾性率 G は，平行な逆向きの力であるせん断応力（shear stress）とせん断変形の関係を表す量で，

$$G = -\frac{F/S}{\Delta x/L} \tag{4.6}$$

と求められる（図4.5）．ここで，F/S はせん断応力を，$\Delta x/L$ はせん断ひずみを表す．引張り方向または圧縮方向の応力とひずみ量の関係を示すヤング率（縦弾性係数）(Young's modulus) E とずり弾性率 G の関係は，生体組織では

$$E \fallingdotseq 3G \tag{4.7}$$

となる．

　生体組織中の横波音速は縦波音速の数百分の1程度である．病変に対する変化範囲が大きく，横波による硬さの定量化測定結果からは，正常から病変へ変化する組織の音速として 1 m/s から 5 m/s と大きな変動幅が得られている．

　生体組織は，ちょうどスポンジのように，構造を支える部分と内部を満たす水溶液のような構成となっており，体積弾性率は主に水溶液部分の特性に依存し，平均的な縦波音速に関係する．触感の硬さは主に横波速度と関係あるずり弾性率と関係しており，通常の超音波診断で用いている縦波速度には直接的な関係がない．

1.3　超音波の伝搬

　縦波音波は，時間とともに空間を伝搬する．空間上の音波の振幅 u は，時間 t と位置 (x, y, z) の関数として表記できる．簡単のため，x, t のみで記述できる x 方向に伝搬する平面波 $u(x, t)$ を考える．u は，音圧や粒子速度などの音波を表す物理量である．図4.6に示すように，波の伝搬速度が c の媒質中では，$t=0$ のとき $x=x_0$ の点にあった波 f が，$t=t_0$ のとき $x=x_0+ct_0$ に移動する．したがって，正方向に伝搬する音波は，

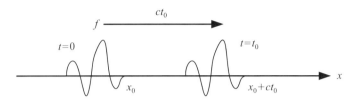

図4.6 一次元での波動の伝搬

$$u(x, t) = f(x - ct) \tag{4.8}$$

と表せる．同様に負方向に伝搬速度 c で，伝搬する音波は

$$u(x, t) = f(x + ct) \tag{4.9}$$

である．伝搬する波動を単一周波数の連続波として，$x = 0$ での時間波形が $A \sin(\omega t)$ で表されるとする．ここで ω は角周波数 [rad/s] である．すると，x の正方向に伝搬する音波の音圧 $p(x, t)$ [Pa] は，

$$p(x, t) = A \sin(\omega t - kx) \tag{4.10}$$

となる．ここで，k は波数 [rad/m] で，空間上の 1 m 当たりの位相回転量を示し，

$$k = 2\pi/\lambda = 2\pi f/c \tag{4.11}$$

である．複素表示を用いれば，

$$p(x, t) = A \exp(i(\omega t - kx)) \tag{4.12}$$

である．このとき媒質粒子の速度である粒子速度を $v(x, t)$ とすると，x 方向に伝搬する平面波では音圧と粒子速度の関係は

$$p(x, t) = \rho c v(x, t) \tag{4.13}$$

となる．ここで，ρ は密度，c は音速である．この密度と速度の積

$$z = \rho c \tag{4.14}$$

を，固有音響インピーダンス（characteristic acoustic impedance），または媒質の特性インピーダンス（characteristic impedance）と呼び，伝搬媒質に固有の特性量である．固有音響インピーダンス $z = \rho c$ を用いれば，単位面積当たりの音響パワーである音の強さ I [W/m^2] は

$$I = pv = \frac{p^2}{\rho c} = \frac{p^2}{z} \tag{4.15}$$

で求められる．

点音源からは球面波が放射され，種々の音源は点音源の和として表現できるため，実用上

球面波は重要である．球面波は中心からの距離rに反比例して振幅が減少するので，点音源から球面状に広がって伝搬する音波の音圧$p(r, t)$は，

$$p(r, t) = \frac{A}{r} \sin(\omega t - kr) \tag{4.16}$$

となる．

　固有音響インピーダンスは，音響インピーダンス（acoustic impedance）と略されて呼ばれることも多いが，音響インピーダンスの本来の意味は，媒質のある断面の音圧と体積速度の比（単位$Pa \cdot s/m^3$）であり，固有音響インピーダンスとは異なることに注意する必要がある．

1.4　反射と屈折

　超音波診断装置では送波したパルス音波が物体から反射してきた反射波を受信し情報を得るパルスエコー法（pulse-echo method）が，主要な方法として用いられている．物体の音波反射特性を把握するには媒質の固有音響インピーダンスの値が重要である．図4.7に示すように，音圧$p_i(x, t)$，粒子速度$v_i(x, t)$の平面波が，固有音響インピーダンスがz_1（$=\rho_1 c_1$），z_2である2つの媒質境界（$x = 0$）に垂直に入射するとき，反射波と透過波の音圧を$p_r(x, t)$，$p_t(x, t)$，粒子速度を$v_r(x, t)$，$v_t(x, t)$とする．境界において，音圧も粒子速度も連続であるから，

$$\left. \begin{array}{l} p_i(0, t) + p_r(0, t) = p_t(0, t) \\ v_i(0, t) + v_r(0, t) = v_t(0, t) \end{array} \right\} \tag{4.17}$$

となる．また，

$$\left. \begin{array}{l} p_i(0, t) = z_1 v_i(0, t) \\ p_r(0, t) = -z_1 v_r(0, t) \\ p_t(0, t) = z_2 v_i(0, t) \end{array} \right\} \tag{4.18}$$

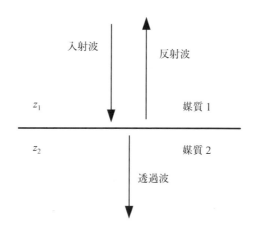

図4.7　平面境界への音波の垂直入射

である．これらの条件から，入射波振幅A_iと反射波振幅A_rとの比，音圧反射率Rは

$$R = A_r / A_i = \frac{z_2 - z_1}{z_2 + z_1} \tag{4.19}$$

であり，入射波振幅と透過波振幅A_tとの比，音圧透過率Tは

$$T = \frac{2z_2}{z_2 + z_1} \tag{4.20}$$

となる．$z_1 = z_2$であれば，$R = 0$，$T = 1$となり，垂直入射の音波は，境界で反射せずに透過することとなる．また，水（媒質1）と空気（媒質2）が接している場合，空気の固有音響インピーダンスが水に比べ非常に小さいので（$z_1 \gg z_2$），$R \fallingdotseq -1$，$T \fallingdotseq 0$である．生体組織内の境界での反射は，一般に媒質間の固有音響インピーダンスの差が小さく，結果として反射率の大きさは0.1以下の小さな値となる．

この2つの媒質の間に，図4.8のように薄い中間層がある場合について簡単に述べる．中間層中での減衰はないものとし，中間層の厚さをdとし，境界条件として音圧と粒子速度の連続を与え，音圧透過率Tを求めると，

$$z_m^2 = z_1 z_2 \tag{4.21}$$

かつ

$$d = (2n+1)\frac{\lambda_m}{4} \quad (n = 0, 1, 2 \cdots\cdots) \tag{4.22}$$

のとき，$T = 1$となることがわかる．λ_mは中間層での波長である．これは，中間層の厚さdが波長の1/4の奇数倍で，固有音響インピーダンスz_mが，媒質1と媒質2の固有音響インピーダンスの幾何平均であれば，$z_1 \neq z_2$であっても，エネルギーを損失なく透過させられることを示している．

図4.9に示すように音速c_1の媒質とc_2の媒質が接しているとき，境界面に斜めに音波が入射する場合，一般に反射（reflection）と屈折（refraction）が生じる．入射角がθ_1のとき，

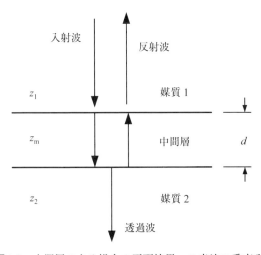

図4.8　中間層のある場合の平面境界への音波の垂直入射

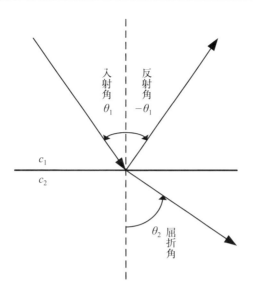

図4.9 平面境界への斜め入射

反射角は，$-\theta_1$ であり，反射角と媒質の音速は関係しない．屈折角 θ_2 はスネルの法則により，

$$\frac{\sin\theta_1}{c_1} = \frac{\sin\theta_2}{c_2} \tag{4.23}$$

となる．図4.9は $c_1 < c_2$ の場合を示している．超音波プローブ前面には生体と音速の異なる物質が音響レンズとして装着されていて，境界面での屈折により，音波を集束させている．図4.9のような $c_1 < c_2$ のとき，入射角を大きくしていくと屈折角 θ_2 が 90° となる．入射角がこれ以上になると，透過波がなくなり，境界面で入射波のエネルギーがすべて反射される全反射が生じる．$\theta_2 = 90°$ となるときの入射角を臨界角（critical angle）θ_c と呼び，

$$\theta_c = \sin^{-1}\frac{c_1}{c_2} \tag{4.24}$$

である．

1.5 減衰

音波が伝搬しながら強度が減少することを一般に減衰（attenuation）と呼ぶ．減衰の要因には，音波が幾何的に広がることによる拡散（spreading），生体組織中の不均質による散乱（scattering），音波のパワーが媒質に吸収されて熱に変換されることによる吸収（absorption）がある（図4.10）．

伝搬する音波が x 方向に伝搬する平面波ならば吸収と散乱による減衰が観測され，平面波の振幅と距離 x の関係は

$$u = u_0\exp(-\alpha x) \tag{4.25}$$

u_0 は $x = 0$ のときの振幅である．周波数一定のときの減衰係数（attenuation coefficient）α の

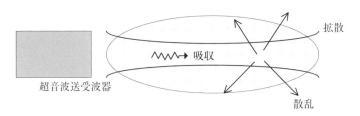

図4.10 音波の減衰

単位はdB/cmまたはNp（neper）/cm（1 Np/cm = 8.686 dB/cm）であり，音波エネルギーが熱に変換される音波吸収が減衰の主要因であるときは，減衰係数は吸収係数（absorption coefficient）に一致する．吸収係数の値は超音波の照射による温度上昇の算出に不可欠な値であり，超音波診断時の超音波照射による安全性の評価や，癌細胞を熱効果で破壊しようとする加熱凝固による治療にとっても重要なパラメータである．

超音波の伝搬に伴う生体組織の吸収係数αは診断装置で用いられるMHz帯の周波数範囲では周波数のおよそ1乗に比例していると近似できることが多く，$\alpha = \alpha_0 \cdot f$とした$\alpha_0$（dB cm^{-1} MHz^{-1}またはNp cm^{-1} MHz^{-1}）を指標として用いることも多い．正常な生体組織の吸収係数は周波数1 MHzにおいて，0.02から0.1 Np/cm程度である．生体への熱的な影響の評価のために，0.3 dB/cm/MHz（AIUM/NEMA 1992）[1]，0.05 Np/cm/MHz（NCRP 1992）[2]などの平均的な値が用いられている．

吸収の周波数依存性は重要な特性量と考えられており，吸収の周波数に対する依存を

$$\alpha = \alpha_0 \cdot f^n \tag{4.26}$$

と記述し，このα_0 nをパラメータとした検討も行われている．

第2節 超音波の画像形成

2.1 画像形成の原理と表示モード

超音波を用いて，画像を形成するためにパルスエコー法（pulse-echo method）が用いられている（図4.11）．パルスエコー法はパルス反射法（pulse-reflection method）とも呼ばれ，送波器から時間幅の短いパルスを送波し，音響的に異なる性質の物体境界や散乱点からの反射波を同じ場所で受波し，対象までの距離と反射波の強さを把握する手法である．送受波器（transceiver）から物体までの距離をdとし，超音波の伝搬速度（propagation speed）をcとすれば，伝搬時間（time of flight）は$t = 2d/c$となる．装置内部では，伝搬時間が測定され，生体中の伝搬速度を仮定して物体までの距離を$d = ct/2$として換算している．

パルスエコー法を用いた超音波診断装置における反射信号の表示方式にはAモード，B

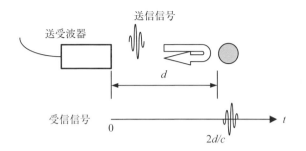

図4.11 パルスエコー法の原理

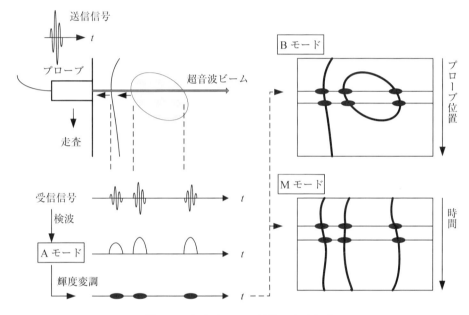

図4.12 超音波エコー信号の表示方式

モード，Mモードがある（図4.12）．

　超音波の送受信のための振動子（transducer）および音響レンズ（acoustic lens）やバッキング材などで構成されたプローブ（probe）から対象に送波された超音波パルスは，音響的に異なる性質の物体境界から反射しプローブで再び受波される．この受波信号を検波し，時間軸上に振幅情報を表示するのがAモードである．Aモードは超音波パルス反射法を用いた装置の最も単純な表示方式である．距離方向の分解能は超音波パルスのパルス幅によって決まる．

　Aモードで表示されていた反射波の振幅を時間軸上に明るさの強弱に変換する輝度変調を行い，さらにプローブまたは超音波ビームの位置を空間的に移動（走査）して，送受信の位置情報と時間-輝度信号を2次元に描画し，対象の断層像を表示するのがBモードである．超音波医用分野では中心的な表示方式である．Bモード画像を生成するためには，ある方向に集中して直線的に進行する音波（超音波ビーム）を走査する必要がある．走査方向の分解能は超音波ビームのビーム幅によって決まる．超音波ビームを走査しながら連続的な送受波が行われるが，超音波パルスの送波時間間隔t_dをパルス繰り返し周期，その逆数をパルス繰

り返し周波数（pulse repetition frequency）と呼ぶ．送波してから，繰り返し周期t_dで与えられる時間までに戻ってくる反射波のみが，画像上に正しく表示されるので，この時間から計算される$d_{max} = ct_d/2$が最大診断距離となる．さらに，超音波ビームをn回走査して1画面を構成していたとすると，画面の更新周波数フレームレートf_rは，$f_r = 1/(n \cdot t_d)$で与えられ，単位は［Hz］，または［fps: frame per second］が用いられる．

Bモードでは超音波ビームを走査したが，これに対して，超音波ビームは固定しておき輝度表示された信号を時間的に追跡しながら2次元に描画し，運動するエコー源までの距離の時間変化を表示するのがMモードである．超音波医用分野では，主に心臓壁や弁の動きの表示に用いられる．

2.2 表示の調整

図4.13に超音波診断装置の構成を示す．送信部では送波の電気信号の生成と，送波ビーム形成の制御が行われる．プローブは電気信号を音響信号に変え，超音波ビームを形成し生体中に送波する．生体から反射してきた音波は，再びプローブで受波され，電気信号に変換される．受信部では，受波ビームの形成，制御が行われる．その後，対数増幅，STC（sensitivity time control），ドプラ信号検出などの信号処理，ビーム上に沿って得られた時間信号からディスプレイで表示するための画像を形成する画像処理部を経て，超音波断層像がディスプレイ上に表示される．

生体からの反射波は，臓器境界などからの強い反射と血管内の血液など非常に弱い反射波などが混在している．このような強度差の大きな信号を同時に取り扱うために対数増幅が用いられている．図4.14に示すように，入力信号の振幅xに対して，出力が$\log_{10} x$の定数倍になるような回路を通すと，強度差の大きな信号は，対数圧縮されて画面上で同時に信号が確認できるようになる．対数圧縮によって，60 dB（1000倍）から80 dB（10000倍）程度の強度差がある信号が画面上で同時に観測されている．さらに，超音波が生体内を伝搬中に受ける減衰によって，近距離に比べて遠距離からの反射信号は振幅が小さくなるため，この補正も行われる．この減衰の影響を補正して，距離によらず一定の振幅が得られるように，時間方向に感度（あるいは信号の増幅率）を調節することを，STC（sensitivity time control），またはTGC（time gain compensation）と呼んでいる（図4.15）．

使用される超音波パルスの中心周波数は，腹部や心臓で，2 MHzから5 MHzまでがよく

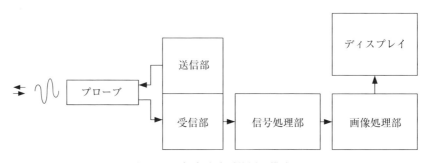

図4.13　超音波診断装置の構成

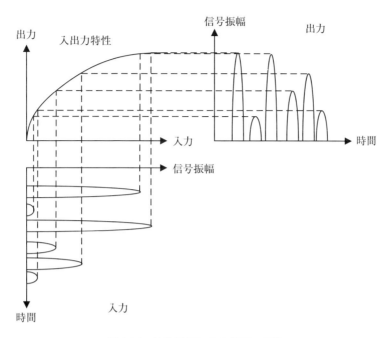

図4.14 対数増幅による信号の圧縮

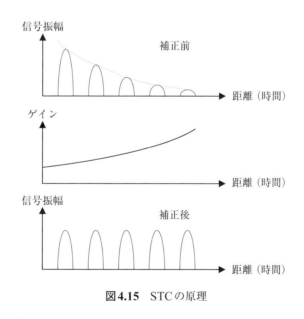

図4.15 STCの原理

利用される．7.5 MHz以上の高周波の超音波は，甲状腺，頚動脈，乳腺など皮膚に近い領域で用いられる．生体内部からの超音波パルスの反射波の表示方式によって，Aモード，Bモード，Mモードなどの方式が用いられている．これらの表示方式のうちBモードは，超音波ビームを走査して，生体から得られるエコーの強弱に応じてディスプレイの輝度をコントロールするとともに，超音波ビームの走査と関連を持たせて輝線の掃引を行うことにより，超音波のエコーから生体の断層像を描かせることができる．電子走査方式を用いた高速

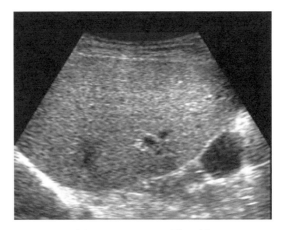

図4.16 Bモード画像の例

走査方式により1枚の断層像が1/30秒程度で得られるので，心臓などの動きのある臓器の断層像もリアルタイムでみることができる．Bモード画像例を図4.16に示す．

2.3 ドプラ法

パルスエコー法を用いた断面画像表示による形の情報に加え，ドプラ法（Doppler method）を用いれば，運動情報の画像化が可能である．

音波によって移動物体の運動を観測することを考える．まず，図4.17のように固定された点Sから送波された音波を運動体Rで受波することを考える．$t=0$と$t=T$にインパルス音波を送波する．音速はcであり，運動体はvで近づいている．

$t=0$にSから送波されたインパルスは$t_0 = \dfrac{d}{c+v}$にRで受波される．一方，$t=T$の時点ではSR間の距離は$d-vT$に接近しており，このとき固定点Sから送波されたインパルスはRで$t_1 = \dfrac{d-vT}{c+v} + T$に受波される．したがって，受波側Rでのパルス間隔は

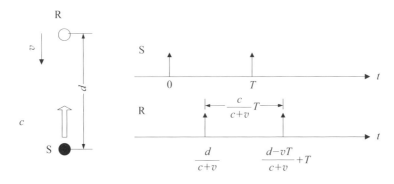

図4.17 固定点から移動物体への送波による時間軸の変化

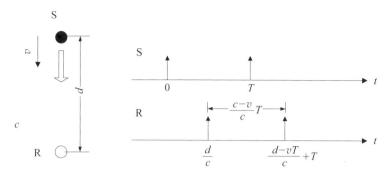

図4.18 移動物体からの送波による時間軸の変化

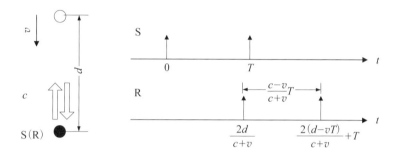

図4.19 固定点から移動物体に送波し反射波を受波したときの時間軸の変化

$$t_1 - t_0 = \left(\frac{d-vT}{c+v} + T\right) - \left(\frac{d}{c+v}\right) = \frac{c}{c+v}T \tag{4.27}$$

となり，送波側でのパルス間隔は受波側では$\frac{c}{c+v}$倍に縮まっている．次に，図4.18のように運動している点Sから同様に音波を送波し，固定されている点Rで受波することを考える．$t=0$にSから送波されたインパルスは$t_0 = \frac{d}{c}$にRで受波される．$t=T$に送波されたインパルスは$t_1 = \frac{d-vT}{c} + T$に受波される．したがって，受波側Rでのパルス間隔は

$$t_1 - t_0 = \left(\frac{d-vT}{c} + T\right) - \left(\frac{d}{c}\right) = \frac{c-v}{c}T \tag{4.28}$$

となり，送波側でのパルス間隔は受波側では$\frac{c-v}{c}$倍に縮まる．さらに，図4.19のように固定点Sから音波を送波し，運動している点に反射し再び同じ点で受波することを考える．これは図の場合の2倍の時間の伝搬時間がかかることになるので，$t=0$にSから送波されたインパルスは$t_0 = \frac{2d}{c+v}$に戻って受波される．また，$t=T$に送波されたインパルスは$t_1 = \frac{2(d-vT)}{c+v} + T$に受波される．したがって，運動体から反射して受波された信号のパル

ス間隔は

$$t_1 - t_0 = \left(\frac{2(d-vT)}{c+v} + T\right) - \left(\frac{2d}{c+v}\right) = \frac{c-v}{c+v}T \tag{4.29}$$

となり，受波信号のパルス間隔は送波信号の受波間隔の$\frac{c-v}{c+v}T$倍となる．

このように物体の運動によって送波側から受波側までの伝搬時間が時間とともに変化すると，送波側の時間軸が受波側では伸縮変化して伝達されることになる．伝搬速度cが既知だとすると，時間軸の伸縮をなんらかの方法で測定すれば移動速度を求めることができる．ある周波数の継続した音波を用いると，時間間隔の変化は周波数の変化として観測されることになる．これがドプラ効果である．原理からわかるように，伝搬時間が時間的に変化しないように移動するときは物体の運動の効果は観測されない．

図4.20に示すように，送波器と受波器を焦点とする楕円上を反射体が動いても，超音波の伝搬距離は変化しないので，時間軸の伸縮は起こらず，ドプラ効果は起らない．また，伝搬速度cを時間的変化しないとして式を導いているが，伝搬時間の変化は，物体の運動だけでなく，伝搬速度cが$c(t)$と表現されるような時間的な音速変化に対しても起こり，両者はこの観測だけからは区別できない．しかし，通常の観測条件ではcは定数として問題ないことが多い．

固定点から送波し，速度vで接近する運動体からの反射波を同じ点で受波する場合，時間軸が$\frac{c-v}{c+v}$倍になるので，周波数は$\frac{c+v}{c-v}$倍となる．送波周波数をf_sとすれば，受波周波数f_rは

$$f_r = \frac{c+v}{c-v}f_s \tag{4.30}$$

であり，$c \gg v$のときは，

$$f_r = \left(1 + \frac{2v}{c}\right)f_s \tag{4.31}$$

である．周波数の変化量

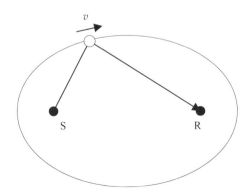

図**4.20** 楕円焦点からの送受

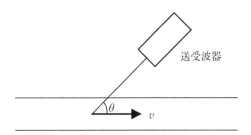

図4.21　ビームと流れに角度がある場合の測定

$$f_d = f_r - f_s = \frac{2v}{c} f_s \tag{4.32}$$

は，速度に比例した量でありドプラ周波数（Doppler frequency）と呼ばれる．図4.21に示す血管内の流れのように送受波器のビーム方向と移動物体が角度θをなす場合には，ドプラ周波数は速度vに対して

$$f_d = \frac{2v}{c} f_s \cos\theta \tag{4.33}$$

となる．

2.4　カラードプラ断層法

　生体内の移動物体の速度は数 m/s 以下なので，送信周波数が数 MHz の超音波診断装置では，ドプラ周波数は数 kHz 以下となる．1回のパルスの送受信でこの周波数を検出することは困難である．そこで，周波数変化の推定には，$\varDelta T$の間隔で行われる複数回の送波によって得られる反射信号から速度の推定が行われる．

　図4.22に示すように，血流などの運動物体からの反射信号の所望の位置に時間（距離）ゲートを設定して，音速を用い空間位置を定め，この時間ゲート位置の信号をサンプリングすれば，物体の位置と反射物体の速度に対応したドプラ信号を得ることができる．実際には，反射信号を直交検波して搬送波成分を落とした後，ドプラ信号を得ている．ドプラ信号はパルスの繰り返し間隔$\varDelta T$でサンプリングされた結果なので，速度範囲はこのサンプリング間隔で制限される．

　図4.23にドプラ信号の周波数成分を示す．ドプラ信号の平均周波数から，送受波器に近づく方向を赤，遠ざかる方向を青として表示し，Bモード画像に重畳し，カラードプラ断層像を得ることができる．カラードプラ法の速度表示と呼ばれることもある．図4.24にカラードプラ画像の例を示す．

　一方，このドプラ信号の直流成分以外のパワーを計算するとそれは運動している反射源の総量を表していると考えられる．この場合は流れの方向の情報は失われるが，診断によっては流れの方向よりも流量が重要な場合がある．このパワーを用いて色の輝度を変化させ動きを表示することを，カラードプラ法（color Doppler method）のパワーモードなどと呼ぶ．この表示は平均周波数を求めるよりも S/N がよいため，微小な血流情報を表示するのに有利である．

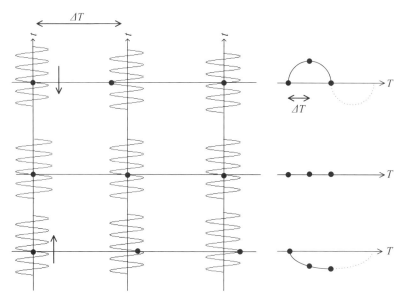

図4.22 ドプラ信号の検出

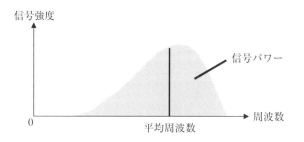

図4.23 ドプラ信号の評価

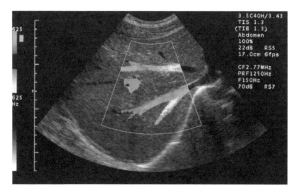

図4.24 カラードプラ画像の例（口絵参照）

第3節 超音波診断装置

3.1 超音波の発生原理

超音波の発生には，電圧を印加するとひずみが生じ，逆にひずみを加えると電圧が発生する圧電効果を持つ圧電材料が主に用いられている．チタン酸ジルコン酸鉛（$PbZrO_3$-$PbTiO_3$：PZT）と呼ばれる圧電セラミックが最も一般的であるが，圧電特性に優れ，広帯域特性を実現できる圧電単結晶や，受波感度に優れ，可撓性のあるポリフッ化ビニルデン（PVDF）などの高分子圧電膜も用いられている．

一般に送受兼用で用いられ，$\lambda/2$厚み共振を利用して送波感度を向上させている．図4.25に示すように，材料の厚みは，使用する超音波周波数での材料中の波長の1/2付近となるように調整されている．共振を利用しているので，そのままでは帯域はあまり広くない．そのため，圧電素子と生体の間に挿入する音響整合層と，素子背面への放射を吸収するバッキング材により，広帯域化が図られている．

近年，半導体の微細加工技術を利用した電気機械システムMEMS（micro electro mechanical systems）を利用した診断装置用の超音波送受波素子も現れている[3]．図4.26に示した音波センサは，シリコン基板上に金属膜を付けた窒化シリコン振動膜を作成し，音波によりこの膜が振動するのに伴い，静電容量が変化するのを検出する構造の変換器を単位素子としている．ひとつの素子サイズは数十μmであり，この単位素子がシリコン基板上に多

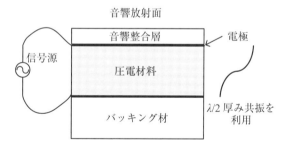

図4.25 圧電材料による振動子の基本構造

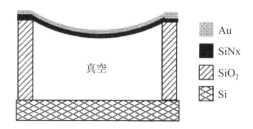

図4.26 シリコン基板上に構成された音波センサ

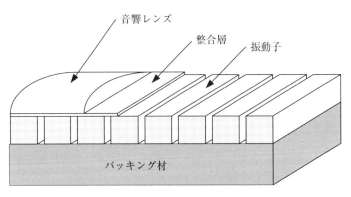

図4.27 プローブの構造

数配列されている．直流バイアス電流を印加しておけば，交流信号に対して膜が振動する送波器として用いることができる．

図4.27に圧電セラミックを用いた電子走査用超音波プローブの構造を示す．振動素子である圧電セラミックに電圧を加えると振動が発生する．圧電セラミックは，きわめて小さい幅（0.5 mm以下）で並べられ個々に制御される．

このように配列された振動子からなるプローブをアレイプローブ（array probe）と呼ぶ．この振動素子の厚みは，送信したい周波数で共振するように調整されている．共振を利用することで，電気エネルギーが効率的に音響エネルギーに変換される反面，共振することにより振動が持続し，短いパルスを送波できない問題が生じる．そこで，振動素子の背面には，振動を抑制するとともに後方への音波の放射を吸収するバッキング材が置かれている．

圧電セラミックと生体の固有音響インピーダンスは大きく異なるので，そのままでは，振動素子の振動は境界面で反射し，生体内に効率的に音波を伝搬させることができない．そのため，振動素子と生体の固有音響インピーダンスの差の影響を小さくするため，両者の中間的な固有音響インピーダンスを持つ材料が整合層として接着されている．

式(4.21)，式(4.22)にあるように，単一周波数であれば，整合層の厚さdが波長の1/4の奇数倍で，固有音響インピーダンスが，生体と振動素子の固有音響インピーダンスの幾何平均付近となるようにすれば，効率よく音波が伝搬するが，実際の診断装置では，周波数帯域の広い，短い超音波パルスが用いられているので，整合層は二層以上が用いられることが多い．さらにその前面には，走査断面に垂直方向のビーム幅を絞るために，生体と音速の異なるシリコンゴムなどによる音響レンズ（acoustic lens）が装着されている．

3.2 超音波の走査方法

図4.12に示したようなBモード画像を得るためには，超音波ビームを走査する必要がある．

図4.28に代表的な超音波ビームの走査方法を示す．リニア走査（linear scan）は超音波ビームの走査を直線的に行う方式で，体表臓器で主に用いられる．凸面上から超音波ビームを送波し，距離が進むにつれて超音波ビームが広がる走査がコンベックス走査（convex scan）で，広い視野を必要とする腹部で用いられる．超音波ビームを扇形に走査するセクタ走査（sector scan）は，肋間から体内臓器を観察する必要がある循環器領域で用いられ，放射状に走査するラジアル走査（radial scan）は血管内からの血管画像の取得などに用いられている．

　リニア走査やコンベックス走査を実現するために，図4.29のような，電子的に送受を行う振動子を切り替える制御が行われている．電子リニア走査用のプローブには100素子以上の振動子が組み込まれており，その中から複数の振動子を選択し，送受を行いながら，選択する振動子を移動させれば，超音波ビームが走査できることになる．リニア走査とコンベックス走査は，プローブ形状の違いにより振動子配置を変えているが，走査の原理は同じである．

　セクタ走査では，図4.30にように電子的な遅延時間を変化させることで，音波の送受は方向を変化させている．θ方向に音波の送波する場合を例にとれば，図4.30の振動子の一番右側から，まず送波を行う．遅延時間Δtが経過後，隣の振動子から送波を行う．遅延時間Δtは

$$\Delta t = d \sin\theta / c \tag{4.34}$$

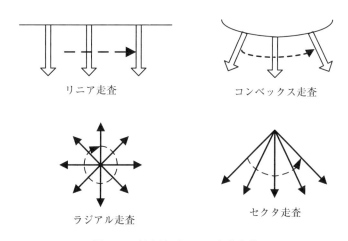

図4.28　超音波ビームの走査方法

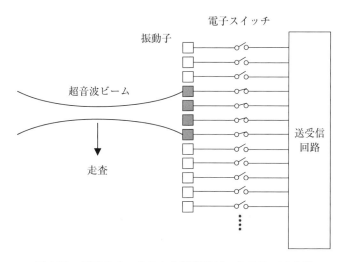

図4.29　電子スイッチによる超音波ビームのリニア走査

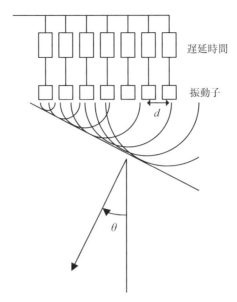

図4.30　電子的な遅延制御によるセクタ走査

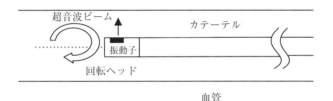

図4.31　ラジアル走査の例

で求められる．d は隣り合う振動子間の距離，c は伝搬媒質の音速である．この操作を順次行い，すべての振動子から送波を行えば，図のように θ 方向への音波が強められ，この方向に超音波ビームが送波されることになる．

ラジアル走査は，血管内から超音波画像を作るときなどに用いられ，微小な振動子を機械的に回転させ，走査を行い血管断面の画像を取得するときなどに用いられる（図4.31）．

3.3　超音波診断装置の性能と画質

超音波診断装置の画像の質は，音波によって形成される超音波ビームと送信される超音波パルスと密接に関係している．超音波画像の画質の指標の1つが分解能である．分解能は，接近した対象を分離して表示する能力のことであり，距離方向分解能（axis resolution），方位方向分解能（lateral resolution），スライス方向分解能（slice resolution）がある．

図4.32に示すように，距離方向に，2つの反射体が配置されているとき，反射体が十分に離れていると，物体からの反射波も分離して検出される．一方，反射体の距離が小さくなると，2つの反射波は，図に示すように重なることになる．パルス幅が小さいほど接近した2つの物体の分離能力は大きくなる．このように，距離方向分解能は，送波された超音波パ

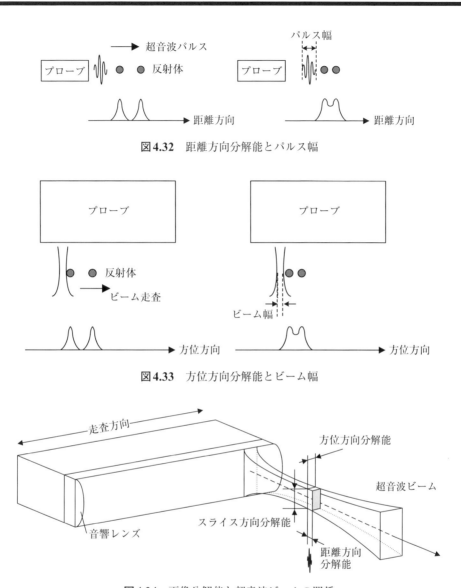

図4.32　距離方向分解能とパルス幅

図4.33　方位方向分解能とビーム幅

図4.34　画像分解能と超音波ビームの関係

ルスのパルス幅によって決定される.

　図4.33に示すように，方位方向に，2つの反射体が配置されているとき，反射体が十分に離れていると，ビームのスキャンにより得られる物体からの反射波も分離して検出される．一方，反射体の距離が小さくなると，2つの反射波は，図に示すように重なることになる．ビーム幅が小さいほど接近した2つの物体の分離能力は大きくなる．このように，方位方向分解能は，送波された超音波ビームのビーム幅によって決定される．

　図4.34に画像分解能と超音波ビームの関係を示す．距離方向分解能は超音波パルスのパルス幅が，方位方向分解能は超音波ビームの方位方向ビーム幅が決めるが，スライス方向分解能も超音波ビームのスライス方向ビーム幅によって決まる．

　超音波パルスのパルス幅を短くするためには，プローブが広帯域である必要があり，図

4.27に示すバッキングや整合層が重要である．スライス方向のビームを小さくするために，音響レンズが用いられている．図4.34のような凸面の音響レンズの場合には，周囲の媒質より音速の遅い材料でレンズを作れば音波は集束する．音響レンズによる集束では，集束位置が一カ所で固定となるので，プローブの使用目的にあわせて，集束範囲を調整している．

　方位方向の超音波ビームは，リニアアレイプローブを構成する振動素子に印加する信号の遅延時間を調整することで，電子的に集束させることができる．図4.35に示すように，周辺の素子から先に送波を行い，中央の素子には遅れて信号を与えれば，点線のような波面の音波を送波することができ，音波を集束させることができる．遅延時間を調整すれば，集束点を調整することも可能である．受波においても同じように遅延時間を調整することで，適切な受波ビームを形成することができる．

　超音波ビームは，振動子アレイの遅延時間の調整により，図4.35に示すように，ある点に集束するように遅延時間を調整しても，波動性のために一点には集束せず，図のように，実際にはある幅を持つことになる．このビーム幅Dは，開口幅A，焦点距離L，波長λによって決まる．開口幅Aが焦点距離Lよりも小さい場合には，ビーム幅Dと，振動子全体の開口幅A，焦点距離Lと波長λとの関係は，近似的に

$$D \propto \frac{L}{A}\lambda \tag{4.35}$$

と表すことができる．したがって，高い周波数の音波を用いて波長を小さくする，または，開口幅Aを大きくすれば，ビーム幅は小さくなる．

　焦点距離を固定で用いると，焦点を離れるとビーム幅が広がり画質が劣化する．このため，焦点を複数設定し，複数回の送受波を行うと，画面全体にわたってビーム幅を小さくすることができる（図4.36）．複数回の送波を行うと，フレームレートは低下する．焦点位置を変えながら複数回の送受波を行うと，焦点付近のビーム幅は改善されているが，このままでは，振動子に近い領域ではビーム幅が広がっている．

　そこで，開口幅の制御も加え，超音波ビームを形成することも行われている．焦点距離を小さくしたときは，開口幅を小さくすると，焦点付近のビーム幅が大きくなってしまうが，振動子近傍のビーム幅は改善する（図4.37）．式(4.35)において，L/Aの値が一定になるように制御すれば，ビーム幅が均一なビームを作ることができる．

　複数の信号を遅延しながら加算し，音波の集束状況をコントロールする部分をビーム

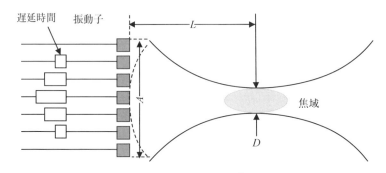

図4.35 電子的遅延による方位方向の音波の集束

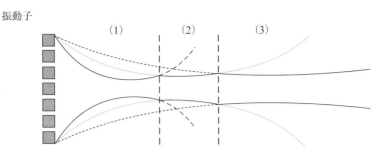

図4.36 集束点の移動によるビームのコントロール(ダイナミックフォーカス)

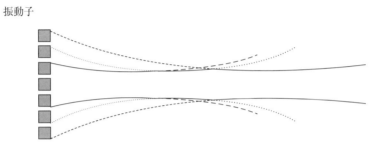

図4.37 集束点の移動と開口幅の変化によるビームのコントロール(ダイナミックフォーカス・ダイナミックアパーチャ)

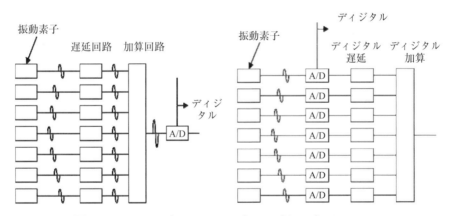

図4.38 アナログビームフォーマとディジタルビームフォーマ

フォーマ(beam former)と呼ぶが,図4.38にアナログビームフォーマとディジタルビームフォーマの構成を示す.ディジタルビームフォーマでは,多数のセンサからの信号を個別にディジタル化し,ディジタル信号処理により,ビームの形成などを高精度に行っている.

ディジタルビームフォーマでは,各素子の信号遅延がディジタル的に制御可能で,高精度なビーム形成が容易である.また,各素子の受信データがディジタル的に収集されているので,受信データに遅延量を自由に設定でき,一度の受波で,各深度に焦点を連続的に設定することが可能となり,フレームレートを落とさずに,受信ダイナミックフォーカスを実現することができる.

第4節 アーチファクト

アーチファクト（artifact）とは，「実際には存在しないのに表示される虚像」と定義されている（日本超音波医学会の医用超音波用語）．超音波診断装置における画像形成は，図4.39に示すように，一定の速度で音波が直線的に進行し，物体から反射してくるとして画像を形成している．実際に超音波プローブのところで得られるのは，信号の時間的変化のみであり，生体内でどのような経路を通過したのか，どのような速度で音波が進行したのかの情報は通常得られない．

したがって，音波が一定の速度で直線的に進行しなければ何らかのアーチファクト（artifact）が生じることになる．また，物体の速度を計測するドプラ法においては，物体の速度をある時間間隔で観測することにより，異なった速度に観測される現象がある．これらの現象について説明する．

4.1 Bモード画像上のアーチファクト

波動である音波は，媒質の物理的特性により反射，屈折，減衰する．この反射により反射信号（エコー）が生じ，Bモード画像を作ることができるのであるが，場合によっては，こ

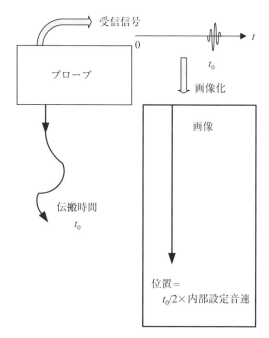

図4.39 超音波診断装置による画像形成．
音波の伝搬経路にかかわらず，伝搬時間と設定音速で画面上の位置が決定する．

の反射現象が画像上のアーチファクトの原因となる．

4.1.1 多重反射

図4.40には多重反射（multi reflection）によるアーチファクトの一例を示す．実像の後ろに複数の虚像が観察されている．平滑な面など音波を強く反射する物体があると，反射体からの反射波はプローブに戻り受波されるとともに，再びプローブ面で反射し，物体に向け音波が戻っていく．この音波は，反射体で再び反射しプローブで受波されるが，反射波の強度が強いとこのような現象が複数回繰り返されることになる．

このような複数回の反射現象を多重反射と呼ぶ．プローブと物体の間の多重反射では，実像の後ろに，虚像が複数現れる．虚像の現れる位置は，実像までの距離 d の2倍，3倍の距離 $2d, 3d, ...,$ の距離に表れることになるので，プローブと物体の間の距離を，プローブを押し込むなどで変化させたときに，虚像は距離が2倍，3倍と変化するので，多重反射によるアーチファクトであるかどうかを判断することができる．

多重反射は，物体の内部で発生することもある．図4.41はその例で，結石など強い反射の起こる面が平行にある物体では物体内部で多重反射が発生し，その結果物体の後ろに，多重反射による彗星の尾のような虚像が生じる．これをコメット様エコー（comet-like echo）と呼ぶ．この虚像はプローブを上下させても虚像の間隔は変わらないが，ビーム軸に沿って物体後方に現れることを利用すれば，識別は容易である．

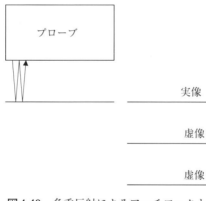

図4.40 多重反射によるアーチファクト

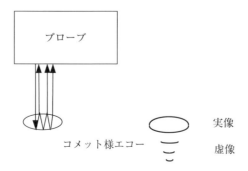

図4.41 多重反射によるアーチファクト

4.1.2 ミラーイメージ（鏡面現象）

図 4.42 はほぼ平坦で強い反射を生じる面があるとちょうど鏡のような虚像を生じる例を示す．図 4.42 の実像の位置には，正しく物体の像が描出される．それ以外に，プローブから送波された音波が反射面で反射し，物体で反射し再び反射面で反射しプローブで受波される経路も存在する．

この経路を通る音波は，反射により大きく経路が変化しているにもかかわらず，装置側では音波が直線的に進行しているとして画像を作るため，虚像の位置にアーチファクトが生じることになる．この像は，光による鏡の像と同じ原理で生じているので，ミラーイメージ（mirror image）像となる．

4.1.3 音速差，外側（側方）陰影

超音波診断装置内の設定音速と生体の音速は完全には一致していない．この違いは，実際の物体までの距離と画像上の距離の差を生じさせる．図 4.43 に示すように，物体までの距離が d_0 で生体内の音速が c_0 であるとすると，プローブから送波され，再びプローブで受波されるまでの伝搬時間は $t_0 = \dfrac{2d_0}{c_0}$ となる．一方，この伝搬時間を用いて，設定音速 c の診断装置上で画像を形成すると，画像上の物体までの距離は，$d = \dfrac{ct_0}{2} = d_0 \dfrac{c}{c_0}$ となるので，実際の距離の $\dfrac{c}{c_0}$ 倍となる．

実際に生体軟部組織の音速は，最大でも 5% 程度しか変化しないので，実用上大きな問題となることはない．脂肪組織は軟部組織より 1 割程度遅いので，体表付近の脂肪層などは実際よりやや厚めに表示される可能性があるが，大きな問題となることはない．

このような単純な距離の変化よりも重要なのは，生体内の組織間の音速差によって生じる屈折の効果である．図 4.44 には，音速の異なる物体による音波の屈折を示す．周囲の媒質と音速が異なる球状媒質があれば音波は集束（$c_1 > c_2$），または発散（$c_1 < c_3$）する．B モード画像は音波が直進するものとして画像を作るので，アーチファクトが生じる．

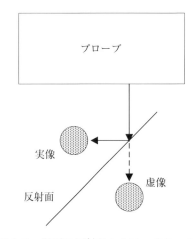

図 4.42 滑面の反射によるアーチファクト

第4章 超音波

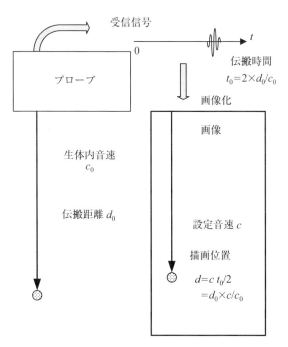

図4.43 生体内音速と設定音速の違いによる描画位置の変化

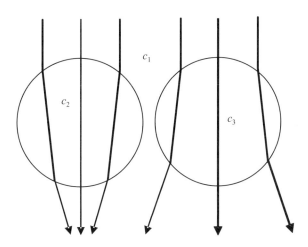

図4.44 球状媒質による音波の屈折

図4.45に円筒状媒質と媒質後方に平面反射体が生体組織中にある場合の画像の概略を示す．表示されている実線は，音線と呼ばれる音波の伝搬方向をつないだものである．周囲組織と円筒状媒質の音速が同一であれば，円筒形状とその後ろにある平面反射体の像は，歪むことなく描出される（図4.45(a)）．

円筒状媒質の中の音速が周囲媒質の音速より小さい場合には，円筒の前面と後面で音波は屈折し，収束する．音速が遅いため，円筒後面の超音波画像は実際より遠方に描出される．さらに，円筒後方の平面反射板は，円筒の直径分の長さの部分が後方に描出される．円筒の左右の端部では音波が大きく屈折しているため，この経路を逆にたどってプローブに戻る音

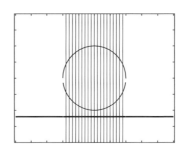

(a) 円筒内部の音速と周囲音速が一致しているとき

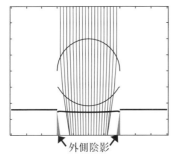 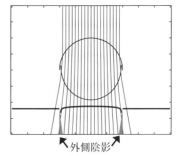

(b) 円筒内部の音速が周囲音速より小さい場合　(c) 円筒内部の音速が周囲音速より大きい場合

図4.45　円筒状媒質による音波の屈折と後方の画像

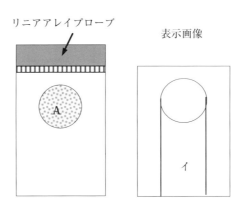

図4.46　減衰による物体後方のアーチファクト

波は少なくなる．このため，円筒の側面より後方に延びる音響陰影である外側（ガイソク）陰影（lateral shadow）と呼ばれるアーチファクトが生じる．

4.1.4　後方エコー増強・音響陰影

図4.45では屈折によるアーチファクトを示したが，図4.46に示すように，周囲と減衰の異なる物体後方にもアーチファクトが生じる．組織中に，ある程度の大きさの腫瘍などの組織Aが存在しているとする．このとき，Aの部分の減衰が周囲の組織よりも小さければ，Aの後方からの反射波は，Aを通過しなかった反射波に比べ，減衰が小さな部分を通過する経路があるので，相対的に振幅が大きくなる（後方エコー増強）．

この結果，画像イの部分は明るく表示される．一方，Aの部分の減衰が周囲の組織より大きければ，Aを通過後，音波は大きく減衰してしまい，受波信号の振幅もAを通過しない信号より小さくなる．この結果，イの部分は暗く（後方陰影）表示されることになる．

4.2 速度計測のアーチファクト

ドプラ法による速度計測は音波によって生じる空間的な模様の時間的変化を検出することによって行われている．この時間的変化の検出は連続的に行われるのではなく，ある一定の間隔で行われている．このため，実際の速度変化が違う速度のようにみえることがある．

この様子を示したのが図4.47である．図4.47(a)のように，ある場所で波動を観測していて，時間とともに波動が下向きに移動しているとする．十分短い時間間隔でこの波動を観測していれば，下向きに移動していることがわかるが，測定時間間隔を，図4.47(a)に示されたサンプリングと示した位置で観測すると，図4.47(b)に示すような観測結果が得られる．このデータを観測すると波動はゆっくりと上向きに移動しているようにみえてしまう．

このように物体の運動を観測する場合，時間間隔が物体の運動を適切に観測することができないほど長くなると，違う運動が生じているようにみえることがある．このような現象が生じるのは，波動の隣り合う同位相の部分は，離散的な波動の観測だけでは区別できないことに起因している．速度が大きくなっていくと，速度が逆の方向の速度と誤認されることがあることから，このアーチファクトは折り返し現象（aliasing）と呼ばれる．

折り返し現象が生じる速度はどのような値となるか考えてみる．図4.48(a)と(b)の計測結果は全く同じであるが，サンプリングされた波動現象が上向きに動いているのか，下向きに動いているのか区別がつかなくなっている．観測の繰り返し周期ΔTの間に，波動が$\lambda/2$だけ移動するとこのような状態となる．このため，移動速度vの大きさは$|v|<\lambda/(2\Delta T)$であ

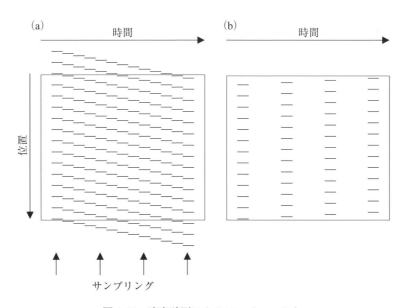

図4.47 速度計測によるアーチファクト

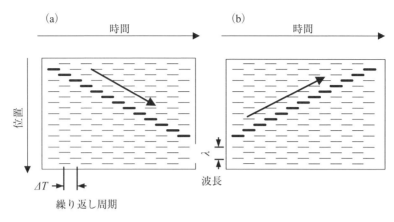

図4.48 下向きに移動しているか，上向きに移動しているか区別のつかない状態

る必要がある．パルスエコー法では，音波が往復しているので，移動距離はさらに半分である必要があり，折り返し現象が生じないための移動速度は，$|v| < \lambda/(4\varDelta T)$ である．

この上限速度は式(4.33)のドプラ周波数からも求めることができる．ドプラ周波数は $f_\mathrm{d} = \frac{2v}{c} f_\mathrm{s}$ であり，音波の送信周波数 f_s は，波長 λ と伝搬速度 c を用いて $f_\mathrm{s} = \frac{c}{\lambda}$ と書けるので，ドプラ周波数は $f_\mathrm{d} = \frac{2v}{\lambda}$ となる．サンプリング定理から，折り返しが起こらないためには，この周波数がサンプリング周波数の1/2より小さい必要があるので，$\left|\frac{2v}{\lambda}\right| < \frac{1}{2\varDelta T}$，すなわち，$|v| < \frac{\lambda}{4\varDelta T}$ となり先ほどの結果と一致する．

第5節 プローブと臨床応用

5.1 プローブ

　超音波プローブは用途に応じて，形状，周波数，走査方式が種々用意されている．たとえばコンベックス走査型プローブの生体接触面積と視野幅は大きく，腹部から肝臓・腎臓などを観察するのに適している（図4.49）．セクタ走査型プローブは，小さな振動面から扇型に広がる走査断面を取得でき，肋間から心臓を観察するのに適している．

　特殊な用途としては，内視鏡下で用いる超音波プローブ（超音波内視鏡プローブ）などがある．これは，ファイバースコープ内視鏡または電子内視鏡の先端に超音波振動子を組み込んだものである．経口的に体内を走査することで，超音波の伝搬の障害となる消化管内ガスを避けられ，7 MHz以上の高周波にて臓器至近距離から走査できるため，高い空間分解能の画像を得ることができる．

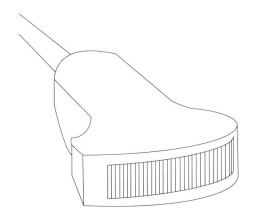

図4.49 コンベックスプローブ

　また産婦人科では，妊娠初期から中期の胎児診断に，経腟的に観察可能なプローブが多用されている．このプローブには穿刺用の専用アダプタも具備されており，超音波ガイド下での卵胞採取などが可能となっている．

5.2　超音波造影剤

　気泡（バブル）が水中に存在すると，気泡の固有音響インピーダンスが水と大きく異なるので，水中での強い超音波反射体として機能する．通常，血液中には，強い反射体がないので，低輝度で画像化されるが，血液中に気泡を安定に存在させることができれば，血管が高輝度で画像化される．数 μm 以下の気泡を安定に生成できれば，肺の毛細血管を気泡が通過するので，静脈から気泡を投与すれば，肺を通過後，心臓から全身に循環していく．

　このような微小気泡は超音波造影剤（コントラスト剤）（ultrasound contrast agent）として商品化されており，いくつかの製品が市場に登場している．気泡周囲に界面活性剤の膜や生体適合性のある殻で覆い安定化させたり，気泡内部の気体を分子量が大きく不溶性のフッ化炭素類などにするなどの方法で寿命の長い気泡を生成している．

　気泡の共振周波数 f_b は，気泡半径 a [m] によって変化する．大気圧下で殻のない水中の気泡の共振周波数 f_b [Hz] は近似的に $f_b ≒ 3.25/a$ で求められる．たとえば，気泡半径を 1 μm とすると，共振周波数は 3.25 MHz である．気泡は音波をよく反射するが，共振周波数付近の音波が入射すれば，さらに強い応答が観測されることになる．

　気泡を安定化させた超音波造影剤を用いた肝臓の超音波画像を考えてみる．静脈注入された造影剤は，最初に肝動脈に到達し，肝動脈系が高輝度で画像化される．その後，門脈に造影剤が到達し，門脈系も高輝度で画像化される．さらに時間が経過すると肝実質も高輝度になっていく．肝腫瘍が存在する場合には，造影剤の腫瘍内動態が肝実質部と異なるため，肝実質と腫瘍の時間-輝度変化が異なり，有用な診断情報となる．

　気泡のもう1つの重要な特徴は，生体組織に比較して非線形性が非常に強いことである．微小気泡を安定化させた超音波造影剤による非線形エコー（nonlinear echo）の発生は大きく2つに分けられる．1つは，超音波の照射によって破壊されたときに発生する非線形エコー

であり，もう1つは破壊されずに気泡の振動の非線形により生ずる非線形エコーである．

　低音圧で気泡を振動させ，非線形エコーを受波すると，造影剤のない生体からの非線形エコー成分はほとんどないので，造影剤の部分を強調して抽出することができる．造影剤の殻の性質によって，気泡が崩壊する音圧と，気泡を崩壊させずに振動させる音圧域が異なっており，送信の条件により造影の状況が変化するので，さまざまな送信手順が考案されている．

5.3　ハーモニックイメージング

　超音波診断装置における代表的な画像構成法では，超音波プローブより体内に向けパルス音波を放射し，体内から反射された信号を受波することにより，体内の断層画像を得ている．このとき，放射した音波と受波した音波の主要成分の中心周波数は同一である．しかし，生体には非線形性があるため，音波の一部のエネルギーは送波した周波数と異なる周波数成分へと変換される．

　超音波診断装置のように高い音圧の音波を用いる場合には，媒質の非線形性の影響が現れる．非線形性の効果によって水中の音速 c は次式のように，音圧 p に依存した式となる．

$$c = c_0 + \frac{\beta p}{\rho_0 c_0} \tag{4.36}$$

ここで，ρ_0，c_0 は微少音圧下での媒質の密度と音速であり，β は媒質の非線形パラメータ（nonlinear parameter）である．水の非線形パラメータは $\beta = 3.5$ である．この式から，音速は正の音圧のところで大きく，負の音圧のところで小さくなることがわかる．この結果，図4.50に示すように大きな音圧の音波の波形は伝搬とともに徐々に変形していく．

　この変形により，図4.51に示すように，基本波のエネルギーは，伝搬とともに第二，第三高調波などの高調波成分に移行する．この第二高調波への移行は，時間方向の変形が音圧に依存することにより生じるが，音圧が大きいほど波形の変形量が大きくなる振幅方向の効果との相乗効果で，第二高調波の発生量は音圧の二乗に比例することとなる．

　この第二高調波は媒質中での仮想音源として作用するが，発生量が基本波の音圧の二乗に

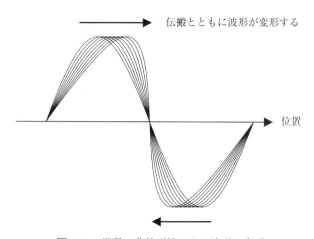

図4.50　媒質の非線形性による波形の変形

第4章　超音波

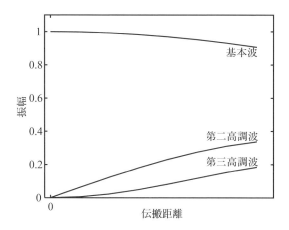

図 4.51　伝搬による基本波と高調波の振幅の変化

表 4.1　縦波速度と横波速度の例

物　質	縦波速度（m/s）	横波速度（m/s）
鉄	5,990	2,960
天然ゴム	1,500	120
肝臓組織	1,540〜1,580	0.5〜10

比例するので，第二高調波のビーム幅は基本波のビーム幅よりも小さくなる．さらに，第二高調波は媒質中で発生しているので，体表近くの組織による多重反射によるアーチファクトを生じにくい特徴もある．したがって，第二高調波による超音波画像は，高分解能で，アーチファクトの少ない画像となり，第二高調波を用いる映像化はハーモニックイメージング（harmonic imaging）と呼ばれている．

5.4　超音波エラストグラフィ

ずり弾性率に関係する物質の横波速度（せん断波速度）は，縦波速度に比べ広い範囲に分布している（表 4.1）．生体組織は，横波速度が 0.5〜10 m/s 程度，ヤング率では 1〜300 kPa 程度，ずり弾性率は 0.3〜100 kPa 程度に分布している．

生体組織は，ちょうどスポンジのように，構造を支える部分と内部を満たす水溶液のような構成となっており，体積弾性率は主に水溶液部分の特性に依存し，平均的な縦波音速に関係する（図 4.52）．触感の硬さは，構造を支える部分に関係し，横波速度を決めるずり弾性率と関係しており，通常の超音波診断で用いている縦波速度には直接的な関係がない．広い範囲に分布していることから，生体組織の病変による変化を敏感に検出することができる可能性が指摘されている．

生体組織中の横波音速は縦波音速の数百分の 1 程度である．病変に対する変化範囲が大きく，横波による硬さの定量化測定結果からは，正常から病変へ変化する組織の音速に，大きな変動幅が得られている．

触感に対応する硬さを表示するエラストグラフィ（elastography）には，静的な力を加え

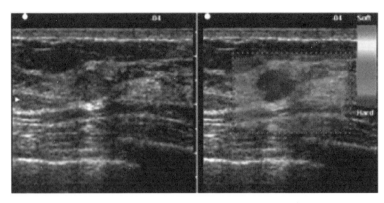

図4.52 strain elastgraphyの例（口絵参照）[4]
相対的に硬い組織が青い色で表示されている

表4.2 elastographyの分類[4]

励振方法 \ 測定量	strain imaging ひずみを測定	shear wave imaging 横波伝搬速度を測定
manual compression	strain elastography	
acoustic radiation force impulse	ARFI Imaging	shear wave elastography
mechanical vibration and impulse		transient elastography

変形を測定する方法と，横波を発生させ，その伝搬速度を計測する2つの方法がある．また，変形や励振を与える方法として，(1) プローブを介した静的な加圧，(2) 診断用パルスより継続時間の長い超音波による音響放射力，(3) 機械的な振動がある．

これらの組み合わせから表4.2に示すようなエラストグラフィが実用化されている．ひずみの測定によるエラストグラフィは，加圧力分布が未知であるので相対的な弾性の表示が基本である．一方，横波速度を用いた方法は，生体組織の密度を仮定すればヤング率やずり弾性率を求めることができ，定量性のある結果を得ることができるが，生体内部での横波の屈折や反射などの影響を受けており，測定条件などを正しく把握することが必要である．

5.5 集束超音波治療

強度の大きな超音波を，限定した領域に集中させると治療効果を得ることができる．治療に用いる超音波の生体作用としては，生体組織の吸収減衰による熱的作用と，振動エネルギーによる機械的作用があるが，熱的作用を利用した超音波加熱凝固治療は臨床的に利用されている．

超音波が体内を伝搬すると吸収減衰によりエネルギーを失い熱に変換される．診断用の超音波では，熱の発生はわずかであるが，診断用の超音波より大きなエネルギーの超音波を組織に送波し，減衰による発熱を積極的に利用し，組織を蛋白質の変性温度以上に加熱し，病変部位を壊死させる方法が超音波加熱凝固療法（ultrasonic coagulation therapy）である．患部のみを選択的に治療するため，集束型送波器で集束させた高強度の超音波（high intensity focused ultrasound: HIFU）が用いられる．

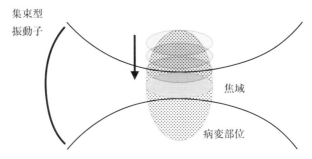

図4.53 集束型振動子と焦域

図4.53に示すように,集束型振動子の焦域は横方向に小さく,深度方向に大きな細長い形状となる.この焦域を移動させ病変部位を治療していく.超音波による加熱療法は,切開を伴わず,病変部位のみを選択的に治療することが可能で,非観血,低侵襲で患者への負担が小さな治療方法である.

第6節 超音波診断装置の安全性と保守

6.1 パルス超音波の音の強さ

超音波診断装置が臨床で広く使用されているが,これまで診断装置で生体に障害が発生したという報告はない.しかし,近年,診断の機能が増加し,音響出力は増加する傾向がある.さらに,治療のための超音波利用も進んでおり,超音波の生体作用について把握することは重要である.

超音波の作用についての指標の1つである音の強さ (sound intensity) は,媒質内の単位面積を単位時間に通過する超音波のエネルギーと定義され,単位は [W/m^2] または [W/cm^2],[mW/cm^2] である.しかし,超音波診断装置では,一般に振動子からパルス超音波を集束させながら放射しており,時間・空間的な強度分布を持っている.そのため,この分布をどのように扱うかによって超音波強度の値が異なって評価される.

SATA (spatial average-temporal average:空間平均時間平均) インテンシティは超音波ビームの断面積にわたって空間平均した超音波の強さの時間平均値で,I_{SATA} と表記される (図4.54).ほかに,SATP (spatial average-temporal peak:空間平均時間ピーク),SPPA (spatial peak-pulse average:空間ピークパルス平均),SPTA (spatial peak-temporal average:空間ピーク時間平均),SPTP (spatial peak-temporal peak:空間ピーク時間ピーク) インテンシティがあり,それぞれ,I_{SATP},I_{SPPA},I_{SPTA},I_{SPTP} と表記される.SPTAインテンシティ (単位はmW/cm^2) は音波の熱的作用,SPPA,SPTPインテンシティ (単位はW/m^2) は音波の機械的作用の評価に重要である.これらの値は生体での減衰の標準値 (0.3 dB cm^{-1} MHz^{-1}) を考慮して,生体内の音の強さに補正され評価される.

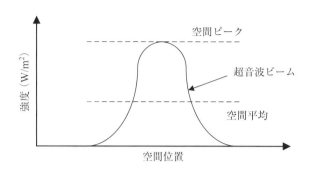

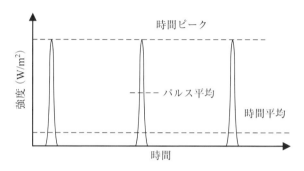

図4.54 パルス超音波の強度の評価

6.2 熱的作用・機械的作用に関する指標

I_{SPTA}などで示される物理的な音の強さのほかに,超音波の生体作用に即した指標として,サーマルインデックスとメカニカルインデックスがある.これらの指標は,超音波のビームの形状や,スキャン方式などの影響を補正し,診断装置上に表示される.

6.2.1 サーマルインデックス (thermal index) TI

超音波診断装置の音響出力基準を定める指標の1つで,生体に対する超音波の熱的作用に関する指標である.サーマルインデックスはTI=全音響出力［W］／組織の温度を1°C上昇させるのに必要な音響出力［W］と定義される.組織の超音波吸収特性の違いにより,TIS(軟部組織:soft tissue thermal index),TIC(頭蓋骨:cranial bone thermal index),TIB(骨:bone thermal index)の3種類に通常分類される.たとえば$TI=2$は,生体内温度が2°C上昇する可能性があることを示す.

6.2.2 メカニカルインデックス (mechanical index) MI

生体に対する超音波の非熱作用に関する指標である.超音波による機械的作用と化学的作用の大きさを示したものだが,これらの作用はキャビテーション (cavitation) が重要な役割を果たすので,気泡の発生に強く影響する超音波の負音圧と,非熱的作用の発生しきい値が超音波周波数の平方根に反比例する効果を数値化している.パルス超音波の強さの積分値が最大となる点で,生体の減衰を考慮した超音波の負の音圧がp_m［MPa］,周波数がf［MHz］のとき,メカニカルインデックスMIは,$MI = p_m/\sqrt{f}$で計算され,単位のない数値である.

6.3　安全な超音波の強さ

　米国超音波医学会（AIUM：American Institute of Ultrasound in Medicine）は，「これまでI_{SPTA} 100 mW/cm^{2}未満の超音波を照射された哺乳動物組織に有意な生体作用が生じたという報告はない」としている．また，日本超音波医学会安全委員会は，「周波数が数MHzの領域において照射時間が10秒〜1時間半の間で再現性のある確かな文献の検討から得られた生体作用を示す最小超音波強さの値は，連続超音波照射の場合1 W/cm^2，パルス超音波照射の場合I_{SPTA} 240 mW/cm^2」との見解を示している．米国食品医薬品局（FDA：U.S. Food and Drug Administration）は，超音波診断装置の許容される上限値として，I_{SPTA} 720 mW/cm^2，MI 1.9を示した．眼科領域ではさらに低値となっており，I_{SPTA} 50 mW/cm^2，MI 0.23としている[5]．

　現在の超音波診断装置は，熱的，非熱的作用の指標であるTI，MIが画面上にリアルタイムに表示されているが，これらの指標を用いて操作者は，超音波の生体作用のリスクを十分考慮して，診断に影響を与えない範囲で患者の安全のため超音波検査をできるだけ低出力，短時間で行うべきであるという安全性についての考え方ALARA（as low as reasonably achievable）の原則に従い，超音波の出力を適切に調整することが求められている．

6.4　超音波診断装置の精度管理と保守

　超音波診断装置の画質を左右する要因としては，（1）感度，（2）空間分解能，（3）コントラスト分解能（エコー強度の差を画像上で識別する性能），（4）フレームレート，（5）SN比，（5）ダイナミックレンジ，（6）モニタの性能　などが挙げられる．

　このうち，診断装置の精度管理，保守を行うときに最も重要なのは，プローブの取扱とプローブ構成要素の摩耗，寿命である．プローブには図4.55に示すように多くの振動素子と音響材料，電子回路が納められている．このプローブによる画像劣化の原因としては次のような項目が挙げられる．

　（1）エレメントの破損
　（2）コネクタ類の接触不良
　（3）送信回路の劣化
　（4）受信回路の故障
　（5）レンズの劣化・摩耗

　プローブの振動素子は，薄い圧電材料により作られているため，精密で機械的に弱い点がある．このため，プローブ表面に強い機械的力が加わると振動素子が損傷することがある．これは，ビームの形成に影響を与えるので，空間分解能が変化し，感度，SN比も変化する．さらに，多くの素子があるため，コネクタの接触不良や，送信回路の劣化，受信回路の故障なども考えられる．プローブ前面の音響レンズは，使用により摩耗し，また経年変化により性能が劣化する．これも空間分解能に影響を与える．

　機械的損傷や，電子回路の故障がなくても，プローブにはメーカーの規定した耐用年数があることに注意する必要がある．プローブは精密で，特にプローブ表面は機械的強度が低い

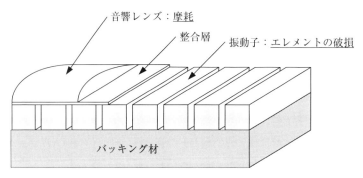

図4.55 プローブの構造と画像劣化の原因

ので,プローブに衝撃を与えないようにするのはもちろんであるが,正常の使用でも画像は劣化していくので,診断精度を確保するためには,メーカーの耐用年数の記述に従い,定期的な更新が必要である.

電源投入前のプローブの点検としては
- (1) 音響レンズ部分に,傷,亀裂,欠損や接着部分のはがれがないこと
- (2) プローブのケース部分に,傷,亀裂,欠損などの異常がないこと
- (3) プローブのケースとケーブルの接合部分に亀裂,欠損がないこと
- (4) ケーブルに不正なねじれ,表面の傷,亀裂,破れなどの異常がないこと
- (5) ケーブルが床に接触しておらず,キャスターなどで踏む可能性がないこと
- (6) 装置本体にプローブコネクターが確実に挿入されていること

を確認する必要がある.それ以外に,装置本体側の点検としては
- (1) 装置本体に異常がなく,空気孔をふさぐ障害物がないこと
- (2) モニタに傷,亀裂,汚れなどの異常がないこと
- (3) 記録装置の状態が正常なこと

などの確認も行い,電源投入後も
- (1) 異常音,異臭がないこと
- (2) 起動が正常に終了していること
- (3) プローブの過熱がないこと
- (4) 超音波画像全体の描出が正常なこと

などを確認する必要がある.

検査終業時には,装置,プローブ,ケーブル,コネクタ,モニタに異常のないこと確認するとともに,プローブやケーブルに付着した生体とプローブを密着させるために超音波ゲルの付着がないように拭き取る必要がある.

画像が正常かどうかを定量的に確認するために,精度管理用のファントムが市販されている.このファントムは生体組織と同等の音響特性をもつ材料の中に音波の反射体が配置されており,この反射体の像を,装置購入直後から記録し,定期的に同じ条件で画像を取得し,変化を確認すれば,その装置の画質を客観的に維持することができる.

第4章　超音波

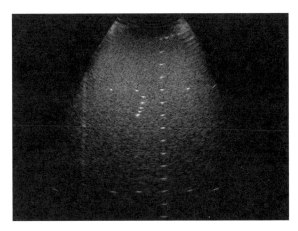

図4.56　保守管理ファントムの超音波画像
各種の分解能を確認することができる

図4.56に基本性能保守管理ファントムを用いた超音波画像の一例を示す．種々の間隔でターゲットが配置されており，ビーム幅や分解能を確認することができる．

(蜂屋弘之)

参考文献

- 秋山いわき，他：アコースティックイメージング．2010，コロナ社，東京
- 日本超音波医学会編：新超音波医学 第1巻．2000，医学書院，東京
- 伊東正安，他：超音波診断装置．2002，コロナ社，東京
- Hoskins P, et al.: Diagnostic Ultrasound: Physics and Equipment (second edition), 2010, Cambridge University Press
- Jonathan M, et al.: Quantitative Ultrasound in Soft Tissues (2013 Edition), 2013, Springer

引用文献

1) American Institute of Ultrasound in Medicine and National Electrical Manufactures Association (AIUM and NEMA): Standard for real-time display of thermal and mechanical acoustic output indices on diagnostic ultrasound equipment, 1992
2) National Council on Radiation Protection and measurements (NCRP): Exposure Criteria for Medical Diagnostic Ultrasound: I. Criteria based on Thermal Mechanisms. NCRP Report No. 113, Bethesda, 1992
3) 佐光暁史，他：MEDIX, **51**: 31, 2009
4) Shiina T: J. Med. Ultrasonics **40**: 309, 2013
5) Center for Devices and Radiological Health, Food and Drug Administration (FDA), US Department of Health and Human Services: Information for Manufacturers Seeking Marketing Clearance of Diagnostic Ultrasound Systems and Transducers. http://www.fda.gov/downloads/MedicalDevices/DeviceRegulationandGuidance/GuidanceDocuments/UCM070911.pdf, Rockville, MD, 1997

索　引

［欧文，ほか］

2管球方式　221
2次元フーリエ変換　232
2層検出器方式　221
3次元画像処理　197
3次元血管像　128
3相全波整流方式　69
6ピーク整流式　68
12ピーク整流式　68
75%値　240
180LI法　171
180°補間再構成法　208
360LI法　171
360°補間再構成法　207

A

ABI　144
absorption　347
absorption coefficient　348
acceptance test　44
acoustic impedance　345
acoustic lens　349, 358
actual focal spot　50
AdaBoost　139
added filler　57
A/D変換　202
algebraic reconstruction
　technique: ART　157
aliasing　369
analog-to-digital変換　202
analyser-based imaging
　144
anatomical normalization
　333
anatomical standardization
　333
angiography　296
anode heat content　53
anti-satter grids　57
a posterior probability　183
a prior probability　184
array probe　358
artifact　364

B

ASSR（advanced single-slice
　rebinning）　182
ASSR法　215
attenuation　347
attenuation coefficient　13,
　347
auto exposure control　60
axial　262
axis resolution　360

back projection　158
ballance　291
balanced FE　291
banding artifact　291
Bayes' thorem　184
beam former　363
beam hardening　240
beam pitch　170
beam shaping filter　205
bending magnet　140
biplane type　126
birdcage coil　278
black blood　306
Bloch equation　257
blood-oxygenation-level
　dependent　332
blooming　51
blurring　285
BOLD効果　332
bowtie filter　205
bremsstrahlen　2
brilliance　141
Bucky　59
bulk modulus　341

C

capacitor discharge x-ray
　high-voltage generator
　71
cavitation　376
CCD（charge coupling device）
　95
CD（contrast-detail）　32

characteristic acoustic
　impedance　344
characteristic impedance
　344
characteristic X-ray　2
chemical shift　321
chemical shift artifact　321
chemical shift imaging　330
chemical shift selective　309
CHESS　309
CNR　234
coherent　287
collision loss　2
color Dopper method　355
Compton scattering　167
computed radiography（CR）
　27
cone beam　154, 218
constancy test　44
continuous spectrum　2
contrast medium　130
contrast ratio: CR　94, 133
contrast scale　226
contrast improvement factor
　58
contrast-to-noise ratio　234
conversion factor　93
convex scan　358
CONVEX法　183
convolution　161
coronal　195
correction function　161
cranio-caudal: CC　116
critical angle　347
cross correlation法　332
CS　226
CSI　330
CT dose index　236
CT number　167
CTDI　236
$CTDI_{vol}$　238
$CTDI_w$　238
CT-H　153
CT値　167, 194, 220, 240

Cアーム（C-arm）　116, 126, 219

D

DAS　202, 203, 211
data acquisition system　202
DC-DCコンバータ　76
DEI　144
detector pitch　170
DFOV　193
diagnostic reference level　239
diameter spherical volume　273
DICOM（Digital Imaging and Communication in Medicine）規格　223
diffraction enhanced imaging　144
diffusion tensor　305
diffusion tensor imaging　304
diffusion tractography　304
diffusion weighted imaging　303
diffenential distortion　93
digital breast tomosynthesis　119
digital compensation filter　125
digital tomosynthesis　188
direct conversion type　86
displacement force　335
display field of view（DFOV）166, 193
DLP　238
Doppler frequency　355
Doppler method　352
dose efficiency　236
dose length product　238
DQE（detective quantum efficiency）　36, 93
DRL　239
DSA（digital subtraction angiography）　126
DSV　273
DTI　304
dual energy CT　167
dual layer　221
dual source　221

DWI　303

E

echo planar imaging　300
echo time　258
echo train length　283
effective atomic number　167
effective energy　19
effective focal spot　51
effective mAs　216
effective TE　284
elastography　373
electron density　167
EMIスキャナ　152
encode　260
EPI　300
eTE　284
ETL　283
exposure magnifying factor　59
exposure time　45
extra-focus radiation　52

F

FA　304
fan beam　153, 163
fast imaging with steady state precession　291
FBP法　112
feedback circuit　46
FID　254
field echo　291
field of view　268
filtered back projection　161
FLAIR　308
fluid-attenuated inversion recovery　308
fMRI　331
focal spot　50
Fourier transform　159
FOV　268
FPD（flat panel detector）　27, 122
fractional anisotropy　304
free induction decay　254
frequency domain　159
frequency encoding　264
frequency spectrum　262

full width at half maximum　229
functionl MRI　331
FWHM　229

G

gantry　202
Gibbs artifact　325
GLM（general linear model）　333
gradient echo　264
GRAPPA（generalized autocalibrating partially parallel acquisition）　315
gray-level gradient　200
GSDF　28
gyromagnetic ratio　250
Grets connection　68
grid clemsity　58
grid ratio　58

H

H&D曲線　34
half value layer　18
harmonic imaging　373
HASTE（half fourier acquisition single shot turbo spin echo）　287
heel effect　9, 52
helical scan　153
hemodynamic response function　334
high voltage transformes assenably　64
Hounsfield　152
Hounsfield unit　167

I

I.I.採光方式　61
IEC　223
image distortion　93
incoherent　287
indirect conversion type　86
in-phase　321
in-plane spatial resolution　317
insertion device　141
interferometer　145
International Electrotechnical Commission　223, 319

索　引

inverse Compton scattering
2

inverse Fourier transform
159

inverse Radon transform
156, 176

inversion time　306

inverter-type x-ray equipment
46

isotropic　195

IT（interline transfer）　96

iterative reconstruction
157, 183

iterative restoration　192

IVR（interventional radiology）
47

IVR 基準点（interventional
reference point）　47

J

Japanese Industrial Standards
223

JIRA（Japan Medical Imaging
Rodiological System
Industries Association）
224

JIS　44, 223

K

K-edge subtraction imaging
143

kV switching　221

K吸収端差分法　143

k近傍法　139

L

Larmor frequency　251

lateral resolution　360

lateral shadow　368

least square iterative technique
（LSIT）　158

light field　55

line spectristic X-ray　2

line spread function　227

linear attenuation coefficient
155, 167

linear scan　358

liquid crystal display（LCD）モ
ニタ　46

live image　126

Log 変換　127

long object problem　181

longitudinal relaxation　255

longitudinal relaxation time
257

longitudinal wave　341

LSF　227

M

magnetic field gradient　259

magnetic field gradient coil
271

magnetic resonance imaging
250

magnetic resonance
spectroscopy　328

magnetic shielding constant
328

mask image　126

mass attenuation coefficient
13

mass energy absorption
coefficient　16

mass energy tranfer coefficient
15

matrix inversion tomosynthesis
192

maximum intensity projection
197, 296

MDCT　210

mean diffusivity　304

MIP　197, 296

mirror image　366

MIT　192

ML-EM（maximum likelihood-
estimation maximum）
158, 183

MLO（medio-lateral oblique）
116

monochromatic X-ray CT
144

MOS（metal-oxide-
semiconductor）　95

motion probing gradient
303

MPG　303

MPR　195

MR hydrography（MR ハイド
ログラフィ）　286

MRA（magnetic resonance
angiography）　296

MRCP（MR
cholangiopancreatography）
286

MRS　328

MSCT　210

MTF（modulation transfer
function）　27, 94, 169,
227

multi planar reconstruction
195

multi reflection　365

multi subject analysis　333

multi-detector raw CT　210

multi-slice CT　210

N

ND（neutral density）フィルタ
97

NEQ（noise-equivalent number
of quanta）　36

noise figure　280

non-invasive x-ray analyzer
45

nonlinear echo　371

nonlinear parameter　372

normalization　333

normalized noise power
spectrum（NNPS）　39

NPS（noise power spectrum）
39, 169, 232

nuclear magnetic moment
250

nuclear magnetic resonance
250

Nyquist 周波数　161

O

oblique　195

off resonance　291

opacity　201

opposed phase　321

ordered subset CONVEX法
183

original image　156

OS-EM（ordered subset-
estimation maximum）
158, 183

out-of-phasse　321

P

parallel beam　153, 163
parallel imaging　312
paramagnetic contrast media　311
partial volume effect　240
PBI　144
PC　296
peripheral nerve stimulation　336
permanent magnet　272
phase contrast　118, 296
phase encoding　264
phase encoding gradient　265
phased array coil　278
photoelectric absorption　167
PI-SLANT法　182
pitch　170
pitch factor（PF）　170, 209
pixel size　166
PNS　336
point resolved spectroscopy　329
point spread function　169, 227
Poisson distribution　33
Poisson statistics　184
precession　291
PRESS　329
probe　349
projection　263
projection theorem　160
propagation　340
propagation speed　348
propagation-based imaging　144
PSF　227
PSL（photo stimulated luminescence）　82
p-tile法　138
pulse repetition frequency　350
pulse sequence　262
pulse-echo method　345, 348, 349
transverse wave　340

Q

QA（quality assurance）　44
QC（quality control）　44
QCツール（QC tool）　48
QCファントム　45
QD　277
quantum absorption（A_Q）　93
quadrature detection　277, 282
quantum mottle　32
quenching　273

R

radial scan　359
radiation loss　2
Radon domain（Radon空間）　176
Radon transform（Radon変換）　156, 176
Ramachandranの補正関数　162
raw data　265
readout gradient　263
realignment　333
receiver coil　254, 271
reflection　346
refocusing pulse　258
refraction　346
region of interest　316
regridding　301
resistive magnet　272
resonant frequency　251
resonctce type inverter　75
ROC解析　134
ROC曲線（receiver operating characteristic curve）　32, 36
ROI　316
rotating amode x-ray tube　50
rotational DSA　127

S

sagittal　195
SAR　283, 335
scan diagram　171
scan field of view（SFOV）　166, 193

scattering　347
SCR　64
SD（standard deviation）　216, 231
SD値　234
section sensitivity profile　229
sector scan　358
selectivity　58
SENSE　313
sensitivity encoding for fast MRI　313
SFOV　193
shading　198
shear modulus　342
shear stress　343
shear wave　342
SheppとLoganの補正関数　163
shift-and-add（SAA）　189
shim coil　273
short TI inversion recovery　309
short-term loadling　53
signal-to-noise ratio　315
simultaneous acquisition of spatial harmonics　314
simultaneous iterative reconstruction technique（SIRT）　158
single phase full wave rectification　68
single plane type　126
sinogram　156
slew rate　274
slice　260
slice profile　262
slice resolution　360
slice selection　260
slice thickness　166
slice-selection gradient　261
SMASH　314
smoothing　334
SNR　315
SN比（signal-to noise ratio）　36
sound pressure　340
spatial normalization　333
spatial resolution　166, 227

索　引

specific absorption rate　283, 335
speed of sound　342
spin angular momentum　250
spin echo　257
spin−lattice relaxation　256
spin-spin relaxation　255
SPM　333
spoiling　287
spreading　347
square wave type inverter　74
SSDE　238
SSFP（steady state free presession）　294
SSP　229
statistical noise　183
statistical parametrical mapping　333
statistics　334
steady state　291
STEAM（stimulated echo acquisition mode）　330
step and shoot　206
stepping DSA　128
STIR法　309
superconducting magnet　272
superparamagnetic contrast media　311
susceptibility weighted imaging　302
SWI　302
synchrotron radiation　2, 140
S字歪　93

T

tagging　307
target angle　51
TE　258
tetrode tube　69
TFTアレイ　87
three-phase full wave rectification　69
TI　306
tilted optimized nonsaturating excitation　296
time of flight　348

time-of-flight　296
TOF　296
TONE　296
transceiver　348
transducer　349
transmitter coil　271
transverse relaxation　255
transverse relaxation time　257
transverse wave　340
trueFISP　291
tube current　45
tube voltage　45, 66
Tuyの完全条件　179

U〜W

ultrasonic coagulation therapy　374
ultrasonic diagnostic equipment　341
ultrasound　340
ultrasound contrast agent　371
undulator　140
VE　201
VENC（velocity encoding）　298
VGI（veiling glare index）　94
virtual endoscopy　201
volume CTDI　238
volume rendering　197
voxel　195
voxel magnetization vector　259
VR　197
water suppression　328
weighted CTDI　238
Wiener spectrum　27
wiggler　140
windmillアーチファクト　213
window level　194
window width　194

X〜Z

X-ray CT　152
X線CT　152
X線I.I.（entrance field size）　92

X線イメージインテンシファイア（x-ray image intensifier: X線I.I.）　90
X線可動絞り　55
X線管　203, 219
X線管装置（x-ray tube assembly）　49
X線高電圧装置（high voltage generator）　64
X線質依存性　220
X線出力アナライザ　45
X線照射野（x-ray field）　55
X線制御装置（x-ray control assembly）　64
X線テレビ装置　122
X線量子ノイズ　85
Young's modulus　343
z-filtering（zフィルタリング法）　172

［和文］

あ

アーチファクト　215, 364
アイソセンタ　47
アイソトロピック　195
圧迫板　116
アフタグロー　204
アレイプローブ
アンジュレータ　140
アンダーテーブルX線管形　47

い

イオン性ヨード造影剤　130
位相エンコード　264
位相エンコード傾斜磁場　265
位相コントラスト　118
位相コントラストマンモグラフィ　118
位置補正　333
一般線形モデル　333
イメージングプレート（IP）　81
色中心（F中心）　82
陰影処理　198
陰性造影剤　130
インターベンショナルラジオロジー　47

インバータ式X線装置　46
インパルス信号　227

う

ウィグラー　140
ウィンドウ機能　194
ウィンドウ幅　194
ウィンドウレベル　194
受入試験　44, 223
受入不変性試験　231

え

永久磁石　272
液晶モニタ　46
エコー時間　258
エコープラナー法　300
エネルギーサブトラクション　110
エネルギー蓄積形　75
エラストグラフィ　373
エリアシングエラー　29
エンコード　260
円筒容器　224

お

横断像　262
大津法　138
オートコリメーション　109
オーバーテーブルX線管形　47
オーバービーミング　204, 236
オフセット補正　89
オフレゾナンス　291
折り返し現象　369
音圧　340
音響インピーダンス　345
音響レンズ　349, 358
音速　342

か

開口幅　227
解像特性　227
外側（ガイソク）陰影　368
回転DSA　127
回転横断撮影法　153
回転速度　228, 241
回転陽極型　49
回転陽極型X線管　50
解剖学的正規化　333

解剖学的標準化　333
化学シフト　321
化学シフトアーチファクト　321
拡散　347
拡散強調撮像法　303
拡散テンソル　304
拡散テンソルイメージング　304
拡散トラクトグラフィ　304
拡散反射輝度　199
核磁気共鳴　250
核磁気モーメント　250
画質評価　223, 225
カセッテレス自動フィルム搬送機構　123
画像加算　104
画像空間分解能　317
画像再構成　206
仮想内視鏡画像　201
画像ノイズ　169
カッピング　241
可搬型FPD搭載回診用X線撮影装置　109
加法的ART　158
カラードプラ法　355
環境光　199
干渉計　145
冠状断面　195
間接変換方式　86
管電圧　45, 66
管電圧スイッチング方式　221
管電圧特性　63
管電流　45, 66
感度　134
ガントリ　202

き

幾何学的不鋭　227
輝尽発光　82
輝度　141
ギブスアーチファクト　325
逆Radon変換　156, 176
逆コンプトン散乱　2
逆投影　158
逆フーリエ変換　159
キャビテーション　376
キャリブレーション　242
吸引力　335

吸収　347
吸収係数　348
吸収端　7
共振型インバータ　75
共鳴周波数　251
鏡面反射　199
許容値　223, 224
距離方向分解能　360
金属アーチファクト　241
金属-酸化膜-半導体　95

く

空間周波数　94
空間的標準化　333
空間符号化　260
空間分解能　166, 222, 224, 227
クエンチ　273
屈折　346
屈折コントラスト　144
クラスタリング法　139
グラディエントエコー　264
繰り返し周波数　349
繰り返しパターンファントム　224, 227, 234
グリッド　116
グリッド比　58
グリッド密度　58
グレイレベルグラディエント法　200
グレッツ結線　68

け

蛍光採光方式　61
経時差分処理　133
傾斜磁場　259
傾斜磁場コイル　271
ゲイン補正　89
血管造影　47
血管造影装置　219
欠損補正　89
原画像　156
減光フィルタ　97
減弱係数　13
検出器　204, 211
減衰　347
減衰係数　347
厳密解　179

索 引

こ

格子制御型X線管（3極X線管）　72
光子束密度　141
剛性率　342
高電圧発生装置　64, 202, 203
光電吸収　167
光電面　90
後面採光方式　61
コーン角　215
コーン角アーチファクト　215
コーン角補正　243
コーンビーム　154
コーンビームCT　218
コーンビームアーチファクト　243
コーンビーム投影　173
国際電気標準会議　319
固体検出器　204
固定ノイズ　85
固定陽極型　49
コヒーレント　287
固有音響インピーダンス　344
コリメータ　204, 211
コンデンサ式X線高電圧装置　71
コントラスト改善能　58
コントラストスケール　226
コントラスト-ノイズ比　234
コントラスト比　94
コンピュータ支援検出　133
コンピュータ支援診断　132
コンピューテッドラジオグラフィ　27
コンプトン散乱　167
コンベックス走査　358
コンベンショナルスキャン　206

さ

歳差運動　291
再収束パルス　258
最小二乗近似法　158
最大値投影法　197
サイノグラム　156

撮影時間　66
撮影領域　166
雑音指数　280
雑音等価量子数　38
撮像径　268
撮像野　166
サポートベクターマシン　139
散乱
散乱X線除去用グリッド　57
散乱線　241
散乱線除去格子　204, 241

し

シェーディング　198
歯科用コーンビームCT　219
磁化率強調撮像法　302
閾値処理　138
磁気回転比　250
磁気共鳴画像法　250
磁気遮蔽定数　328
始業点検　224
事後確率　183
矢状断面　195
実効エコー時間　284
実効エネルギー　19
実効原子番号　167
実効焦点　51
実効スライス厚　211, 229
実焦点　50
焦点　50
質量エネルギー吸収係数　16
質量エネルギー転移係数　15
質量減弱係数　13
自動露出制御　60
シフト加算法　189
シムコイル　273
斜断面　195
シャワー状アーチファクト　242
終業点検　224
集束電極　91
集団検査　333
周波数エンコード　264
周波数空間　159
周波数スペクトル　262

主焦点　51
受信コイル　254, 271
出力蛍光面　91
常磁性造影剤　311
照射時間　45
焦点外X線　52
焦点サイズ　228
常電導磁石　272
衝突損失　2
乗法的ART　158
シングルプレーン形　126
シンクロトロン光　140
シンクロトロン放射　2
神経賦活による基本的信号強度変化パターン　334
信号対雑音比　315
人工ニューラルネット　139
寝台　205
診断参考レベル　239
シンチレータ　204
振動子　349

す

スキャンダイアグラム　171, 207, 213
スキャン展開図　207
ステッピングDSA　128
ストリークアーチファクト　241
スパイラルスキャン　206
スピンエコー　257
スピン角運動量　250
スピン-格子緩和　256
スピン-スピン緩和　255
スポイリング　287
スライス　260
スライス厚　166, 211, 224, 228, 229, 240
スライス感度分布　229, 230
スライス選択　260
スライス選択傾斜磁場　260
スライスプロファイル　262
スライス方向分解能　360
ずり弾性率　342
スリップリング　203
スリューレート　274

せ

静電電子レンズ　91
制動X線　2

精度管理　120
セクタ走査　358
線形判別分析　139
線減弱係数　13, 155, 167,
　193, 226
先験的確率　184
線質硬化　205
線スペクトル　2
線積分線量　236
選択度　58
せん断弾性率　342
せん断波　342
せん断応力　343
線広がり関数　227
前面採光方式　61
線量　224, 235, 239
線量効率　236
線量プロファイル　235

そ

造影剤　130
送受波器　348
送信コイル　271
挿入光源　140
像歪　93
即時性副作用　131

た

ターゲット　114
ターゲット角度　51
体軸方向　228
代数的復元法　157
体積弾性率　341
ダイナミックレンジ　47
タギング　307
多重スキャン　236
多重反射　365
縦緩和　255
縦緩和時間　257
縦弾性係数　343
縦波　341
単位質量当たりの発熱量
　335
胆管膵管造影　286
短時間負荷　53
単色X線CT　144
単相全波整流方式　68
断層面　260

ち

逐次近似再構成法　157, 183
遅発性副作用　131
中央値フィルタ　138
中心対称　291
超音波　340
超音波診断装置　341
超音波造影剤　371
超常磁性造影剤　311
重畳積分　161
重畳積分法　160
超電導磁石　272
直接変換方式　86
直交検波　282
チョッパ素子　76

て

低コントラスト検出能　234
低コントラスト分解能　234
ディジタル・トモシンセシス
　188
ディジタル補償フィルタ
　125
定常状態　291
低線量　243
ディテクタコリメーション
　204, 211, 216
ディテクタピッチ　170
定量解析　133
データ変換　301
テストツール　48
テトロード管　69
デュアルエネルギーCT
　167, 220
デュアルエネルギースキャン
　220, 242
電荷結合素子　95
電子ビームCT　221
電子密度　167
伝搬　340
伝搬時間　348
伝搬速度　348
点広がり関数　169, 227
電離箱方式　61

と

投影　263
投影定理　160
投影変換処理　197

統計的処理　334
統計ノイズ　183
同時逐次近似法　158
透視投影　198
頭尾方向　116
等方位性　195
特異度　134
特性インピーダンス　344
特性X線　2
特性曲線　27
ドプラ周波数　355
ドプラ法　352
トモシンセシス　112, 188

な〜の

内外斜位方向撮影　116
長い物体の再構成問題　181
日本画像医療システム工業会
　224
日本規格協会　44, 223
乳腺トモシンセシス　119
入力蛍光面　90
熱容量　203
ノイズ　216, 224, 231
ノイズ特性　233
ノイズパワースペクトラム
　169, 232
ノイズ量　217
ノンヘリカルスキャン　206,
　217

は

パーシャルボリューム効果
　240
バーチャルコリメータ　56
バードケージコイル　278
ハーフスキャン　218
ハーモニックイメージング
　373
倍電圧整流回路　72
バイプレーン形　126
薄膜トランジスタアレイ
　87
波形　45
蛍光体　204
パラレルイメージング　312
パラレルビーム　153, 163
パルスエコー法　345, 348
パルスシーケンス　262
パルス透視　66

索　引

パルス反射法　348
半価層　18
反射　346
ハンスフィールドユニット　167
バンディングアーチファクト　291
半導体方式　61

ひ

非イオン性ヨード造影剤　131
ビーズファントム　224, 230
ビームハードニング　205, 226, 240
ビームピッチ　170
ビームフォーマ　362
ヒール効果　9, 52
光照射野　55
ピクセルサイズ　166
非コヒーレント　287
被写体厚特性　63
微小球体（ビーズ）ファントム　224, 230
ヒストグラム均一化　136
非接続形X線測定器：X線出力アナライザ　45
非線形エコー　371
非線形パラメータ　372
ピッチ　170
ピッチファクタ　170, 209, 212, 216, 243
被ばく線量　219
被覆率補正　63
微分歪　93
ビュー数　228
標準化　333
標準偏差　231
品質管理　44, 223
品質保証　44

ふ

ファン・パラ変換　164
ファンビーム　153, 163
フィードバック回路　46
フィルタカーネル　227
フィルタ補間処理　214
フィルタ補正逆投影法　161
フィルム特性曲線　34
風車アーチファクト　213

フーリエ変換　159
フェイズドアレイコイル　278
フェーディング　84
フォトンカウンティングCT　221
付加フィルタ　57
副焦点　51
ブッキー　59
物質弁別　220
不透明度　201
不変性試験　44, 224
フラットパネルデテクタ　27
プリサンプリングMTF（プリサンプルドMTF）　29
ブルーミング　51
プローブ　349
ブロッホ方程式　257
プロトンMRS　328
分割採光方式　62

へ

平滑化　334
平滑化フィルタ　138
平均CT値　224
平均拡散係数MD　304
平行投影　198
ベイズの定理　184
ベーリンググレア指数　94
ヘリカルFeldkamp法　182, 215
ヘリカルアーチファクト　210, 212, 243
ヘリカルスキャン　153, 170, 206, 217
変圧器形　75
変位力　335
偏向電磁石　140
ペンシル型電離箱線量計　238
変換係数　93
変調伝達関数　94

ほ

ポアソン統計　184
ポアソン分布　33
方位方向分解能　360
方形波インバータユニット　74

放射損失　2
ボウタイフィルタ　204, 205
補間再構成法　207, 213
ボクセル　195
ボクセル磁化ベクトル　259
補正関数　161
ボリュームデータ　195
ボリュームレンダリング　197

ま～も

マイクロコインファントム　230
マイクロフォーカスCT　222
マスク像　126
末梢神経刺激　336
マトリクスサイズ　193
マルチスライスCT　210
マンモグラフィ　113
水ファントム　231
水抑制　328
ミラーイメージ　366
メタルアーチファクト　241
モーションアーチファクト　241
モリブデン　114

や～よ

ヤング率　343
陽極　91
陽極熱容量　53
陽性造影剤　130
ヨードマップ　220
横緩和　255
横緩和時間　257
横波　340
読取り傾斜磁場　263

ら～わ

ラーモア周波数　251
ライブ像　126
ラジアル走査　359
ランバートの余弦則　199
リニア走査　358
硫酸バリウム製剤　132
量子吸収効率　93
量子検出効率　93
量子ノイズ　231, 233
量子モトル　32

両面集光 102, 103	冷却効率 203	露出倍数 59
臨界角 347	連続回転 203	ワイヤファントム 227
リング状アーチファクト 242	連続スペクトル 2	ワイヤレスFPD 110
	ロジウム 114	

医学物理学教科書シリーズ：放射線診断物理学

2017年2月25日　第1版第1刷発行
2020年4月30日　第1版第2刷発行
2024年1月31日　第1版第3刷発行

編著者　松本政雄
監　修　日本医学物理学会
発行者　笠井　健
発行所　株式会社国際文献社
　　　　〒162-0801 東京都新宿区山吹町358-5
　　　　Tel：03-6824-9360
　　　　Fax：03-5227-8671
　　　　URL：https://www.bunken.co.jp/
印刷製本　株式会社国際文献社

©MATSUMOTO Masao, *et al.* 2017　　Printed in Japan
　ISBN978-4-902590-73-9　　C3047
　乱丁・落丁はお取り替えいたします